JN121049

新・生き方としての

［第二版］健康科学

Health Sciences for Ways of Living:Revised New Edition

山崎喜比古 ［監修］
YAMAZAKI Yoshihiko

朝倉　隆司 ［編］
ASAKURA Takashi

有信堂

監修のことば

山崎　喜比古

　本書の旧版『生き方としての健康科学』は、私が勤めていた東京大学大学院医学系研究科保健社会学教室の出身者・関係者の有志で、1年にわたり討議を重ねて作り上げたものでした。1999年に出版し、以来24年間、多くの先生方に「保健学」「健康科学」分野の教科書として愛用されてきました。途中2017年に、旧版の共編者であった朝倉隆司氏を中心に執筆者も若手研究者に変えて大幅に改訂し、『新・生き方としての健康科学』と書籍名を改めて、時代の変化に対応した教科書としても読み物としてもさらに素晴らしい内容になりました。

　それがロングセラーたり得たのは、次の点によっていたと理解しています。
① 「健康に生きる」とは何かその社会的条件・環境的条件は何かをめぐって豊かで確かな見方・考え方や行動の選択力を育むことが、どの学問分野で学ぶ大学生にとっても必須であるという見地から、リベラル・アーツ（教養科目）の一環として編まれた点。
② そのための健康科学は、生物医学のみならず、人文社会科学にも立脚した学問であるという見地から編まれた点。
③ これまでの「保健学」「健康科学」の教科書では「心身の健康」を病気や障害を持たない状態と意味付けてきたのに対し、本書では、たとえ病気や障害があってもそれらと上手く付き合い、コントロールや適切な対処ができていて日々前向き、積極的、ハッピーに臨めていれば健康であるという新しい健康観に基づいて書かれている点。
④ 健康・病気、保健・医療問題に対する見方・考え方・関わり方について、学生たちと一緒に考えていきたい、深めていきたい、議論してもらいたいとの願いを込めて、そのために必要な知識や興味深いトピックと情報を提供し、読み物としても役立てられてきた点。

　知識や情報という面から言えば、今は、インターネットで検索すれば、直ちにそれらが得られる時代になりました。しかしまず、こんな大事なことがある、こんな見方もある、ということを考えたことがあるか否か、知っているか否かで探し求める内容も違ってきます。学生たちが人生の岐路に立った時、本書で一度でも触れたり考えたりした経験が役立ってくれるものと思います。

　こうした特徴をこれまで長くご支持くださった全国の多くの先生方、また有信堂高文社の髙橋明義社長、そして何より大幅改訂の中心になって尽力してくれた朝倉隆司氏に心より感謝申し上げます。

まえがき

　新・生き方としての健康科学は、1999 年 7 月に発刊された「生き方としての健康科学」を大幅に書き直したものです。初版からおよそ 18 年を経過し、健康をめぐる考え方、健康に影響を及ぼす社会状況は大きく変わってきました。

　たとえば、グローバリゼーションの加速、健康の社会格差や貧困の広がり、性・エスニシティ・障害などのマイノリティに対する社会的排除、紛争・内戦とテロの脅威、東日本大震災に代表される自然災害、インターネットとソーシャル・ネットワーキング・サイトによる超情報社会、若者の非正規雇用の増加やブラックバイト、過労自殺などの社会変化があげられます。健康に対する考え方では、地球や地域の生態系の限界をふまえた健康観や、慢性疾患とそれに伴う障害による制約をふまえた健康観が提唱されています。

　必ずしもこれらすべてが新しく直面した問題ではありませんが、日本も世界も、これらの社会問題に対する有効な解決策を見出せずにいます。そのため問題状況は長引き、複雑になり深刻化しているように思えます。そして、私たちの生き方に不透明感を与え、健康にも大きな影響を及ぼしています。

　一方で、ポジティブ健康学とも言える、健康に生きる力や資源、幸福感にも注目が集まっています。私たちは、このようなポジティブな力をよく知り、困難な状況に対応しながら、健康な生き方づくりに生かしていくことが重要だと思います。もちろん、健康や病気、障害、それらに関連した社会制度について基礎的知識を習得することも重要です。それらをふまえて、大学生は健康に生きる力を自ら育てていく時期です。

　本書は、「健康を守り、保健医療や環境や社会とのよりよい関係を築き、さらにそれらをよりよく変えていくうえで必要になってくる知識やスキル（社会的なものも含めた技術・技能）と、生物医学的な見方・考え方に片寄らないさまざまな見方・考え方や、見識とも言うべきクリティカル（科学的批判的）な見方・考え方を学ぶことがますます重要」との旧版の基本姿勢を継承しています。また、人が受胎・生まれてから死ぬまでという生涯発達、ライフコースの視点も大切にしています。さらに、若者（大学生）は、自らの生き方を創出する主体であると同時に、社会参加により平和、健康、福祉、持続的地球環境を形成する世界を変えうる主体である、との認識に立っています。

　それらを指針とし、今後 90 年から 100 年にもなる長い人生というプロジェクトを、主体性のある市民として健康な生き方に取り組むさいに、示唆に富むテキストとなることを意図しています。大学生をはじめとした若者を取り巻く問題を中心に取り上げ、健康を生き方と結びつけて考え、健康や医療等の情報を集めて判断して行動するために、情報源へのアクセスやメッセージを込めた構成と記述を心がけ、〈考えてみよう〉という振り返りの問を設けました。ぜひ、問を活用して、クリティカルな見方・考え方を鍛えてください。

なお、旧版との形式上の違いは、文献を章末に掲載せずウェブ上に置き、本文に多くのスペースを割いた点です。文献は、必要に応じてスマートフォン等で確認してください（http://www.yushindo.co.jp/textbook/kenkoukagaku2-3/bunken/index.html）。

文献

　執筆者一同を代表して、新・生き方としての健康科学が、旧版に続きテキストとして、読み物として皆様から活用していただけることを心から願っています。

　最後に、有信堂高文社社長の髙橋明義氏には、長い間要望されていた抜本的な改訂をやっと果たすことができ、遅くなってしまったことをお詫びすると同時に、これまでのご支援に対し感謝申し上げる次第です。

　2017 年 3 月

執筆者代表　朝倉　隆司

目　　次

V 市民として社会制度を使う、変える

第14章　健康、医療と福祉を支える社会のしくみ

文献　http://www.yushindo.co.jp/textbook/kenkoukagaku2-3/bunken/index.html

健康に生きるとは、
健康に生きる力、
社会的健康とは

第1章
生涯発達と健康、社会、生き方

　人間、とりわけ若者にとって健康、健康な姿とはどのようなものでしょうか。この章では、若者の健康をライフコースの視点から解説します。また、限りある資源のなかで、どのように健康を考えるのか、新しい健康観を紹介します。さらに、グローバル化など現代社会の特徴を健康という観点から考えます。これから展開する章のイントロダクションにもなっています。

1. 生涯発達と健康

　人生の道筋（ライフコース）にそって、私たちの健康を考えてみましょう。人間は、不老不死ではありません。だれもが受胎によりこの世に生を受けて誕生し、乳児から幼児期、児童期、思春期、青年期を経て、いわゆる大人になり、成熟からさらに年齢を重ねて老化が始まり、最後は死にいたる、という一生をたどります[1]。受精、胎児から思春期、青年期までの、身体が形態的に大きくなり、身体や精神、社会行動の機能が高まっていく過程を成長・発達と呼びます。その後、それぞれが最も高い機能レベルに達し、水準を維持していく大人の成熟期を経験し、やがて高齢期になり身体的、精神的な形態や機能面が低下する老化の過程を経験するのです。そして、それぞれの時代の社会に共通した死亡原因のパターンにより、人は死亡していきます（図1.1）。

　したがって、私たちは、受胎・出産、成長・発達、成熟、老化、死というダイナミックなライフコースの変化をふまえ、私たちが生きている歴史的な時代背景や社会・文化や自然環境の特性もふまえて、健康、病気、障害や死を考えていく必要があります。老化や死に向き合いながらも、人間として、その人らしく最後まで発達すると考えれば、これらの変化のプロセスは健康やウェルビーイングの生涯発達と考えてもよいでしょう。もちろん、日本の国の統計では65歳以上を高齢者と定義していますが、残念ながらその年齢にいたる前に、若くして病気や事故などで死亡することもあります。

　そこで、ライフコースにそって、健康に生きていくための条件を考えてみましょう。ヒトの生命の始

〈コラム〉エピジェネティクス

　通常、DNAの塩基配列により形質が伝達すると考えています。それが遺伝です。ところがその塩基配列の変化によらず、次世代まで引き継がれる情報が存在するのです。仲野[1]によると、第二次世界大戦末期のオランダで胎生前期に飢餓を経験した赤ちゃんは、出産までに成長が追いつき、概ね正常体重で生まれました。しかし、その半世紀後、詳細な疫学研究により、彼らは高血圧、心筋梗塞、2型糖尿病など生活習慣病の罹患率が高いことが明らかにされたのです。胎児期の環境の記憶がからだの細胞のどこかに刻み込まれ、遺伝とはちがったしくみで、成人期の健康に影響する可能性があるのです。エピジェネティクスは、このような現象を説明するアイデアです。

まりをどこに求めるのかは、バイオエシクスの重要な課題の一つですが、ここでは、人間の健康な一生は、健康な受胎・妊娠と胎児期の環境から始まると考えます（〈コラム〉エピジェネティックス）。もちろん、健康な妊娠には、母親と父親の健康が大きく関わっていることは言うまでもないでしょう。次いで、安全で健康的な出産があり、おもに家庭と園・学校における健康的な成長・発達が続きます。さらに、職場に出て健康的に働きながら、家庭や地域でも健康的に生活すること（第7章参照）、次世代の再生産に向けて親になる準備（第10章参照）もすることになるでしょう。やがて、労働市場から引退し、加齢とともに衰えていきますが、健康的な老いを生き、尊厳を持って死を迎えていきます（第12章参照）。

　この一連の過程において、現在のライフステージの健康が次のライフステージの健康に影響し、健康は連鎖すると考えられます。つまり、今の健康を保つことが将来の健康につながるのです。もちろん、人間の健康を脅かす要因は、どの時期にもあり、逆に健康を保護し高める要因もあります。したがって、人生のそれぞれの時期に特有の、あるいは普遍的な健康を脅かす要因をよく知って防御する一方で、健康を保護し高める要因（第2章参照）を獲得することも、心がけていく必要があります。これらの健康を阻害する要因や健康を促進する要因を考えていくうえで、日本人の主要死因、とりわけ若者の死因や病気の罹患に関する統計等の情報が役立ちます。

　しかし、災害や事故、環境汚染、感染症の流行など、個人では防ぎきれない要因もあり、障害や慢性の病気とともに生きることになるかもしれません（第11章参照）。私たちは、そのような人たちの健康も創造的に考え、彼らの体験をふまえたよりよい人生のあり方とそれを支援する社会のあり方を考えていくインクルーシブ社会の時代に向かって生きているのです。そして、このような新しい時代を生きていくためには新しい健康観や考え方が必要となってきます。

2. 日本人は、どの病気で死亡するのか

（1）　日本人の死因の変化

　さて、日本人は、どのような原因で死亡してきたのでしょうか。図1.1は、日本人の主要な死因の死亡率が、時代とともに移り変わってきたことを示しています[2]。昭和30（1955）年代から昭和50（1975）年代半ばまでは、脳卒中と呼ばれていた脳血管疾患による死亡が最も多い時代でした。昭和50年代半ばを境に、急増を続けてきた悪性新生物、いわゆるがんによる死亡率が日本人の死因の第一位となり、全死因の26.5%（2021年）を占めています。3.5人に1人ががんで死亡しており、私たちは、がんにより死亡する確率が最も高い時代を生きていると言えます。続いて心疾患も増加し、第二位（全死因の14.9%）になっています。2018年以降の顕著な特徴は、老衰が脳血管疾患を若干上回り第三位（全死因の

図1.1　主な死因別にみた死亡率の年次推移（人口10万対）

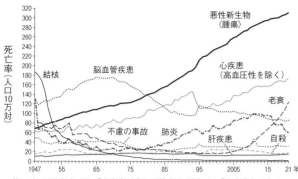

注：1）1994年までの「心疾患（高血圧性を除く）」は、「心疾患」である。
　　2）1994・95年の「心疾患（高血圧性を除く）」の低下は、死亡診断書（死体検案書）（1995年1月施行）において「死亡の原因欄には、疾患の終末期の状態としての心不全、呼吸不全等は書かないでください」という注意書きの施行前からの周知の影響によるものと考えられる。
　　3）1995年の「脳血管疾患」の上昇の主な要因は、ICD-10（1995年1月適用）による原死因選択ルールの明確化によるものと考えられる。
　　4）2017年の「肺炎」の低下の主な要因は、ICD-10（2013年版）（2017年1月適用）による原死因選択ルールの明確化によるものと考えられる。
出典：厚生労働省　2021（令和3）年人口動態統計月報年計（概数）の概況
https://www.mhlw.go.jp/toukei/saikin/hw/jinkou/geppo/nengai21/dl/gaikyouR3.pdf

---

〈コラム〉人獣共通感染症としての結核

　人獣共通感染症は、多くの場合、自然宿主となっている動物では発症せずに母体から子への垂直感染で病原体が伝播します。他方、ヒトから動物へ感染したものが、その後ヒトに戻って再感染するものがあります（再帰性感染症）。結核もその例の一つで、結核菌の自然宿主はヒトですが、類人猿、反芻類、食肉類、ゾウ、バクといった動物にも感染します。2004年には大阪市内にある天王寺動物園のニホンザルに結核の集団発症が発生し、全頭を淘汰して終息させています。大阪市は日本では結核の高蔓延地域です。この一件以降、天王寺動物園のサル山にはサルはいません。

10.6％、2021年）となったことです。90歳以上の超高齢者の増加が要因とみられています。

　対照的に、戦後まもなく急激に減少していった死因は、結核です。結核といえば、「ああ野麦峠」や「女工哀史」に描かれた時代が思い浮かびます。農村から集められ、製糸業や紡績業の工場で、低賃金で12時間以上働き、貧しい設備の宿舎で過密な集団生活をする若い女工たちの間で広がる結核です。明治維新後の殖産興業という国策の陰で、多くの貧農の娘たちの健康が犠牲になったのです。

　その後、結核は、住環境や労働条件の改善、栄養状態の改善、治療法の進歩により死亡率は減少していますが、毎年2万人弱の新規感染者が登録されており（新登録結核患者罹患率、10万人対15.4人）、米国の5.5倍、ドイツの3倍、オーストラリアの2.9倍と、日本はけっして低発症国とは言えません。特に、大阪市（罹患率人口10万対36.8）、名古屋市（同23.2）、神戸市（同21.5）、東京都特別区（同21.2）と大都市に集中しています[3],[4]。さらに、重要なことは、20歳代から30歳代の若者の間で結核罹患率が増加傾向にあり、集団感染の危険性があることです。若者の間で、不規則な生活や無理なダイエットで体力が低下していること、カラオケボックス、ネットカフェなど不特定多数の人が出入りする密室空間の利用、フリーターや派遣労働など健康管理されにくい働き方の広がり、海外との交流、都市への移動など、が増加の理由だと推測されています[5]。また、症状が寛解すると仕事に戻るために治療を中断してしまうことで、結核菌の薬剤耐性化が進んでいると懸念されています。若者や社会・経済的弱者の行動や生活の課題が結核と密接に関連しているのです。

（2）　若者は何歳まで生きられるか

　戦後から最近までの変化を、寿命から見てみます。それぞれの年に生まれた赤ちゃんが、そのときの年齢階級別の死亡率に従って死亡していくと仮定して、同一出生年の赤ちゃん集団が平均して何年生きられるか、期待を数値化したものが平均寿命です。1947（昭和22）年の平均寿命は、男50.06歳、女53.96歳でした[6]。この時代に20歳まで生きた者の平均余命年数は、40.89年（男）と44.87年（女）と推計されています。つまり、昭和20年代初めの若者は、平均60歳から64歳

までの生涯を想定して生きていたのでしょう。それが、2019（令和元）年では、20歳の平均余命は、男61.77年、女67.77年と推計されています[7]。およそ70年間で、20歳の寿命は平均20年延びたのです。さらに、人生100年時代をどう生きるのか、が問われ始めています。人生が長くなることは、幸福なことであると同時に、必ずその時代の社会がかかえる深刻な課題があるので、長い人生を健康であり幸福であるために若者がどのように生きていくか、人生設計は難しいチャレンジでもあります。

（3） 若者の死亡

　次に、若者の死亡を見ていきます。そもそも15歳から29歳が死亡する確率は、2021年では、15歳〜19歳男子は26.7（人口10万対、以下同じ）で女子は16.7、20歳〜24歳は男子47.9、女子25.8、25歳〜29歳は男子50.3、女子27.3でした[2]。日本では、人生のうちでおよそ幼稚園の年長から中学2年生にあたる、5歳から14歳が最も死亡率が低い年齢期ですが、15歳〜29歳の若者はそれに次ぐ低い死亡率の年齢期にあたります。死と縁遠い年齢のため、健康への配慮、病気や死に対する関心を持ちにくい世代です。一方で、死亡する確率が低いだけに、若者の死は周囲にとり、より痛ましく感じられます。また、興味深いことに、男子は女子のおよそ2倍の確率で死亡しており、著しい性差が見られます。

　図1.2は、15歳から29歳までの主な死因の構成比です[8]。この年齢では、最大の死因は自殺です（第6章参照）。次いで、不慮の事故、悪性新生物（がん）が主な死因です。詳細に見ると、男子は女子と比べて、自殺、不慮の事故の割合が大きく、女子は、悪性新生物の割合が大きくなっています。男子では自殺や事故のリスクに、女子はがんのリスクに、より注意を払う必要があります。

　さて、乳がんや子宮がんなど若い女性特有のがんは低年齢化が進み、20歳代から40歳代で発症すると指摘されています[9]。国民の3.5人に1人ががんで死亡する時代であることから、どのようにがんに取り組むかが、国民的課題です。その話題に関連して、若い世代では、政府が進めようとした子宮頸がんワクチンによる重篤な副反応が大きな話題になっています[10]。これまでの薬害や公害と同様に、ワクチンを推奨していた医師や厚生労働省は、このような被害が発生したとき、必ずしも被害者の味方になってくれるとは限りません（薬害については第5章、公害は第9章参照）。また、一方で文部科学省は、学校教育のなかでがん教育を推進しようとしています[11],[12]。科学的根拠をもとに教育を行うと記載されていますが、イレッサ事件、子宮頸がんワクチンの事例を考えると、専門家任せ、官僚など国家任せの教育にならないように、市民の力（市民性）としてのヘルスリテラシー（第2章参照）を高める必要があります。

図1.2　15歳から29歳の男女別死亡原因の構成比（2021年）

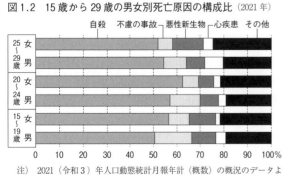

注）　2021（令和3）年人口動態統計月報年計（概数）の概況のデータより作成。

（4）エマージング・アダルトフッド期の生き方と健康の課題

　大学生の年齢期は、思春期を過ぎいわゆる青年期にあたります。かつて、この時期は、自己同一性すなわちアイデンティティの確立を発達課題とする年齢期として注目されてきました。最近、特に経済的に発展した国では、18歳から29歳をエマージング・アダルトフッド（emerging adulthood）と呼んで区別し、大人への移行期として注目しています。「学校から仕事への移行」の過程において、この年齢期の若者は、親密な愛情関係と結婚、就職と仕事、親になり家族を形成するといった、「一人前」の独り立ちに向け生活の再構成に取り組むことになります[13]。すなわち、これからの生き方を決める岐路に立つ年齢期です。

　政府は、このような若者の現況について、「厳しい雇用情勢の下で、就労の不安定化や親への依存の長期化など社会的自立の遅れが新たな課題として生じている。」との認識を示しています[14]。そして、若者自身のコミュニケーション能力の不足など問題はあるが、「より重要な問題は、大人への移行期が長期化し、若者の自立のための環境整備や社会的サポートが必要となっているにもかかわらず、それへの対応を欠く社会の側にあるのではないか。また、自立の問題の背景にある社会的・経済的格差にも目を向ける必要があるのではないか」と指摘し、若者の包括的な自立支援方策が検討されています[14]。

　エマージング・アダルトフッドの特徴（コラム参照）から考えると、このライフステージこそ、就労の不安定や失業による貧困あるいは抑うつや自殺のリスク、経済力の不足から長期化する親への依存とそれに伴う親子間の葛藤や社会的引きこもり、自己中心的な社会的未熟さからくる支配的な恋愛関係によるストーカーやデートDV、さらには未成熟なまま親となり虐待の問題を起こすリスクなど、日本のみでなく欧米においても多くが「生きづらさ」をかかえる時期なのです。そして、自殺率の男女格差（図1.3）から考えれば、とりわけ20歳代以降ではその息苦しさは、男子でよりいっそう強まるのかもしれません。このようなジェンダーとメンタルヘルスの関係は、ジェンダー研究、特に男性性の研究（男性学）からのアプローチが必要な課題です。詳しい若者の自殺の状況分析は、厚生労働省の令和元年版自殺対策白書（53～106頁）が参考になります。

〈コラム〉エマージング・アダルトフッド

　アーネットは、この時期の心理社会的発達における特徴を五つあげています[15]。①いかに自分が大人として恋愛関係、就労・仕事との関わり方、社会認識の確立に向けて成長するか、その可能性を探求することです。②同時に、仕事や恋愛関係において変化が起こりやすく、人生のなかでも最も不安定な時期です。③この時期の若者は、さまざまな義務を負ってはいますが、それ以前の子どもの時期に、学校や親の要求に対して応える必要性、それ以後の配偶者や雇用者に対して果たすべき責務に比べると、それほど強い責務は課せられていません。したがって、より自由で、個人主義や自己中心的になりやすいこと。④思春期でも大人でもなく、その狭間の中途半端な時期にいるという感覚を持っていること、⑤苦闘の時期ではあるが、多くは将来の可能性に対し、楽観的な見方をしていること、です。これらの特徴がメンタルヘルスに影響すると指摘しています。

図1.3　若者の自殺率の性差 （人口10万人対）

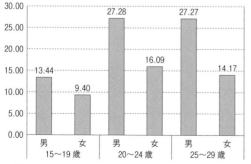

注）自殺率は、2021年（令和3年）人口動態統計月報年計（概数）の概況のデータより作成。

3. 新しい健康観と若者

（1） セルフ・マネージメントや適応する力としての健康

WHO が 1946 年に採択した健康の定義[16]、すなわち「健康とは身体的、精神的、社会的に完全に良好な状態であり、単に疾病や病弱でない状態ではない」は、理想的健康を示しており、最も有名です。それに対し、世界規模で人口の高齢化が進み、慢性疾患や障害とともに生活する人々が増加し、WHO の定義は現実に合わなくなっています。健康主義と医療化を促進した、との見方もあります。しかし、WHO はこれまでのさまざまな提案を受け入れてこなかったと批判されています[17]。

最近では、病気や障害をかかえながら、それに伴って生じるさまざまな課題を自分でマネージメントし、適応する能力を健康と考えようと提案されています。たとえば、がんであっても自分の病状等を自己管理して仕事ができること、が社会的健康と考えるのです。心身の機能に制約があったとしても、健康やクオリティ・オブ・ライフ（QOL）の自己評価は必ずしも下がらないのです。これは障害パラドックス（the disability paradox）として知られる現象です[17]。

（2） ダイナミックな生態学的健康観

図1.4　若者の健康の生態学的フレームワーク

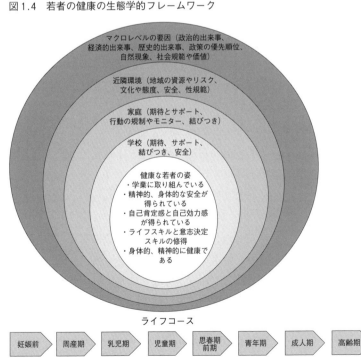

ライフコース

出典）Adolescent health in the 21st century[18] より引用し、著者が翻訳・修正した。

WHO の定義は、ダイナミックでないとの批判もあります。流動的な病状や障害からくる課題に対処する能力は、ダイナミックな健康の例です。一方、受胎から死にいたるまでのライフコースを考えると、人間はダイナミックな生活と健康の変化を経験します。したがって、健康は、それぞれのライフステージにおいて、あるいは異なるライフステージを跨いで、身体、精神、社会、霊性の次元がダイナミックに関係し合っているはずです。Adolescent health in the 21st century[18]（21 世紀の若者の健康）に描かれた若者の健康の生態学的モデルは、このよう

なダイナミックな環境と人間の健康の関係性を表しています（図1.4）。若者の健康には、学校（あるいは職場）、家庭、近隣地域の環境、より大きな社会の環境（マクロレベル）が重層的に影響しているのです。そして、18歳から29歳の目標となる健康な若者の姿は、学業（あるいは仕事）にきちんと取り組んでいること、精神的・身体的に安全が護られていること、自己肯定感と自己効力感が得られていること、ライフスキルと意志決定スキルが身についていること、身体的・精神的に健康であること、があげられています。そして、ライフコースの進行に従って、人間を取り巻くどの層がより重要なのか、環境要因や社会的文脈の重要性は異なり、健康像もちがってきます。

　さらに健康の生態学的フレームワークは、従来の「健康は目的か、手段か」という議論にも示唆を与えてくれます。健康で安全であることがゴールであると同時に、その健康と安全を手段として学校生活や社会生活を充実させるという目的もゴールに含まれているのです。つまり、健康は、それ自体を達成の目標とすると同時に、生活活動のための手段（あるいは資源）でもあるのです。両者は、階層的な上下関係ではなく、相互に依存する関係であり、調和的な関係にあることが望まれます。

　従来の健康を手段と位置づける健康観は、おそらく成熟期にある成人の姿を前提に発想されたのでしょう。また、健康を目的とすることに対して、健康主義（ヘルシズム）、医療化と批判されるのを避ける意図もあったかもしれません。そして、最も懸念されるのは、仕事や学業などやりがいや達成感を生むものを目的として上位に位置づけ、その下位に健康を手段として位置づける社会の価値意識は、仕事のために健康面での犠牲を強いて、過労死や仕事に起因する健康不良に人を追い込んだり、困難な仕事をやりとげられない心身の健康状態にある者を、劣っていると見下す社風や社会風土に結びつくのではないか、という点です。自己実現や自分らしさの追求に優越的地位を与えることに対して、健康やいのちの観点から、批判的に考えてみることも、若者の生き方を決めるにあたり大切な課題だと思います。

　そして、発達期や高齢期の姿を想定すれば、発達という上り坂を勢いよく登ること、老化という下り坂をゆっくりと下ること、それ自体が重要なその年齢期の目標（あるいは発達課題）であると考えてよいでしょう。それぞれの時期における生活の充実は、発達や老化と相互に影響し合って、健康な姿を構成するのです。

（3）　制約・限界から考える健康観への転換

　人間も地球上に棲む生物の一種である限り、地球環境やそれぞれの地域の生態系に依存しながら生きる宿命を背負っています。これが宇宙船地球号とい

〈コラム〉Planetary Health（惑星地球の健康）

　ロックフェラー財団が委託したPlanetary Health（惑星地球の健康）に関するランセット委員会の最終報告書によると、惑星地球の健康とは、人間の文明の健康さとそれが依存している自然界システムの健康さである、と考えられます。この健康観の重要性は、われわれ人類が直面しているリスクは、人類自身と人類がつくり出した社会の内に存在していると認識し、人類という種が存在している自然界のシステム、たとえば生物圏の多様性と健康に対する懸念を表明した点にあります[19]。

う認識を生み、惑星地球の健康（planetary health）[19]、あるいはエコヘルス[20]という「制約」や「限界」を前提とした健康観に行き着いたと言えます。日本は、経済成長を優先させたがために、深刻な生態系の汚染を引き起こし、四大公害病（水俣病、四日市ぜんそく、イタイイタイ病、新潟水俣病）をはじめとした健康被害を地域住民にもたらした苦い過去を持っています。また、福島第一原子力発電所、通称フクイチの事故による放射性物質の生態系汚染は、2011年3月11日の東日本大震災という未曽有の自然災害も一因ですが、企業利益を最優先し、安全神話を掲げ、最悪の津波の予測を真剣に検討していなかった国と企業の姿勢がもたらした複合災害と言えます（第9章参照）。すなわち、私たちの生きている時代は、生態学的制約、経済発展の限界、社会資源の有限性を前提として、社会のあり方、人々の生き方あるいはライフスタイル、そして健康を考えざるをえない時代なのです。

　たとえば、エコヘルスは、社会・文化・自然の生態系、社会経済開発、人間の生活活動、人間の健康という大きな四つの要素の持続的で調和的な関係性を実現しようとする健康観であり、限界をふまえた持続可能な健康観です[20]。これらの要素は、密接な相互依存の関係にあり、人間による社会経済開発あるいは生活活動が突出すると、短期的には豊かになったとしても、長期的には、その負の影響が生態系の劣化、さらに人間への健康影響として跳ね返ってくるはずです。制約・限界から考える健康観は、どこまで経済成長すなわち物質的な豊かさを追求するのか、その追求をどこで止めるのか、人間の欲望に対する自制を喚起する健康観と言えます。制約・限界から考える健康観は、次世代に健康とその支えとなる健康な生態系を受け渡すための健康観なのです。

　では、このような制約と限界のなかで考えられる健康像とは、どのようなものでしょうか。WHOの理想の健康像を越えて、私たちが考えていくべき新たな課題です。ところが、制約と限界の大きさは、国や地域、人により異なります。それは生態系サービス（生態系が人間に提供してくれる自然の恵みのこと）や資源の社会格差を意味しており、解消すべき課題です。そのうえで、障害パラドックスが与えてくれる示唆からは、もちろん病気や障害から自由であることの大切さを理解しながらも、それらの有無を越えたところにも「その人らしい生き方としての健

〈コラム〉 新興人獣共通感染症と新しい健康観 One Health

　人獣共通感染症（zoonosis）は、700種類以上あるとされ、ヒト以外の脊椎動物からヒトに伝播する感染症を指します。このような感染症には伝達性ウシ海面状脳症（BSE）：イギリス、口蹄疫、新型インフルエンザウイルス（H7H1、H5N1）感染症：オランダ、ベルギー、ドイツ、中国、韓国、ベトナムなどアジア諸国、エボラ出血熱：アフリカ、コンゴ、出血性大腸菌症：アメリカなどがあります。新興人獣共通感染症の多発の背景には、人口の爆発的増加とその経済活動による森林の伐採や農地化、砂漠化、大気汚染による温暖化などの地球環境の急激な変化があり、この変化が病原体を持つ野生生物の生態と行動圏を攪乱し、病原体が家畜、家禽と人に伝播する機会を増やしました。

　その流行を封じるために、ブタやウシ、ヒツジ、あるいはニワトリといった家畜や家禽類が感染した場合には、180万頭のブタやヒツジ300万頭、ニワトリ3,000万羽など途方もない数が処分されています。

　人の感染症の60％は動物由来と言われています。そこで、人の健康は、動物と環境・生態系の健康と密接に結びついているとの認識が重要となり、「One Health」という新しい健康観が提唱されています。人間が最良の健康であるためには、動物と環境・生態系の健康もベストでなくてはなりません。「One World One Health」なのです。多様な専門領域やセクターを超えて協力し一つの健康の実現にあたるOne Healthの理念が、世界で注目を集めています。

康」があるという新しい希望なのかもしれません。

　一方で、この対極にある健康観も見逃せません。アメリカで開発され個人輸入が問題となっているバイアグラ（勃起不全の治療薬で自費診療）、ハッピードラッグと呼ばれたプロザック（日本では未認可の抗うつ剤）、ボトックス注射（ボツリヌス菌注射、顔の皺を消せる）のようなアンチエイジングや審美容整形のように、生命に危険を及ぼす病気の治療や改善ではなく、気になる心身機能や不快な症状、外見や見栄え、広く言えば生活の質を向上させるためのテクノロジーを消費する熱狂も人々の内に存在しています。ちなみに、あるレポートによると、日本の健康食品・サプリメント推定市場規模は1兆5,785億円で、対前年444億円（2.9%）の増加、その利用者数は5,758万人と推計されています[21]。

4. 健康や医療福祉に影響を与える現代日本の特徴

　現代日本社会の特徴、あるいは国際社会における日本の状況は、さまざまな枕詞あるいはキーワードで語られています。たとえば、グローバリゼーション、文化多様性とマイノリティ、個人主義化、市場原理主義あるいは新自由主義経済、社会的包摂（インクルージョン）と排除、格差社会と貧困、自然災害列島、超少子高齢社会、超情報（化）社会などがあります。医療社会学からは、医療化、専門職化、健康の社会的決定要因をあげることができます。環境問題では、気候変動と異常気象など地球環境問題と国連の持続可能な開発目標（SDGs：Sustainable Development Goals）に代表されるでしょう。図1.4の若者の生態学的健康モデルによれば、このようなマクロレベルの要因が、身近な近隣地域、家庭、学校あるいは職場に影響して、結果的に若者の健康に影響すると考えられます。健康の生態学的決定要因あるいは社会的決定要因が、病気や健康の要因に対する新たなパラダイムになっています。

　では、これらの現象は、健康や医療福祉にどのような影響を与えているのでしょうか。「新・生き方としての健康科学」は、これらのキーワードを縦糸として、すべてではありませんが、各章のトピックの説明に組み入れています。これらに関する現実を知ったうえで、人生というプロジェクトを、主体性を持った市民としてどのように遂行していくのか、真摯に考えていく必要があるからです。本節では、そのいくつかを、健康や医療福祉との関連で取り上げます。

（1）　いのちの世話の放棄と専門家任せ

　社会の「近代化」とともに、私たちは家族や地域社会で担っていた「いのちの世話」を社会全体で行うようになった、と鷲田は指摘しています[22]。ここでいういのちの世話とは、出産、看取りや埋葬、傷病の手当て、看護や介護、教育、食材の調達、排泄物の処理、揉めごとや争いの処理など、「人々が生きながらえるためにどうしてもしなくてはならないこと」をさしています。私たちは、いのち

を支えていくために欠かせない仕事を、すべて行政や民間のサービスに委託し、いのちの世話をする能力をすっかり失ってしまい、無能力化されていると指摘しています。つまり、近代化とは、自分たちのいのちを支えていくために欠かせない仕事を専門家に委ねてきた過程と見ることができます。たとえば、出産や死の看取り、病気への対処を医療の専門職に任せ、医療というサービスの消費者になってきたのです。そして、専門家任せの姿勢が、専門家のパターナリズム（父親的温情主義あるいは父親的干渉主義）とあいまって、主体的な関わりを失うことになってしまったのです。高度で専門的なケアやサービスを受けられるという否定し難いメリットもありますが、自分のいのちに関わる選択を、主体的に行うことは難しくなっています。それが負の面では、対価を支払っているという過剰な意識から、クレーマーとしてあらわれてくるのでしょう。そのような消費者にとどまっていては、私たちにとってよりよい制度や政策、サービスの提案者や創出者になるのは困難です。

　そこで、医療や看護、介護、看取り、食に関わるいのちの世話における主体性をどのようにして取り戻せるのでしょうか。現実を知ったうえで、真摯に考えていく必要があります。鷲田は、ある種のプロは、他領域においては素人であるから、具体的な事業においては「部分的な専門家」であり「特殊な素人」であると述べています。たとえば、病気を治療し、社会生活を再建するという病者の人生再建プロジェクトにおいて、医師や看護師は、病気という側面での「部分的な専門家」であり、その人の学校や職業、家庭生活に関する「特殊な素人」です。もちろん、医学や看護学の専門知も限られており、現代科学はあらゆる問題に答えられるわけではありません。だから、病気からの回復という人生プロジェクトの全体的な専門家は、その人自身であり、医療面でも主体性を持って関わる必要があるはずです。とりわけ、多様な健康や医療の情報が溢れており、治療法も複数ある場合は、単なる提供されるサービスの消費者ではなく、選択し意思決定に積極的に関わることが大切になります。そのような力の一つとしてヘルスリテラシーがあげられます。そして、専門家は、自分に代わって決めてくれる人、教えてくれる人ではなく、一緒に相談できる人であることが重要です。

（2）　グローバル経済、新自由主義経済が健康や福祉にもたらすもの

　日本は、経済成長を目標に掲げ、新自由主義による市場原理主義の経済を進めています。また、円安を推し進めながら、市場は円高と円安を乱高下するというグローバル化した経済に翻弄されています。

　もちろん、グローバリゼーションによるよい影響はあります。たとえば、知識・科学・技術の進歩と拡大、市場の拡大による経済成長の推進、平均寿命の延長、自由の拡大や人権意識の普及、コミュニケーションや移動のコストと時間の効率化、災害援助の国際化などです。人、モノ、カネ、情報などが世界規模で広がることで、豊かさや健康を享受できる人々も広がっています。

一方で、過去 30 年から 40 年間にわたり、世界銀行や国際通貨基金（IMF）が先導してきた新自由主義経済や市場原理主義の経済にもとづく国際公共政策が、健康や保健医療システムに悪影響を及ぼしていると指摘されています[23]。これらの世界機関が進めてきた構造調整プログラムは、政府にヘルスケア、教育やその他の社会サービスに対する支出を抑制するよう強要し、さらにヘルスケアでさえ民営化を奨励しているというのです。さらに、国際援助の削減、栄養不良の増加、大国間の冷戦の再現などを助長し、それらは感染症の流行や HIV のパンデミックの拡大をもたらしているといいます。当然、国際的には貧しい国と豊かな国の経済格差が開き、さらにそれぞれの国内における経済格差も拡大していくでしょう。一例をあげれば、経済の自由化により、貧しい国の食糧が、その国の貧しい人の手に入らなくなり、その国の豊かな人々と輸入が可能な豊かな国の人々の手で消費されるのです。このことにより、貧しい国の貧しい人々には良質な食べ物が手に入らず、栄養不良や栄養欠乏が増えていきます。新自由主義による市場原理主義の経済政策によっては、市場の大きな力をコントロールすることは難しく、このような格差を生じさせる社会的メカニズムを改善することができないのです。

　日本の現状を振り返ってみれば、世界有数の豊かな国であるにもかかわらず、国の教育支出（対 GDP 比）は OECD24 カ国の平均 5.7％を下回る 5 ％（下位 8 番目）です。また、返還義務のない公的な奨学金制度が整備されていないことも大きな議論となっています。17 歳以下の子どもがいる世帯の貧困率（推計）[24]によると、39 都道府県で子育て世帯の 10％以上が貧困状態にあり、都道府県別の比較では最も高い沖縄県が 37.5％、最も低い富山県では 6.0％と 6 倍の格差があります。まさに、国際的には豊かと見られている日本国内でも、大きな経済格差が存在します。また、生活の安定を左右する雇用形態の推移を見ると、1990 年からほぼ一貫して無期雇用者（常勤）が減少し、有期雇用者（特に派遣社員とパート）が増加しており、有期雇用者は 1990 年では 20.2％であったのが 2015 年では 37.7％と 1.86 倍になっています[25]。安定した雇用形態で働ける人が減少しているのです。

　このように世界を席巻しているグローバル経済、新自由主義経済は、世界中で若者をはじめ多くの人々の人生と健康に影を落としています。

〈考えてみよう〉
問 1　なぜ、ライフコースを踏まえて健康を考える必要があるのでしょう。
　　　【生涯発達と健康を参照】
問 2　あなたが考える健康な大学生の姿とはどのようなものでしょうか。
　　　【新しい健康観と若者を参照】
問 3　あなたは、生命の危機とは関係しないが心身の機能や外見の向上を求める行動や健康観についてどのように考えますか。
　　　【制約・限界から考える健康観への転換を参照】

—— 第**2**章 ——

健康に生きる力

　この章では健康に生きる力とは何かについて考えていきます。まず、ストレスについてです。私たちの生活はストレスに囲まれ、ストレスにまみれています。生きていくということは、ストレスをうまく乗り越えてそして成長していくということかもしれません。次に自分の人間的な成長につながるストレスの良い乗り越え方はどのようなものか、そのときにカギとなるストレス対処力について探っていきます。また、私たちが生活し生きていくことは溢れる情報のなかで、選び、それをもとに決めていくことの連続です。そこで最後に、健康のための意思決定に必要な情報を入手し、理解し、評価して、活用する力"ヘルスリテラシー"について考えていきましょう。

1. 日常生活のストレスと生活

（1）「ストレス」をとらえ直すと見えてくるもの

　たとえば、①「来週のグループワークはすごくストレスなんだけど……」、②「サークルの先輩に呼び出されてちょっとストレスだった」、③「ストレス発散にドライブに行かない？」という会話があったとします。細かく見てみると、それぞれの「ストレス」という言葉はいろいろな意味で用いられています。①は来週のグループワークそのものが、自分にとって負担の原因になるだろう、という意味、②は呼び出されたことで心理的に負担だったという意味、③は日ごろたまったうっぷんの意味、かもしれません。

　「ストレス」とはもとは英語（stress）で、「圧力」とか「圧迫」という意味を持っています。生理学者のハンス・セリエは、人間は厳しい環境（まわりに存在しているモノ、ヒト）にさらされると、はじめはそこに何とか順応しようとするが、徐々に耐えきれなくなって、病気になってしまう、という過程に目をつけました。そして「厳しい環境」を「ストレッサー」、何とか順応しようとしている状況を「ストレス状態」と呼びました[1]。心理学者のラザルスはここに、「人と環境との相互作用」を加えることを提案しました。つまり、人は、環境と関わっていくなかで、何が、どの程度ストレスなのかを決めているというのです。こうした決定を、ラザルスは「認知的評価」と呼びました。そして、こうした決定を行いながら、まわりからのいろいろな要求や、湧き上がってくる感情を処理していく過程を「対処（コーピング）」と名づけています[1]。

　はじめの例に戻ると、「ストレッサー」は①に、「ストレス状態」は②に、「対処」は③のストレス発散に相当することになるでしょう。なおストレッサーには、

振動や騒音、放射線といった物理的ストレッサー、大気汚染や水質汚染などに関わる化学的、生物的ストレッサーなどもありますが、本章では心理社会的ストレッサーと呼ばれる人間関係など生活一般のなかに生じるストレッサーを扱います。

（2） ストレスの原因「ストレッサー」を知る

まずは、ストレスの原因「ストレッサー」について見ていきましょう。心理社会的ストレッサーは、次の3種類に分かれると言われています[2]。

ライフイベント（人生上のできごと）

突然、大事件や天災に巻き込まれたり、愛する人が亡くなったり、こうした劇的なできごとに見舞われることがあります。これを「ライフイベント（人生上のできごと）」と呼んで、重要なストレッサーとして位置づけたのが精神科医のホームズとレイです。1960年代に彼らは、こうしたライフイベントとして、過去1年間に起こったできごとについて答えてもらい、配偶者の死を100点、結婚を50点として、その他、離婚を73点、夫婦別居を65点、刑務所への収容を63点、など点数化しました。そして、できごとの合計得点が高いほどストレス関連疾患にかかりやすいことを報告しました[3]。

日常の苛立ちごと

日常生活では、交通渋滞に巻き込まれたり、彼氏彼女とケンカしたり、超満員の電車に乗って不快な思いをすることなどがあります。こうした日常で体験する不愉快な事柄や心配ごとを、ラザルスは「日常の苛立ちごと（デイリーハッスル）」と呼びました。日常の苛立ちごとは適応性を低下させやすく、気づかぬうちに心身の健康状態に悪影響を与えると報告されています[3]。

慢性ストレッサー

たとえばアルバイト先で、何カ月間も超過勤務が続き、その手当も支給されなかった、仕事の割に給料がとても少なくて不公平な思いをしつづけた、ということがあったとします。あるいは、家の外で半年以上騒音や振動などの物理的な刺激が続いていたとします。こうなると、はじめは我慢しますが、たいていの人は徐々に精神的に重荷になってきます。このように、日常生活のなかでくり返されじわじわと影響してくるような刺激を「慢性ストレッサー」と呼びます。慢性ストレッサーを受けることにより、身体的にも精神的にも健康状態に影響するという研究結果はたいへん多く見られてきています。

これらストレッサーの種類のなかでも、人生上のできごとや慢性ストレッサーは、次に説明する生理学的なしくみを通じ、精神疾患やがん、心臓病をはじめとしてさまざまな病気にかかりやすくさせます[3]。

（3）　ストレスがどのように体内で変化を起こしていくのか

副交感神経から交感神経に切り替わる

　　夜寝ているときや、家のなかでリラックスしているとき、からだのなかでは副交感神経と呼ばれる神経系のはたらきが見られます。この副交感神経のはたらきで、心臓の鼓動はゆっくりしたものになり、血液やリンパ液はからだの隅々まで運ばれ、腸で食物の消化も行われます。それが妨げられ、緊張が走ると、今度は交感神経と呼ばれる神経系がはたらきます（図2.1）。胃に通う血液量が減り、胃酸の分泌は増えます。心臓の鼓動は増え、筋肉が緊張して、からだは状況の変化にすばやく対応できるようになります。集中して勉強をしたり、仕事をしたり、スポーツをしているときは、このような状態です。さらに血液のなかに「アドレナリン」というホルモンが増え、体温や血液中の血糖値を上げます。

　　また、免疫の機能にも影響があります。たとえばナチュラルキラー細胞という、がん細胞を破壊したりウィルスに感染した細胞を破壊するリンパ球は、副交感神経がはたらいているとよくはたらきますが、交感神経がはたらいているときははたらきが弱くなることがわかっています[4]。

血液中に糖質コルチコイドが増える

　　さらにストレッサーにさらされることによって「糖質（グルコ）コルチコイド」と呼ばれるホルモンが血液中に増えます（図2.1）。糖質コルチコイドはその

図2.1　刺激を知覚したときのからだのなかの変化

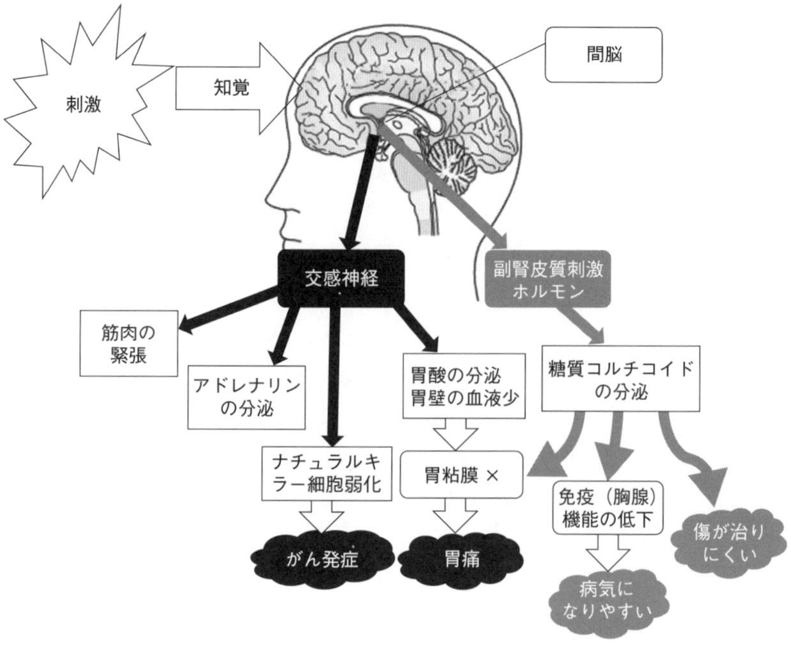

名の通り血糖値を高くする作用があるほか、からだのなかの炎症を抑え、脳のはたらきをよくするはたらきがあります。ストレッサーにより生じたからだのさまざまな症状を改善します。

ところが、ストレッサーにさらされる状態がずっと続くと、糖質コルチコイドはつくられつづけ、逆に副作用をからだにもたらします。糖質コルチコイドはからだのなかのタンパク質を壊して糖をつくります。その関係で、たとえば傷（われわれの皮膚や粘膜はタンパク質でできている）が治りにくくなり、交感神経のはたらきとあいまって、胃の粘膜にダメージを与えます。さらに、胸腺という体内の免疫をつかさどる器官の動きをわるくし、免疫能力を低下させます[4]。

（4） ストレッサーを乗り越えるには何が必要か

先ほど説明したように、ストレッサーを乗り越えることを「対処」と呼びます。ストレスフル（ストレスに溢れた）な刺激を感じたとき、私たちはどのように対処をしていくことになるでしょうか。ここには大きく二つの要素が関わると言われています。「期末試験」を例に整理していきましょう。

ストレス対処には「資源」が必要

期末試験に対処するためにあなたは次のようなことをしたとします。

①友人にノートや資料を借りてコピーして勉強した

②ネットワークを通じて過去問の情報を手に入れた

③家庭教師を雇って勉強した

④試験勉強の気晴らしにドライブに行った

⑤自分へのご褒美として高級バックを買うことにした

⑥彼氏や彼女にいろいろ愚痴を聞いてもらった

この例ではそれぞれ、あなたが持っている「対処資源」を用いています。「資源」という言葉を聞くとは「天然資源」を思い出してしまう人もいるかもしれません。ここで言う資源は、モノやカネや社会関係、物質、性格、気質、といった人間が持ち合わせているさまざまなもので、石油やガスのように生きる上で不可欠なものという意味です。

つまり、①は友人、②はネットワーク、③は家庭教師やそのための資金、

〈コラム〉ストレスによりどんな病気にかかるのか[4]

ストレス状態が長引くことで、人間は三つのルートで病気にかかっていくと言われています。第一のルートはメンタルヘルスです。ストレス状態が続くことで、活気がなくなり、イライラや不安が膨らみ、最終的には気分が落ち込み、物事がおっくうになり、不眠になり、消えてなくなりたい、と思うような症状が続くことになります。こうした状態は「うつ」状態と呼ばれ、うつ病などの精神疾患につながっていくと言われています。そのほかにも、適応障害、パニック障害、心的外傷後ストレス障害（PTSD）などがあります。

二つ目のルートは本文に示したような交感神経や糖質コルチコイドの副作用によるもので、高血圧症、動脈硬化、狭心症・心筋梗塞、胃・十二指腸潰瘍、過敏性腸症候群、潰瘍性大腸炎、アトピー性皮膚炎、慢性関節リウマチ、顎関節症、偏頭痛、がん、などがあります。このような、身体の変調ではあるのですが、その発症や経過にストレスなどの心理・社会的な要素が関わってきて生じる異常のことは特に「心身症」と呼ばれています。通常は循環器内科／外科や消化器内科／外科などの医師が治療することになりますが、心療内科や精神科など医療の各分野が協力して治療にあたっていく必要性が言われています。

三つ目は、ストレスによって引き起こされるさまざまな行動によるもので、喫煙や飲酒量が増えたり、食事が偏ったり、危険な性行為に走ったり、健康的に望ましくない行動をとることによるものです。

---

④はドライブのための車、⑤はお金、⑥は彼氏・彼女、です。このようなストレスに対処するために必要なヒトやカネやモノ、社会関係、あるいはもともと持っている性格や、身体状態、信念などを「対処資源」といい、これを用いてストレスフルな状態を解消しようとします。

ストレス対処には「方略・戦略」が必要

さらに、「対処方略」と呼ばれる方略・戦略を練って対処していきます。先ほどの例を見ると、①、②、③は試験勉強に関わる対処ですが、④、⑤、⑥は直接勉強には関わらない、現実逃避的な対処であることがわかります。①、②、③のような対処は問題焦点型方略といい、ストレッサーとなっている問題を解消するための方略になります。④、⑤、⑥は、情動焦点型方略といい、ストレッサーによって生じた不快な気分を解消するための方略になります。情動焦点型方略はだいじな方略ではありますが、こればかりになっていては根本的な問題解決にいたらず、最終的にはストレスによるダメージを受けてしまうこともわかっています。

（5） ストレッサーとともに成長していく

ストレッサーを乗り越えると成長する

いやなことや辛いことは世の中にたくさんありますが、こうしたストレッサーを乗り越えることを通じて人間は成長していきます。たとえば地震に見舞われてたいへんな思いをするなかで、あらためて友情や愛情を確認したり、何気ないことへのありがたみを感じたり、失うばかりでなく新たに得るものに気づいたりするかもしれません。最近ではこうした「成長」が学問的に整理されてきました。

衝撃的なできごとから成長にいたるまで

人間は衝撃的なできごとに出会うと次の順序で成長していくと言われています[3]。

①その人が持っている世の中に対する見方や考え方の枠組みが一度破壊される：「どうしてこんなことが起こったのだろうか」、「なぜこのようなことが私に降りかかってくるのだろうか」、「これまでの自分の考え方の枠組みではそのできごとを到底理解できない」など、頭のなかで混乱が起きる。

②そのできごとに対する新しい考え方の枠組みを探し始める。

③徐々に新しい理解の枠組みを築き、自分自身についての考え方や世界観、将来の展望などが再建される。

④人生における目標や優先順位が再点検されて再設定され、以前の自分の生き方よりもより超越

〈コラム〉ストレスと成長に関する学問

1990年代の半ば以降、おもに心理学の領域で、ストレス関連成長（stress related growth）、心的外傷後成長（posttraumatic growth）、逆境後成長（growth following adversity）といったキーワードの研究が盛んになってきました。読んで字のごとく、大きなストレスになるできごと（トラウマ）に遭遇したあと、人はいろいろな面で「成長」するというものです。「成長」というのは、できごとに出会う前の、元通りの状態を通り越してさらに高みに上がる、という意味が込められています。具体的には、家族関係や友人関係など他の人との関係性が強まったり、自分自身が精神的に強くなると感じたり、次に何か衝撃的なできごとに遭遇したときにうまく乗り越えていく技術を手に入れたと感じるなどの面が強化されると言われています。

この時期にはほかにも、「楽観性」「希望」「愛」など、心のポジティブな側面をとらえた研究がさかんになりました。成長も含め「ポジティブ心理学」という研究分野でさかんに研究されています。

した生き方に再構築されることになる。

また、あとで紹介する「首尾一貫感覚」もストレッサーのうまい乗り越えや、ポジティブな発見など、よい経験をくり返すことで成長することがわかっています。

ストレッサーのわるい面・よい面

このように、ストレッサーにはそのまま刺激を受けつづけると病気になってしまう危険性がありますが、それを乗り越えることによって、成長するというよい面もあります。言い換えると乗り越えることができないくらいひどいストレッサーは百害あって一利ありませんが、乗り越えることができるくらいのストレッサーはむしろ百利があることになります。逆に、全くストレッサーがない状況は、一見楽でよさそうですが、乗り越えることができませんので成長は期待できません。したがってこれもまた百害がある状況、とも言えます。ストレッサーに向き合い、うまく対処することがよりよく生きるためにだいじなことなのです。

2. 健康生成論とストレスを乗り越える「力」

（1） ストレスを乗り越える

厚生労働省の調査によると、10代では男性の32.2%、女性の39.3%が、20代では男性の43.3%、女性の54.4%が、悩みやストレスがあることがわかっています[5]。つまり、若者の半数近くが心理社会的なストレッサーをかかえて生活をしているということになります。ストレッサーを通じて人間は成長していくことをこれまで説明してきましたが、成長するためにもストレッサーと向き合って、それを乗り越えていくことが必要です。ではストレッサーを乗り越えるには何が必要なのでしょうか。さまざまな要素が複雑にからみ合って、乗り越えることがわかっています。ここではその要素について、特に乗り越えるための「力」を中心に見ていきましょう。

（2） 「何が病気をつくるのか」から「何が健康をつくるのか」へ

イスラエルの健康社会学者アーロン・アントノフスキーは、1960年代から70年代にかけてさまざまな社会調査と研究を行っているなか、次のことに関心を持ちました。非常に過酷でストレスに溢れたなかで生活していると、多くの人は体調を崩します。しかし、わずかな人は、全く体調を崩さずに元気でいる、ことです。

普通であれば、多くの人の体調を崩す元凶、つまり病気の要因であるストレッサーを問題視して、それをどうしたら除去できるのかを考えます。ところがアントノフスキーは、ストレスに溢れたなかでも元気で健康にありつづけることがで

きる理由、言い換えると「何が健康をつくるのか」がだいじではないかと考えました。しかし、この「何が健康をつくるのか」について、これまでよくわかっていないことに気づきました。

そこで、次のような考え方を提唱しました。つまり、人間の生命や健康に関わる医学では、疾患とその原因であるリスクファクター（危険因子、たとえば、喫煙や肥満など）を取り去るための「何が病気をつくるのか」の研究や実践をしています。これを「疾病生成論」と呼びました[6]。その一方で、新たに「健康」に光をあてて、健康を回復させ増進させる要因をサリュタリーファクター（健康要因）と呼びました。「何が健康をつくるのか」という立場で研究を進めていく必要があるのではないか、と提案しました。そして、この新たな立場を「健康生成論（サルートジェネシス）」と呼びました[6]。

（3） 究極の健康要因「ストレス対処力SOC」

アントノフスキーは、さまざまな過去の研究成果を調べ、また調査研究を通じて健康要因を探していくなかで、究極の健康要因ともいえる「力」を発見しました。それが、SOC（sense of coherence：首尾一貫感覚）です[7]。

具体的には、SOCとは以下の三つの特徴を持った生活・人生への見方や向き合い方の感覚です。一つは、「世の中は安定していて先行きも見えると思えること」、二つ目は「何かあってもだれか／何かに助けてもらえる、何とかなると思えること」、三つ目は「生きていくうえで出会うできごとにはすべて意味があって、この先出会うことも挑戦と思えること」です[7]。この第一の感覚は把握可能感、第二の感覚は処理可能感、第三の感覚は有意味感と呼ばれています。このSOCは、まわりから刺激を受けると、まずそれが乗り越えるに値するストレッサーかどうか判断します。もし乗り越えるに値すると判断した場合、次にSOCは乗り越えるために、適切な資源を選び出してそれを動員します。それによってうまく乗り越えたとき、何がよかったのかポジティブに意味づけをしてSOC自体も成長することになります。

〈コラム〉人の一生は川のなかで泳ぐようなもの：
健康生成論のメタファー（暗喩）

アントノフスキーは、健康生成論について考えるときに、川の流れに人の人生を喩えました。つまり、人間の人生とは川のなかに産み落とされ、川のなかで、流れに逆らって泳ぎながら、育ち、生活しているようなものである、としました。この「川の流れ」とはストレッサーをさしています。この川のなかで泳いでいる人の泳ぎの能力のほとんどを決めているのがSOCである、としました[6]。つまりSOCとは、身のまわりに多数存在しているストレッサーに対抗しつつ生活や人生を乗り切っていく力ということになります。

（4） ストレスを乗り越えるための
「対処資源」も健康要因

「何が健康をつくるのか」という答えの一つはSOCでしたが、ほかにも先ほど出てきた、その人が持ち合わせているさまざまな対処資源もその答えとされています。お金やモノや社会的な地位なども資源となりますが、その人が持っている「力」や「感覚」も対処資源になります。SOCのほかにもストレッサー対処を推し進め、健康に導くことつながる対処資源である健康への力の概念が見つかっています。

一般性自己効力感…生きていく自信

　自己効力感は、ある行動がどのような結果を生み出すのかという予期感覚と、ある結果を生み出すために必要な行動をどの程度うまく行うことができるのかという予期感覚から成り立っています。一言で言えば「自信」の感覚とも言えます。自己効力感には、特殊性と一般性の次元があると言われています。特殊性というのは、たとえば運動をしたり、電車に乗ったり、具体的な行動に関わるものです。一般性というのは、生活・人生に関わるあらゆる側面のことになります。

ローカスオブコントロール…自分をコントロールする力

　ローカスオブコントロール（制御の座）は、心理学者のロッターによって提唱された考え方です。自分の行動をコントロールする元になるものが、能力や努力など個人の内部にある場合に内的統制、運・課題の困難さ・強力な他者の行為など外部にあるものを外的統制と呼びます。このうち内的統制にある人ほど、うまくストレスに対処できて健康になると言われています。

統御感（sense of mastery）…まわりを管理する力

　統御感とは「生活環境をコントロールする能力」で、ローカスオブコントロールのような、環境の操作ではなくて、個人の生活に関わる周囲の環境の管理能力とされています。統御感は社会的な地位の達成など、さまざまなストレスを乗り越えた経験によってつくられます。さらに、ストレッサーの影響を緩和して健康を保つはたらきをすることがわかっています[8]。

楽観性（オプティミズム）…よい結果を期待する力

　一般の日本語で使われる楽観性の意味は、お気楽な性格、ということが多いかもしれませんが、学問的には「ポジティブな結果を期待する傾向」という意味になります。楽観性が高いと、ストレッサーがたくさんあるなかで、問題焦点型方略の対処をしやすく、できごとをポジティブに再解釈しやすい傾向があることがわかっています。こうしたことから、ストレスフルな状況にあっても楽観性が高い人はうまく乗り越えることにつながります[9]。

レッツチェック：東大健康社会学版 SOC3 スケール（SOC3-UTHS）

　あなたの人生に対する感じ方についてうかがいます。次の（A）～（C）のそれぞれについて、あなたの感じ方を最もよくあらわしている<u>数字一つ</u>に○をつけてください。

	よく あてはまる ←→						まったく あてはまらない
（A）私は、日常生じる困難や問題の解決策を見つけることができると思う	1	2	3	4	5	6	7
（B）私は、人生で生じる困難や問題のいくつかは、向き合い、取り組む価値があると思う	1	2	3	4	5	6	7
（C）私は、日常生じる困難や問題を理解したり予測したりできると思う	1	2	3	4	5	6	7

　　採点方法：それぞれの数字を逆転して（1⇒7、2⇒6、……6⇒2、7⇒1）合計します。
　　25歳から74歳の日本人成人の平均得点は15点です。年齢が若くなると点数は低くなります。

あなたの生活・人生への感じ方についてお聞きします。以下の（A）～（G）の項目について、それぞれどの程度あてはまるかを答えてください。（〇はそれぞれ１つずつ）

	とても あてはまる	やや あてはまる	ややあては まらない	全くあては まらない
（A）自分の身に起こることを、コントロールすること ができない	1	2	3	4
（B）自分が抱えている問題のいくつかをどうしても解 決できない	1	2	3	4
（C）自分の生活や人生の中で大事なことの多くを変え るために、私ができることはほとんどない	1	2	3	4
（D）生活や人生上の問題を解決しようとするとき、よ く自分が頼りなく感じる	1	2	3	4
（E）ときどき、生活や人生の中で、周りの人や状況に 従わせられているように感じる	1	2	3	4
（F）将来私の身に何が起こるのかは、たいていは、自 分次第で決まる	1	2	3	4
（G）自分でやると決めたことは、ほとんどどんなこと でもできる	1	2	3	4

採点方法：（F）と（G）は点数を逆転して（1⇒4、2⇒3、3⇒2、4⇒1）、すべての項目の得点を合計します。
25歳から74歳の日本人成人の平均得点は19点です。

さまざまな健康への力

　ほかにも、たとえば健康に関わるさまざまな情報を入手し、評価・活用するための知識や意欲、能力であるヘルスリテラシーがあげられます。ヘルスリテラシーはこのあとの節で詳しく扱います。また、私たちは社会のなかで暮らしていますが、「人々の協調行動を活発にすることによって、社会の効率性を高めることのできる『信頼』『規範』『ネットワーク』といった社会組織の特徴」が多い社会のなかで生活をすることで健康になることがわかっています。この特徴はソーシャル・キャピタル（社会関係資本）と呼ばれていて、言わば地域の力です。ヘルスリテラシーやソーシャル・キャピタルについては、このあとの項をはじめ、他の章でも説明をしています。

3.　ヘルスリテラシー

（1）　ヘルスリテラシーとは何か？

ヘルスリテラシーとは健康を決める力

　健康食品やダイエット、ストレスやうつ、患者や家族の生活や思いなど、メディアには健康や医療の情報が溢れています。そのなかには、記事か広告かわから

ないもの、自分が経験していた症状が病気だというもの、病気が治ったなど、実にさまざまなものがあります。

　溢れる情報のなかから、自分に合ったものだけ、信頼できる情報だけを取り出して上手に利用できるとよいのですが、それには身につけるべき力が必要です。それは、ヘルスリテラシーと言われるもので、健康のための意思決定に必要な情報を入手し、理解し、評価して、活用する力です[10]。これが今、WHO（世界保健機関）を含めて世界の健康政策の中心となってきています。リテラシーとは、"letter" ＝「文字」を由来としていて、もともとは読み書きができる能力のことです。それは、OECD（経済協力開発機構）の国際成人力調査によれば、社会に参加し、自らの目標を達成し、自らの知識と潜在能力を発展させるために必要な能力であるとされています。言い換えれば、自己実現のために、自分が持っている潜在的な能力を十分に生かせるような意思決定ができる能力です。

　では、意思決定とは何でしょうか。二つ以上の選択肢から一つ以上を選ぶことです。後悔しない満足のいく意思決定は、その後の気持ちや行動をとおして健康状態に影響するという研究もあります。ヘルスリテラシーは、それがあるかないかで健康を左右しますので、「健康を決める力」とも言えます。

日本人のヘルスリテラシーは低い？

　現代の高度・専門化する健康情報において、専門家と非専門家の格差は拡大しています。米国の 2003 年の全国調査では、一般向けの健康情報を的確に理解できる人は 9 人に 1 人しかいないと報告されました。EU の 8 カ国での大規模調査でも、ヘルスリテラシーに困難があり適切に意思決定できない人は 5 割を占め、これらが健康格差を生み、大きな人権問題であるとされています[11]。

　では、日本の状況はどうでしょうか。ヘルスリテラシーに困難がある人の割合は 85％ほどで、EU 8 カ国よりも格段に高い結果となっています[12]。台湾など、同じアジアでの全国調査[13]では、EU に近い結果となっていて、日本のヘルスリテラシーはアジアのなかでも低い状況にあります。調査の質問項目別に「難しい」と回答した割合で差が大きかったものを抜粋して示したのが表 2.1 です。

表 2.1　ヘルスリテラシーの日本と EU の比較 ―「難しい」と回答した割合（％）

	日本	EU	差
病気になったとき、専門家（医師、薬剤師、心理士など）に相談できるところを見つけるのは	63.4	11.9	51.5
健康と充実感に影響を与えている生活環境（飲酒、食生活、運動など）を変えるのは	63.6	25.5	38.1
住んでいる場所（地域、近隣）がどのように健康と充実感に影響を与えているかを判断するのは	61.8	24.6	37.2
どの生活習慣（飲酒、食生活、運動など）が自分の健康に関係しているかを判断するのは	45.5	12.6	32.9
参加したいときに、スポーツクラブや運動の教室に参加するのは	56.4	24.1	32.3
気になる病気の治療に関する情報を見つけるのは	53.3	26.9	26.4
気になる病気の症状に関する情報を見つけるのは	46.1	22.8	23.3
メディア（テレビ、インターネット、その他のメディア）から得た健康リスク（危険性）の情報を信頼できるかどうかを判断するのは	64.2	42.1	22.1

これは、現在、世界一を争う日本の平均寿命の長さと矛盾する結果です。しかし、2011年の医学雑誌『ランセット』の日本特集号では、他の先進国に比べて、成人期の死亡率の低下は鈍化し、慢性疾患を適切に管理できている率はかなり低く、喫煙率や自殺率も高く、このままでは危ういと警鐘が鳴らされています[14]。

ここで測っているヘルスリテラシーは、個人の能力だけでなく、医療、地域、行政、メディアなどの社会や環境のあり方を表しています。そのため、青年から高齢者まですべての人々が、そのことに気づき、変えていくための活動に参加することが必要です。

（2） 健康を決めるための信頼できる情報とは何か

エビデンスとナラティブ

よりよい意思決定には、材料として信頼できる情報が欠かせません。マスメディアやインターネットでは、「好きなだけ食べて痩せる」「がんが治る」といった怪しげな情報も混在しています。信頼の置けるものかは、その情報が科学的根拠にもとづいているかを考える必要があります。このような科学的根拠のことを、「エビデンス」と呼びます。もとは「証拠」という意味の英語です。とはいうものの、私たちが信頼できると判断する情報は、これだけではありません。たとえば、経験者の体験談です（第11章も参照）。

エビデンスが、集団に対して一定割合以上の効果があるかどうかの情報であるのに対して、体験談は個人の情報です。このような、個人の「語り」や「物語」を表す「ナラティブ」という言葉が、医療の世界で注目されています。テレビなどのナレーションが「語ること」であるのに対して、ナラティブは「語ったもの」のことです。人は語ることで、人生という物語やドラマを描いていくとも言えます。

70歳を過ぎてもプロゴルファーを続けた故杉原輝雄さんは、前立腺がんと診断されても手術は選びませんでした。手術すれば完治する可能性が高いと言われても、クラブが振れるまでに3カ月かかると聞いて、現役続行のためにホルモン療法を選択しました。エビデンスを知ったうえで、自分に合った生活を優先したわけです。人それぞれの価値観がありますから、エビデンスだけが判断材料ではないのです。彼が語るナラティブ、物語は、同じ状況に置かれた人にとってはとても信頼できる情報です。

インターネット上の健康情報の見分け方

人の体験談は説得力があるものです。そのため、広告に使われる場合は、最近では「個人の感想です」「効果には個人差があります」などと表記されるようになっています。裏を返せば、まだ紹介できるエビデンスがないことが想像されます。もしかすると、1,000人に1人の結果かもしれません。広告でなくても、営利目的である方向へ導こうと語る人もいるかもしれません。あくまで体験談はエビデンスとセットで評価することを忘れてはいけません。

世界の先進国では、厚生省や国立の健康や医学の図書館（残念ながら日本には

表 2.2　情報を見る
　　ときのポイント
「か・ち・も・な・い」

か：書いたのは誰か（信頼できる専門家）→最近、専門分野の学術論文を書いているか	
ち：違う情報と比べたか（情報の適切さ）→他の情報と違う点や不足はないか	
も：元ネタ（根拠）は何か（情報の正確さ）→出典や引用で科学的な根拠（エビデンス）が示されているか	
な：何のための情報か（情報の客観性）→何かを売るための広告ではないか	
い：いつの情報か（情報の最新性）→現在は否定されているかもしれない	

ありません）などの公的機関を中心として、インターネットで信頼できる情報を
わかりやすく提供してくれています。英語で病名などを検索すると最初のほうに
出てきます。日本でもこのような情報が少しずつ増えてきているとはいえ、まだ
まだ不足している感は否めません。

　インターネットの情報は、利用者側の自己責任が原則です。自動車のハンドル
を握る自由があれば、事故にも責任を負うのに似ています。そこで表2.2にあげ
た5つのポイント「か・ち・も・な・い」（情報はこの5つを確認しないと「価値
もない」と覚えられる）に気をつけて見るようにしましょう。

（3）　エビデンスの見方

エビデンスを見るときの注意点

　エビデンスをつくるための実験や調査では、測りたいはずの「真の値」から、
ある方向へずれさせる要因があって、「観測値」には必ず「誤差」が含まれていま
す。全くの偶然で起こるものであればランダムなので防ぎようがないのですが、
ある理由があって起こる場合は問題です。これをバイアス（偏り）といいます。
たとえば、テレビで、5人を対象に、ある簡単な体操がダイエットに効果がある
かという実験をして、1カ月で平均体重が4kg減ったとします。その体操がも
たらす効果の数値として、それがはたして「真の値」かどうかです。

　まず、研究対象者を選ぶとき、バイアスが生じます。一般の人を代表した人と
言えるかです。実験前に頼まれて無理に太らされた人で、前の生活に戻せば痩せ
てしまう人かもしれません（選択バイアス）。体重計の設定も正確でないとか、
テレビカメラが縦長に映しているかもしれません（測定バイアス）。体操以外は
普段どおりの生活をしたといっても、痩せるプレッシャーがかかっていて食生活
に変化起きていたことも考えられます（交絡バイアス）。特に、この最後の「交
絡」（混乱・混同という意味）は、真犯人（食生活）を見逃すことですから注意が
必要です。治療の効果のうえでよく知られているのはプラセボ（偽薬）効果で、
どんな治療でも効くと思えば効くという心理的な効果です。

エビデンスにはレベルがある

　このようなバイアスを排除できているレベルを、エビデンスレベルと言います。
最も低いのは、専門家などのデータにもとづかない意見や報告です。データがな
ければ証拠になりません。次が、数の少ない症例の報告です。これから研究が必
要な仮説を提案する意味では大切ですが、まだ検証されたものとは言えません。

　エビデンスのレベルを上げるには、しっかりとデータを統計的に分析して検証
した研究が必要になります。一つの方法は、病気（例：乳がん）の人とそうでな

い人に、過去の原因と考えられる状況（例：喫煙歴）に違いがあるかを比較する
ものです。もう一つの方法は、たくさんの現在、病気でない人たちを対象に、病
気の原因と予想される状況（例：運動習慣）のデータを収集し、将来、どんな病
気になるのか（例：心臓病）を観察するものです。さらにレベルが高いのは、研
究対象者に実際に依頼して、原因をつくってもらったり（例：大豆製品を多く食
べる）、なくしてもらったり（例：大豆製品を控える）して比較する実験的な方
法です。

　また、こうして観測した値は、対象となった人数が少ないほど、偶然に差が大
きく出てしまう可能性があります。このような偶然の誤差を減らすためには、よ
り多くの人数を対象にすることが必要で、研究の規模もエビデンスの信頼性を高
めます。

（４）　よりよい意思決定の方法とは

意思決定と習慣

　私たちの健康を決めているものは、多くは私たちの行動です。しかし、健康の
ために望ましい行動とわかってはいても、なかなかそのとおりにはできません。
たとえば、肥満解消のために運動しようと思ったとします。運動はけっして嫌い
なほうではないし、やればできると思っていても、なぜ「実行」に移せないので
しょう。実行に移すために大切なことは、「いつやるか」を考えてみることです。
それは、日にちを「決める」ことでもあり、「実行する」と「意思決定」すること
です。

　自分で意思決定することは、失敗すれば責任が降りかかってくるので、できれ
ば「決めたくない」という思いが人にはあるものです。しかし、自分の健康のた
めに「運動すること」が選択肢として候補にあるのに「運動していない」という
ことは、「する」か「しない」のうち、「しない」を選んでいる（意思決定してい
る）とも言えます。

　また、「しない」ことが「習慣」化していることもあります。習慣とは「意思決
定を必要としない行動」のことで、無意識に自動的に行われるものです。そこで
は選択肢がないのです。習慣を変えるのが、難しいわけです。

よりよい意思決定のための七つのステップ

　意思決定するには、まず、自分にどのような問題があり、その解決のためにど
のような選択肢があるのかを明確にする必要があります。次に、自分で納得がい
く意思決定ができるための七つのステップをあげてみます[15]。肥満を例に考えて
みましょう。

　①　意思決定が必要な問題を明確にする

　そもそも肥満がなぜ問題であるのかが明確でないと、解決方法を探し、自分で
決めなくてはならないのだという気にもなりません。

　②　問題解決のための選択肢をすべてあげる

　肥満解消のために、運動、ダイエットなど可能性のある選択肢についてすべて

あげてみます。運動にも選択肢があります。どれを選ぶかは考えずに、すべての選択肢をあげてみることが大切です。可能性が0と早合点して思いついた選択肢を消してしまわないことです。あとで事情が変わるかもしれません。

③　各選択肢の長所と短所を明らかにする

できたリストにある選択肢を評価するために、それぞれの長所と短所をあげます。光があれば影もあります。たとえば、運動であれば、その科学的根拠を知ることが大切です。どのような運動にどの程度の効果とリスクがあるかです。また、できる時間や場所、運動の好み、費用などもあります。

④　各選択肢の長所と短所を比較してどれが大事かを明確にして選ぶ

長所が起こりやすく短所が起こりにくい選択肢を選ぶことが多いですが、それは価値観によります。何を優先したいのかの価値観を明確にして、よく比較することが必要です。

⑤　意思決定におけるバイアスに注意してじっくり選ぶ

人には長所と短所の情報を見る時、視野が狭くなったり何かにこだわってしまうような考え方の癖や傾向があり、それを認知バイアス（偏り）と言います。たとえば、自分に都合のよい情報ばかり見ようとする傾向があります（確証バイアス）。また、成功確率が90％」という情報と「失敗確率10％」という情報では、受け止め方が異なるように、情報提供の方法に影響を受ける（フレーミング効果）ため、注意が必要です。

⑥　意思決定の支援を得る

しかし、そのような情報を見極めるのはやはり難しいことです。専門家の支援を受けることも選択肢に入れておきましょう。

⑦　意思決定における葛藤やジレンマを解決する

なかなか決められないときは、葛藤やジレンマが生じている可能性があります。その理由には、表2.3のような七つがあると考えられます。

表2.3　意思決定における 　　　　葛藤やジレンマ	1．選択肢についての知識・情報の不足 2．ある選択肢に過大・過小な期待をかけている 3．価値観がはっきりしない 4．周囲の人の価値や意見がよくわからない 5．ある一つの選択肢に対する周囲のプレッシャーがある 6．自分の選択を聞いてくれたり認めてくれる人がいない 7．これらの障害を乗り越えるスキルや支援がない

この七つのなかに、自分1人で解決できることがどれほどあるでしょうか。大半は、自分の家族や友人、周囲の人や同じ経験者がどのような経験を持ち、それらについてどう思っているのかが解決の参考になります。難しい意思決定ほど支援が必要で、それが得られないと、意思決定そのものをしたくなくなる可能性が強くなります。なかなか周囲に支援者が得られない場合は、意思決定を支援できる専門的な知識や技術を持った人が必要になるでしょう。

このように、よりよい意思決定にはプロセスがあり、中でも、選択肢、長所、短所、価値観の4つは不可欠です。選択肢は英語ではオプション（option）なの

表2.4　意思決定のため
のプロセス
「胸に『お・ち・た・か』」

お：選択肢＝オプション→選べる選択肢がすべてそろっているか確認する	
ち：長所→各選択肢の長所を知る	
た：短所→各選択肢の短所を知る	
か：価値観→各選択肢の長所と短所を比較して、自分にとって何が重要かはっきりさせる	

で、頭文字を取ると「お・ち・た・か」になります（表2.4）。納得したことを「胸（または腹）に落ちた」と言いますから、「胸に『お・ち・た・か』」と覚えられます。

（5）　社会や環境を変えるヘルスリテラシー

批判的ヘルスリテラシーとは

　ヘルスリテラシーの概念を広めたナットビームは、三つのレベルのヘルスリテラシーを提唱しました[16]。健康情報を理解できる能力は「機能的ヘルスリテラシー」と呼びますが、理解できるだけでは、意思決定して行動に移すことができないため、実際に行動できる能力として、「相互作用的ヘルスリテラシー」「批判的ヘルスリテラシー」が必要だとしました。「相互作用的ヘルスリテラシー」とは周囲からのサポートが十分な場合に、自立して行動できるものです。たとえば、肥満を解消するために運動や食事内容の見直しを始めると決めて、家族や友人がサポートしてくれるなかで、行動を開始できるものです。そして、「批判的ヘルスリテラシー」は周囲が必ずしもサポートしてくれない場合に必要な能力です。まわりが非協力的な場合は、家族や友人に働きかけて、状況を変える力です。

　「批判的ヘルスリテラシー」は、ブラジルの教育学者フレイレによる「批判的意識化」からきています。フレイレは、「沈黙の文化」という、ブラジルの貧しい農村の人々が支配者によって抑圧され、文字を知らされず、否定的な自己像を植えつけられ、沈黙している文化を発見しました。その解決方法として生み出された「批判的意識化」は、人々が「沈黙の文化」の存在を意識し、自分たちが置かれている状況を客観的に自覚して、それを主体的に変えていく、ということです。それは、エンパワーメントと呼ばれ、個人や集団が、不利な状況下に置かれても、本来備わっている力を十分発揮できるように、環境を変える力を身につけるという意味で用いられています。

　「沈黙の文化」は、ブラジルの農村だけにあるのではないでしょう。エンパワーメントが求められているところはどこにでも存在します。読み書きは達者でも、健康や医療の情報をきちんと知らされていない、知っていても行動に移せない、環境や条件が整っていないなどの理由で、沈黙している人々はいないでしょうか。日本でも決して少なくはないように思えます。

　「批判的ヘルスリテラシー」は、他の二つのヘルスリテラシーと一線を画するもので、個人の利益だけでなく集団の利益に結びつくものです。それは個人の能力だけでなく、集団やコミュニティの能力です。ヘルスプロモーションは、人々の参加によって、人々自身の手によって、行われるものです。

ヘルスリテラシーはソーシャル・キャピタルの重要な要素であるとも言われます。人々の信頼やつながりを意味するソーシャル・キャピタルは、ヘルスリテラシーの向上のために互いに信頼し合って協力する文化や風土でもあります。ソーシャル・キャピタルを築き上げることが、自分たちの健康で充実した生活につながることを実感し、ともに喜べる機会をつくり出すことが重要でしょう。

批判的ヘルスリテラシーに必要なリテラシー

　ヘルスリテラシーのある社会、すなわち市民が力を合わせて社会の決定要因をコントロールできる社会をつくっていくために必要な能力とは、具体的にはどのようなものでしょうか。これは、批判的ヘルスリテラシーに必要なリテラシーです。

　まずあげられるのは、市民リテラシーです。市民リテラシーは、市民が公的な問題を意識し、意思決定の過程に参加する能力です。それには、まず、新聞やテレビなどマスメディアの情報を理解・活用できる力であるメディアリテラシーが必要です。特に、日本人は、新聞、雑誌やテレビへの信頼が非常に高く、信頼できると思っている人のほうが多数派です。ところが、欧米先進国では全く逆で、信頼できないと思っている人のほうが上まわっています。

　これらのいわゆるオールドメディアに対して、インターネットというニューメディアに対する信頼では、日本人は他の国ほど信頼していません。この背景には、オールドメディアがニューメディアにまつわる事件や被害などのニュースを多く流していて、その影響を受けていることが指摘されています。これらは年齢によって、ちがいがあるものの、メディアに対して批判的である姿勢は重要です。企業や政治団体などの組織がスポンサーにあること、記事を書いている人のフィルターを通して情報が伝達されていることを意識化することが求められるでしょう。

　さらに、市民リテラシーとして、人々が政府や行政などと交渉したり話し合って政策を決めることについての知識、個人の健康に関する行動や選択が社会の

〈コラム〉ヘルスリテラシーについて紹介したサイト
　　　　『健康を決める力』

　ヘルスリテラシーにだれもが関心を持ってもらい、それを身につけてもらうためのサイト『健康を決める力』（http://www.healthliteracy.jp/）があります。ヘルスリテラシーを「健康を決める力」と呼んで、情報にもとづいて自分で決める力が自分に合った健康のあり方を決める力であり、その力を身につけるための方法について書かれています。多くの記事がありますが、それぞれにコメントが書けるようになっているので、読んだり書き込んだりしてみましょう。Facebookのページで、「いいね！」とともに、つながりを増やしていくのもよいでしょう。

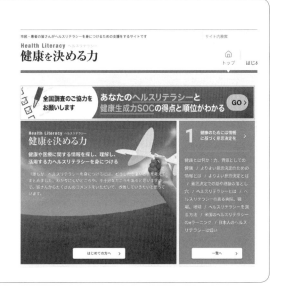

人々の健康に影響することの認識があります。市民リテラシーは、ヘルスプロモーションには欠かせないもので、特に批判的ヘルスリテラシーを身につけるために不可欠なものです。

　次に、文化的リテラシーです。健康情報を解釈し、それにもとづいて行動するために、自分が所属している文化を認識したうえで活用できる能力を意味します。つまり集団の信念、習慣、世界観、ある集団に自分が属しているという感覚（社会的アイデンティティ）を認識し、活用する能力です。たとえば、地域の慣習や迷信、流行などは、エビデンスと一致しているものもあればそうでないものもあります。他者とのコミュニケーションにおいて、あらゆる文化、階層、人種、年齢、ジェンダー、セクシュアリティ、民族、宗教の人に対して相手を尊重する能力、他の文化の人々にとっての健康的なライフスタイルの定義や健康に影響する文化の影響力などを理解できる能力です。これは健康をめぐる文化的な多様性（ダイバーシティ）に敏感になり、それを受け入れ、学ぶことができる力です。

　このように、社会のさまざまなしくみや文化を知ることが、自分だけでなく、みんなの健康をつくるために必要です。そのことを意識して生活してみると、多くのことが健康とつながっていて、自分たちが持っている力を発揮するために必要なことに気がつくと思います。

〈考えてみよう〉

問1　あなたにとってのストレス対処の「資源」にはどのようなものがあるでしょうか？

　　【ストレッサーを乗り越えるには何が必要かを参照】

問2　ストレスを乗り越えると人間にはどのような「成長」が見られるのでしょうか。

　　【ストレスとともに成長していくを参照】

問3　ヘルスリテラシーを向上させるための方法にはどのようなものがあるでしょうか。

　　【よりよい意思決定の方法とはを参照】

第3章

食と健康

Ⅱ

健康のために何をするか、
何が健康を阻害するか

　私たちは、生きるために必要なエネルギーを得るために、毎日食事を摂っています。その点では、人間も他の生物と変わりはありません。しかし、人間にとって食事は、エネルギーの摂取以外にも、さまざまな意味を持っています。たとえば、私たちは、食材を調理し、食事をよりおいしくし、それを他者と共有します。また、技術を用いて食べ物となる動植物・魚介などを大量に生産し、流通にのせて、遠い土地まで運びます。大量に流通した食品は、価格をつけられ消費の対象となります。このように食事の背景には、社会的、文化的、経済的な営みが存在します。本章では、食事を通して見えてくる社会的な背景を学びながら、人間の食のあり方と健康について考えていきます。

1. ゆたかな食生活とは

　現代の日本では、多種多様な食品が流通し、十分な栄養を摂ることが可能になっています。しかし、必要な栄養素を過不足なく摂取するだけで、ゆたかな食生活と言えるのでしょうか。私たちの生活に欠かせない食事が持つ意味を整理しながら、ゆたかな食生活を構成する要素を考えてみましょう。

（1）　食事のおいしさ

　食事にとって大切な要素の一つに「おいしさ」があります。テレビをつければ、新発売の食品の CM が絶えず流れているし、インターネットでは飲食店のおいしさに対し、得点をつけて評価するサイトがたくさんあります。「おいしい食事」に対する関心は、多くの人に共通していると言ってよいでしょう。一方で、おいしいという感覚は、個別性が大きく、同じものを食べてもおいしいと感じる人とそうでない人がいるのも事実です。

　「おいしい」という感覚は、本来は、安全かつ効率的に栄養を摂取するために獲得された感覚です。空腹のときは、よりいっそう食事をおいしく感じます。これはエネルギーが不足していると、それを補う食品をおいしく感じるためです。また、効率的に栄養を摂取するという意味で、高栄養である油脂、砂糖、旨味などもおいしく感じます。一方で、人間に特徴的な後天的に築かれる感覚もあります。これは、体験のくり返しや接する情報によって形成されます。たとえば小さいころ、母親がよくつくってくれた料理が好きになったり、インスタント食品ばかり食べていると、いつの間にかそういった種類のものが「おいしい」と感じるようになってしまいます。また、「健康によい」、「肌が綺麗になる」といった情報に影響されて、ある食品をおいしく感じることもあります。新しい食品や食に関

する情報が溢れる現代に暮らす私たちにとって、自分がおいしいと感じるものが、このくり返しや情報の影響を受けすぎていないか、振り返ってみることも必要でしょう。

（2） 食事の多様性：旬の食べ物や地域の食文化

　好きなものであれば毎日食べても飽きない人もいるかもしれませんが、肉が続いたら魚を食べる、和食ばかりではなくたまにはイタリアンを食べたいなど、食生活には多様性も大切です。また、日本には四季があり、季節ごとの「旬」の食べ物がたくさんあります。春には筍、秋には栗ご飯など、季節の移り変わりを食事から感じとることができます。このような食事の多様性は、各地域に根づいた食文化としても存在します。地域の自然の恵みを活用した食事は、生まれ育った人にとっては安心感をもたらし、思い出の味を形成します。流通や外食産業の発達などにより、国内に流通する食品は均質化され、食における季節や地域の特色が乏しくなる一方で、近年、地域で生産されたものをその地域で消費する地産地消（地域生産・地域消費）や食による地域の活性化として「ご当地グルメ」が活用されるなど、新しい変化も起こっています。

（3） つながりを築く「共食」

　食事は人とのつながりを強める効果も持っています。だれかと食事をともにすることを「共食」と言いますが、「共食」は、他の動物では見られない人間の特徴であると言われています。私たち人間は、昔から食事を分かち合うことで、家族や地域の人々との結束を強め、つながりを強化してきました。このような「共食」の機会は、子どものころは、食文化やマナーなど社会性を学ぶ場となり、一般社会では、仕事上の会食など交渉の場や、誕生日や結婚披露宴など気持ちを表す場、気晴らしに友人と好きな物を食べに行くなどストレス発散の場となるなど、さまざまな機能を有しています。

　一方で、単身世帯の増加や生活時間の多様化などにより、1人で食事をする「孤食」が増えている実情もあります。このような状況下で、共食のとらえ方は、必ずしも一緒に食べることだけではなく、食事の準備過程や食に関する情報の共有など、食に関連する行動を共有することにまで広がっています。たとえば、スーパーマーケットの野菜売り場で見られる生産者の顔写真や名前の表示は、私たちに安心感を与えてくれ、インターネット上での食事レシピの共有は、食を介した人とのつながりをもたらします。現代の多様化した「共食」も、私たちの食生活をゆたかにする要素になっているのかもしれません。

　人間にとっての食事とは、必要なエネルギーを摂取することに加え、地域の文化や季節の行事とともにあり、人とのつながりをもたらすなど多様な役割を持っています。したがって、ゆたかな食生活を送れるかどうかは、私たちの人生全体の満足感にも影響を与えていると言ってもよいでしょう。しかしながら、近年の

レッツチェック　食生活満足度

あなたの普段の食生活の満足度に関する質問です。いくつあてはまるかチェックしてみましょう。得点が高いほど、満足度は高いといえます[1]。

	あてはまる	どちらかといえばあてはまる	どちらともいえない	どちらかといえばあてはまらない	あてはまらない
① 食事の時間が待ち遠しい	5	4	3	2	1
② 食事がおいしい	5	4	3	2	1
③ 食事の時間が楽しい	5	4	3	2	1
④ 食卓の雰囲気は明るい	5	4	3	2	1
⑤ 食べたいものを食べている	5	4	3	2	1
⑥ 日々の食事に満足している	5	4	3	2	1

合計得点	
	点

社会経済的状況によって、食のあり方に変化が生じています。

2. 食をめぐる社会経済的環境の変化

（1）　食の欧米化：米の消費量低下と脂質の多い食品摂取の増加

　明治期から第二次世界大戦前後には、食糧難が続き、日本人の食生活の大きな問題は低栄養でした。その後、高度経済成長期を経て食糧不足は解決しましたが、海外から多様な食品が輸入され、食生活に質的な変化が生じています。特に、戦後は欧米からの影響を受けて、食の欧米化が進みました。近年、食べ過ぎや肥満がしばしば問題になっていますが、実は、1人1日あたりの平均エネルギー摂取量は、少しずつ減少しています。しかしながら、それぞれの栄養素の内訳を見ると、炭水化物の割合は減少している一方で、脂質の割合が増えていることがわかります（図3.1）。これは、米の消費が減少し、鶏肉、豚肉、牛肉といった畜産物の摂取が増加したことが影響しています。皆さんの毎日の食生活を振り返ってみてください。朝にはパン、昼にはパスタ等、お米以外の主食や、魚ではなく肉を選択することも少なくないと思います。かつての日本の食事はご飯と味噌汁、焼き魚、煮物等、脂質の少ないメニューが大半を占めていました。パンやパスタ等の小麦を使った多様な主食を楽しめるのは、食のゆたかさですが、バターやクリームソース、オリーブオイル等、脂質が多くなりやすくなるため注意が必要です。

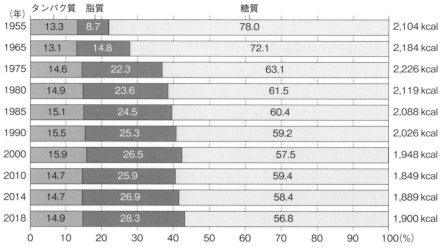

図 3.1　1 人 1 日あたりの平均エネルギー摂取量と栄養素別摂取構成比の推移[2),3)]

(年)	タンパク質	脂質	糖質	
1955	13.3	8.7	78.0	2,104 kcal
1965	13.1	14.8	72.1	2,184 kcal
1975	14.6	22.3	63.1	2,226 kcal
1980	14.9	23.6	61.5	2,119 kcal
1985	15.1	24.5	60.4	2,088 kcal
1990	15.5	25.3	59.2	2,026 kcal
2000	15.9	26.5	57.5	1,948 kcal
2010	14.7	25.9	59.4	1,849 kcal
2014	14.7	26.9	58.4	1,889 kcal
2018	14.9	28.3	56.8	1,900 kcal

〈コラム〉沖縄の事例[4)]

　沖縄県は、世界的にも長寿地域として知られていましたが、1995 年に全国 4 位であった男性の平均寿命は、2010 年には 30 位となり、1975 年以降、1 位であった女性の平均寿命も 3 位と順位を落としています。長寿県沖縄の変化に影響を与えている要因の一つとして、戦後の沖縄に起きた食環境の劇的な変化が考えられます。沖縄県は、1945 年の終戦から 1972 年まで 27 年間にわたり、アメリカ軍の統治下という特異な状況に置かれました。1958 年に通貨はドルとなり、加工肉食品の輸入が増大し、欧米の脂質の高い食品がたくさん流通するようになりました。これにより沖縄県の食生活は、脂質のエネルギー比率が高くなり、1970 年までには 25 ％を超え、日本の全国平均に比べると 10 年以上早い変化をとげました。沖縄の伝統料理であるゴーヤチャンプルーのなかのスパムや、ひき肉やチーズがたっぷりのった名物のタコライスからも、この変化がわかります。その結果、1960～1970 年の男女学童の体重は日本の他の地域では見られないほど、急激に増加しました。2008 年の研究報告によると[5)]、学童期にこのような変化を経験した 1950～1960 年代に出生した沖縄県の成人男性の肥満率は、全国に比べて高いことがわかっています。つまり、年少のころに急速に欧米化した食生活が習慣化し、成人期の肥満を引き起こしている可能性があるのです。肥満は生活習慣病のリスクを高めるため、平均寿命の低下という現状との関連は決して小さくありません。全国でいち早く食の欧米化が進んだ沖縄県の現状は、これから日本全体で起きるかもしれない課題として、考えていかなければなりません。

（2）　複雑化するフードシステムと食の安全

　私たちは、野菜や肉など食品のほとんどを小売店やスーパーマーケットで購入します。すでに調理された惣菜を購入することや、レストランで食事をすることもあるでしょう。このように多様な食の選択を可能にしている背景には、農業や水産業などの生産者、食品加工業、それらを運ぶ流通業、食品を販売する小売業など、巨大な経済の流れがあります。このような複雑な食料経済の流れをフードシステムといいます[6)]。この食料経済のあり方は、社会経済的な変化とともに発展してきました。フードシステムの最も初期の形は自給自足で、かつては個人や家族単位で自分たちが食べるものを生産していました。その後、分業が進み、野菜や米が大量生産されるようになると、流通業によって食品が輸送されるようになり、食料の保存性を高め、輸送に適した状態にする食品加工業も発達しました。その結果、居住地域から遠く離れた国内外で生産された食品も多数食卓にのぼるようになりました。このようなフードシステムの発展により、食品の種類を豊富にし、味もよくなり、私たちの食生活はよりゆたかになりました。

〈コラム〉食中毒とその予防[8]

皆さんは、食べ物を選ぶとき、何を基準に考えていますか。美味しくて、栄養があって、からだによさそうで、適当な価格で……。しかし、その大前提に「安全」があるはずです。植物や動物である食品は、水分や有機物が多く、日本の高温多湿の環境ではとても変化しやすいのです。

生命をつなぐ目的の食事で、生命を落としたり健康を損ねたりしては論外です。飲食に起因する健康被害を食中毒と言い、大別すると、細菌・ウィルスの感染や毒素、寄生虫、植物や動物の自然毒、化学物質によるものなどがあります。

症状や発生するまでの期間は原因により異なりますが、多くは急性の胃腸炎症状を起こします。夏期には、細菌性の食中毒、冬期にはノロウィルスによる食中毒が多く発生しています。患者数は、年間患者数は、2010（平成22）年に2.6万人、2022（令和3）年には1.1万人と減少傾向にあり、2016（平成28）年には腸管出血性大腸炎により10人、自然毒により4人が死亡しています。2022年の原因施設別の発生件数は、飲食店54.8％、家庭20.5％、不明が39.0％でした。これらは保健所への報告数です。報道では大規模な食中毒発生が取り上げられますが、家庭でも一定数発生しており、見逃されている事例を考慮すると潜在的な発生数はさらに多いと予想されます。「つくる」場と「食べる」人の距離が物理的にも心理的にも遠くなっていることが、規模の大きい食中毒の危険性を高めているとも考えられます。

病因物質別の件数を見ると、原因が判明しているもののうち、細菌36.9％、ウィルス20.9％と合わせて6割近くを占めます（2019年）。こうした食中毒の予防の三原則として、細菌性の食中毒には、「つけない、増やさない、殺す」が提唱されています。また食品中で増えないウィルス性の食中毒には増やさないに代えて「持ち込まない、広げない」が基本になります。原因となる細菌やウィルスは目に見えませんが、食材やあなたの手にも付着している可能性があるため、想像力をはたらかせて十分に注意することが必要です。普段のあなたの食生活での食品の取り扱いについて、衛生管理手法の国際基準である危害要因分析・重要管理点（HACCP：Hazard Analysis and Critical Control Point）システムの六つの考え方にもとづいて見直してみましょう。そのポイントは、①食品の購入、②家庭での保存、③下準備、④調理、⑤食事、⑥残った食品です。

また、食品を扱うスーパーやコンビニエンスストア、飲食店などで働いている人はいませんか。あなたの食品取扱い上の配慮不足により、食中毒が発生したり、消費者が不快な思いをしたり、社会に混乱を引き起こしかねないことを自覚しておきましょう。

一方で、生産者と消費者の距離が離れたことによる新たな問題も生じています。その一つが食の安全に関わる問題です。生産者から消費者までの供給ルートが長く、複雑になることによって、その監視は難しくなります。加工乳等の食中毒事故（2000年）や中国産冷凍餃子薬物中毒事件（2008年）など、食の安全を脅かすような事件が相次ぎました。複雑化したフードシステムのなかで、いかに食の安全を守るかは重要な課題です。そこで、このような事件・事故が起きたときに、問題のある食品を素早く回収し消費者への健康被害の拡大を防ぐことを目的とした食品のトレーサビリティのしくみが整えられてきました[7]。トレーサビリティ（traceability）とは、trace（追跡）とability（可能性、能力）の二つの単語を合わせた言葉で、食品の移動を把握できることを意味します。具体的には、食品の製造や加工、卸売などの各事業所が、入荷先・出荷先を記録に残したり、食品に識別番号をつけることで、食品の移動を管理しているのです。身近な例をあげると、BSE（狂牛病）感染問題により揺らいだ国産牛肉の信頼回復のため、国産牛肉を販売する小売店は、通称「牛肉トレーサビリティ法」にもとづき個体識別番号を店頭やパック商品に表示しています。

（3）　進む食の外部化

1970年に日本で最初のファミリーレストランが開店したのを皮切りに、大規模なチェーン展開をするファミリーレストランやファーストフード店が登場し、手ごろな値段で準備や後片づけのいらない「外食」が日常化していきました。このような食事の準備や食事をする場所が家庭内から外へ移っていく社会現象を「食の外部化」と呼びます。家庭で調理された食事を「内食」、家庭外で調理されたものを家庭内外で食べる食事を「中

食」、家庭外で調理された食品をその場で食べることを「外食」といいます。中食はお惣菜やお弁当、外食はレストラン等での食事を意味します。「中食」や「外食」を利用することで、家庭内での食事の準備を大幅に減らすことができます。単身世帯や共働き世帯等、食事の準備に時間をかけられない人々が増えたことも、外食産業の発展を後押ししました。一方で、安価で味はよいが、脂質が多く味が濃いなど、栄養素という点では必ずしも良好でない食品が流通する状況も生み出しました。家庭でつくったものであれば、何がどれだけ入っているか、塩分や油の量などを目で見て確認できますが、調理された食品の場合は、それがわかりません。さらに、コンビニエンスストアをはじめとした24時間営業の店舗の登場により、「いつでも」食品が手に入るようになりました。このような環境では、食品を価格や味のみにとらわれずに選択することが、健康を保つために重要になってきます。

〈コラム〉国境を越える食べ物

　人も物もサービスも国境を越えるなか、命をつなぐ食料である農産物も例外ではありません。自由貿易の潮流のなかで進む食料の広域での流通は何を生み出すのでしょうか。

　たとえば、フード・マイレージという考え方があります。食料の供給構造を生産地から消費地への輸送量と移動距離の掛け合わせで考えるもので、遠方で生産されたものほど輸送燃料や資材を多く必要とすることを示し、二酸化炭素排出量が多くなります。また、農産物は地域の土壌や水由来の成分と密接な関係があり、地球レベルの物質循環で見ると特定の元素が特定の地域に偏在する可能性はないでしょうか。そして、農林水産業には多面的機能があります。たとえば、日本の農山村部の美しい田園風景や貴重な生態系は、そこで農林水産業が営まれているからこそ保たれています。水田は、台風や豪雨の際に水を貯めるダムとなります。農林水産業を中断すると農地には雑草が生い茂り、数年放置すると耕作できなくなり、生息する動物も変化し、保水機能も低下します。

　食生活は各地域の気候風土、歴史や社会など文化的背景や宗教的背景と密接な関係にあり、また各地の法律等にもとづいた衛生管理や食品表示がなされます。国境を越え食品が移動するとそうした背景と切り離されることになります。そこで、消費者の健康の保護、食品の公正な貿易の確保等のために、国際的機関であるコーデックス委員会により、国際的に統一された食品の国際規格の策定が進められています。

　また地域により食用となる食品は異なります。日本の納豆や海苔、蒟蒻など外国人の目には不思議に映る食べ物もあれば、カタツムリのように普段は日本で食べないものもあります。精進料理やハラル認証の食品を思い浮かべてみてください。もちろん食物アレルギーや塩分制限のように、健康上の理由で食べられないものもありますね。国際社会のなかで、互いの食文化や嗜好を尊重することは重要です。また、食品表示を注意深く確認したり、食材の出自について販売者や飲食店に確認することも大切になります。

（4）　低下する国内の食料自給率

　遠く海外からさまざまな食品の輸入が可能になったことで、日本国内の食料自給率の低下や農業人口や農地の減少といった問題点が指摘されています。食料自給率は、国内で消費された食料を国内の農業生産でどの程度賄えるかを示す数値です。カロリーベースの食料自給率[9]は、1965年の73%から年々低下し、2015年には39%となっています。カロリーベースの食料自給率とは、1人1日あたりの供給カロリー（2417キロカロリー）のうち、国内産で賄えているカロリー（954キロカロリー）の割合を計算したものです。食料自給率の低下の背景には、前述したように米を中心として、和食から、小麦を使ったパンやパスタ、肉類等の欧米型の食事の消費が増えたことや、海外から価格の安い食品が多く手に入るようになったことなどいくつかの要因があります。また、日本はもともと国土が狭く山間地が多いため、農業用地として活用できる土地が少ないことも、関係しています。国内で消費され

る食品のほとんどを輸入に頼っているため、万が一、輸入がストップしたときに、どのように国内で食品を賄っていくかを考えなければなりません。

（5）　大量の食品ロス[10]

　日本では、食べられるのに廃棄されている「食品ロス」が、年間500～800万トンに上ると言われています。

　日本国内の「食品ロス」のうち、約半分が食品関連事業者からで、残りの約半分が一般家庭からです。食品ロスには、賞味期限切れなど、料理・食品として提供されずに廃棄された「直接廃棄」と、野菜や果物の皮の厚剥き、食肉の脂肪の除去、魚の皮の除去など過剰に除去された「過剰除去」、食事として提供されたもののうちの「食べ残し」があります。

　一般家庭における食品ロス率は、一世帯あたり3.7%であり、直接廃棄が0.7%、過剰除去が2.0%、食べ残しが1.0%です。日本人は、食品の新鮮さに敏感であると言われ、賞味期限が近づいた食品が売れ残り、食品ロスを増やしているとの指摘もあります。賞味期限はおいしく食べられる期限であり、過ぎてしまってもすぐに食べられなくなるわけではありません。計画的な買い物や、冷蔵庫の在庫管理等、私たち1人ひとりが食品ロスを減らす意識を持つことが大切です。

（6）栄養・健康と社会経済状況[11]

　この100年余りで、世界中で栄養不足から過剰栄養への栄養転換が進みました。先進国では過剰栄養で開発途上国では低栄養かのように単純に二分してとらえることはできず、むしろ国内での格差が拡大しています。

　日本も例外ではありません。2014（平成26）年の国民健康・栄養調査によると、世帯の所得のちがいにより健康に関わる生活習慣や食生活が異なることが明らかになりました[12]。具体的には、低所得の世帯（200万円未満、200～600万円未満）では、高い世帯（600万円以上）と比べて、穀類の摂取量が多く、野菜類や肉類の摂取量が少なく、喫煙者や健診未受診者の割合が高いなど、望ましいとされる行動をする人の割合が少なく、肥満者の割合が高かったのです。また、2015（平成27）年の食育に関する意識調査においては、暮らし向きにゆとりがあると感じている人ほど、朝食をほとんど毎日食べ、栄養バランスに配慮した食生活をほぼ毎日実践していると答えています[13]。

　近年注目される「子どもの貧困」に関しても同様の報告があります。OECDの調査（2014年）によると、日本における相対的貧困率は16.3%、6人に1人と言われます。世帯の経済状況と子どもの食生活内容は関連しており、低収入世帯では、朝食や野菜の摂取頻度が少ないほか、インスタント麺の摂取頻度が多くなっていました[14]。幼少期に形成された生活習慣は生涯の健康に影響する可能性があり、子どもたちの将来のために適切な情報提供や施策が必要と言えるでしょう。こうしたなか、各地で、こども食堂の活動が注目されています。

3. 何をどれだけ食べればよいのか？

（1） バランスのよい食事をするための基礎知識

　健康的な食生活で大切なのは、バランスよく適正な量を摂取することです。

　2013年12月に、「和食」はユネスコ無形文化遺産に登録されました（http://www.maff.go.jp/j/keikaku/syokubunka/ich/index.html）。和食が評価された理由の一つとして、栄養バランスのよさがあげられています。和食は、「一汁三菜」を基本とすることで理想的な栄養バランスを保ちやすく、「うま味」を上手に使うことによって動物性油脂の少ない食生活になっているとされています[15]。一汁三菜とは、ご飯に汁もの、おかず三種類（主菜1品、副菜2品）で構成された献立のことです。ご飯は炭水化物、主菜は魚や肉、卵、大豆製品などのタンパク質、汁物や副菜は野菜やきのこ類、海藻などから成り、一汁三菜を意識することで、自然とバランスのよい食事が整うことになります。

　また、適正なエネルギー量（カロリー）は、性別、年齢、身体活動量によって決まります。身体活動や代謝などにより消費するエネルギーに比べて摂取するエネルギーが多ければ肥満に、その逆であれば痩せになりやすくなります。

　このような健康的な食事の摂り方を具体的に示しているのが「食事バランスガイド」（図3.2）です[16]。食事バランスガイドは、食品を「主食」「副菜」「主菜」「牛乳・乳製品」「果物」の五つのグループに分け、1日に摂るべき量を料理単位（SV：サービング）で示しています。主食は、ご飯であれば小さめの茶碗に一杯またはおにぎり一つ分が1SV、ざるそばやうどん1人前は2SVとなります。主菜は、鮭などの焼き魚1切れが2SV、ハンバーグや豚肉のしょうが焼き等の肉

ユネスコ無形文化
遺産「和食」

図3.2　食事バランスガイド[16]

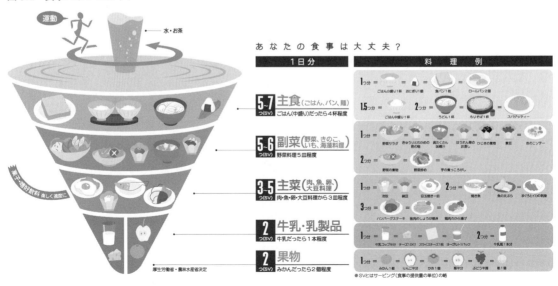

表3.1　活動量に応じた身体活動レベル[17]

高い	立ち仕事や移動が多い仕事、または活発な運動習慣を持っている人
普通	座り仕事が中心だが、軽い運動や散歩などをする人
低い	1日のうち、座っていることがほとんどの人

図3.3　年齢・身体活動に
応じた各食品の適量[17]

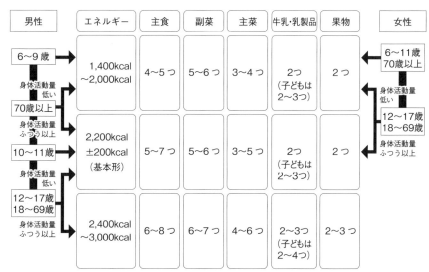

男性	エネルギー	主食	副菜	主菜	牛乳・乳製品	果物	女性
6〜9歳 身体活動量 低い 70歳以上 身体活動量 ふつう以上	1,400kcal 〜2,000kcal	4〜5つ	5〜6つ	3〜4つ	2つ（子どもは 2〜3つ）	2つ	6〜11歳 70歳以上 身体活動量 低い
10〜11歳 身体活動量 低い	2,200kcal ±200kcal （基本形）	5〜7つ	5〜6つ	3〜5つ	2つ（子どもは 2〜3つ）	2つ	12〜17歳 18〜69歳 身体活動量 ふつう以上
12〜17歳 18〜69歳 身体活動量 ふつう以上	2,400kcal 〜3,000kcal	6〜8つ	6〜7つ	4〜6つ	2〜3つ（子どもは 2〜4つ）	2〜3つ	

のおかずは3SVとなります。副菜は、ほうれん草やわかめ等の葉野菜や海藻の小鉢は1SV、コロッケや里芋の煮物等、イモ類は2SVとなります。SVの目安をだいたい知っておくと、どんな料理を何皿くらい食べればよいかがわかります。コマの形は、それぞれのグループの食品のバランスを示しており、上に位置する食品ほどしっかり摂る必要があります。菓子や嗜好飲料は、楽しみとして適度に摂るものとして、コマのヒモで表されています。

　そして、忘れがちなのが、コマを回す芯として表現されている「水」です。人の体の50〜60％は水分であり、生命を維持するために1日に1.5リットル程度の飲水を必要とします。近年、温暖化の影響からか日本でも猛暑日が多くなり、最高気温が体温を超える日も珍しくありません。熱中症の予防の観点からも、水分補給を意識するようにしましょう。

　年齢と身体活動量に応じて、コマの大きさ（適量）が決まります[17]。身体活動量は、通常の生活ではほとんどの人が「普通」か「低い」に該当します（表3.1）。年齢・身体活動に応じた各食品の適量が示されているので、自分はどこに該当するかをよく知って、健康的な食事を心がけましょう（図3.3）。

　ファースフードやコンビニエンスストアで比較的安価に手に入る食品を選んでいると、ご飯やパンなどの主食が多くなりがちです。また、主菜は魚や豆製品より、肉が中心となり、野菜や海藻の副菜が不足しやすくなります。常に健康的な食事をすることは難しいかもしれませんが、一汁三菜や食事バランスガイドを意識して食事を選ぶようにしましょう。

〈コラム〉食欲のメカニズム：食べ過ぎはなぜ起こる？

　生命を維持するエネルギーを確実に摂取するために生じる欲求が「食欲」です。食欲は、脳が全身のエネルギーの過不足を主に血液中のグルコース濃度（以下、血糖値）を感知することで、コントロールされています。食事をしてから時間が経ち、血糖値が下がると食欲がわき、反対に、食べたものが消化・吸収されて、血糖値が高くなると、食欲が抑えられるしくみです。このほかにも全身の脂肪細胞から分泌されるレプチンや消化管でつくられ胃の中が空になると分泌されるグレリンなどのホルモンも摂食行動の調整に関わっています。では、このような生理学的な食欲コントロールのメカニズムがあるのに、なぜ「食べ過ぎ」が起こるのでしょうか。それを説明する一つのしくみが、脳内の報酬系のはたらきです。報酬系とは、欲求が満たされたときや満たされることがわかったときに活性化し、「快の感覚」すなわち報酬を生じさせる神経系のことです。「快の感覚」は私たちにとって非常に心地良いため、報酬を得るにいたった行動が強化され、次回からその行動がくり返されます。報酬系によってもたらされる欲求は、意志の力とは独立した非常に強い欲求になることがあり、薬物やアルコールの依存症においてもこの機能がはたらいていると考えられています。

　食欲のメカニズムでは、空腹が満たされたとき、「快の感覚」が生じます。つまり、食べ物そのものが報酬となります。野生の動物は、空腹を満たすために、ときには何日も食べ物を探し続けなければなりません。人間が現代のように比較的簡単に食べ物を手に入れられるようになったのは、人類の歴史からすればごく最近であり、ほとんどの期間は飢餓との戦いでした。生きるためには、食べ物を探すという行動を持続する必要があったため、エネルギーが不足すると報酬系が刺激され、強いモチベーションを引き起こす機能が備わったと考えられています。さらに、飢餓状態であった人類にとって、高栄養の食べ物は、効率良く栄養を摂取できる貴重なものでした。高栄養の手がかりとなるのは、脂質、糖質、旨み成分であると言われており、報酬系をより強く刺激し、「もっと食べたい」という感覚を強めると考えられています。

　このように、食べたいという欲求の背景には、報酬系のメカニズムが存在するため、食欲をコントロールすることは簡単ではないことがわかります。脂質の高いファーストフードやラーメン、糖質を多く含む甘いお菓子など、高栄養の食べ物がたくさん溢れる現代の生活と飢餓と戦ってきた人類の歴史の「ズレ」が食べ過ぎや肥満を生み出しているのかもしれません。

（2）　摂りすぎにも注意！ビタミンとミネラル

　ビタミンやミネラルは、からだに必要不可欠ですが、体内でほとんど合成されないため必ず外界から摂取しなければならない栄養素です。

　ビタミンは、脂溶性ビタミンと水溶性ビタミンの二つに分類され、摂取量が少ない場合には欠乏症を引き起こします。ビタミンの欠乏症としては、ビタミンA欠乏による夜盲症や、ビタミンB1の欠乏による脚気、ビタミンCの欠乏による壊血病などがあります。食料事情が改善され、日本国内ではビタミンの欠乏症の発症は少なくなっていますが、近年、インスタント食品やファーストフード中心の食生活などにより、若い人たちのなかには、その予備軍が増えているとも言われています。ビタミンやミネラルは、野菜や果物、肉（レバー）や魚、卵、海藻などさまざまな食品に含まれています。食事バランスガイドを参考に、多様な食品をバランスよく食べることが、ビタミンやミネラルの欠乏症を防ぐことにつながります。

　一方、ビタミンやミネラルの過剰摂取が問題になることもあります。特に脂溶性ビタミンは、体外に排出されにくいため、過剰摂取を引き起こしやすくなります。ビタミンの過剰症としては、ビタミンB1の過剰摂取による頭痛や苛立ち、ビタミンDの過剰摂取による高カルシウム血症や腎障害などがあります。野菜不足を補うためなど、健康増進を目的として、サプリメントを使用する人も増えています。錠剤やカプセル状の製品は、食品と異なり、少ない体積で特定の成分をたくさん摂ることができるため、過剰摂取の危険もあります。たとえば、20歳の男女におけるビタミンD摂取の上限量は1日あたり100 μgです。これを食品から摂取しようとすると、焼き魚のさんまであれば、1匹（可食部はおよそ100 g）あたり16 μgなので1日6匹ほど食べなければなりませんが、

サプリメントは１粒あたり 25 µg 程度のものがあるので、４粒で上限量となってしまいます。サプリメントを使用する際は、１日あたりどのくらいまでなら摂取してよいか摂取目安量を確認しましょう。

（3） 食や栄養に関する情報とのつきあい方

知っておきたい食品表示の読み方

　JAS 法、食品衛生法、健康増進法の３法にわたっていた食品の義務表示に関わる部分がまとめられ、2015 年４月より、新たに食品表示法が施行されました。この法律により、ほぼすべての加工食品に栄養成分の表示が義務づけられました[18]。食品表示は私たち消費者が合理的に食品を選択するための情報です。

　食品表示には、原材料や栄養表示、期限表示などがあります。原材料と食品添加物は、食品中に占める重量の割合の高いものから順に記載されます。栄養成分表示は必ず「栄養成分表示」というタイトルのもと、熱量（カロリー）、たんぱく質、脂質、炭水化物、食塩相当量（ナトリウム量×2.54 で計算）の表示が義務づけられています。

　食品の期限表示には、消費期限と賞味期限の二つがあり、区別が必要です。消費期限は、安全に食べられる期限であり、賞味期限は、食品特性が十分に保持され、おいしく食べられる期限を示します。賞味期限は、消費期限とは異なり、期限が過ぎたからといって、直ちに食品が食べられなくなる期限ではありません。日本人は、食品の「新鮮さ」を重視する人が多く、賞味期限に敏感であると言われています。

「健康によい食べ物」とは？

　からだによい成分を含んでおり、効能が期待できると謳われた食品を一般に「健康食品」と言いますが、法律上の定義はなく、効果や安全性について保障できるものではありません。このような健康食品のなかには、科学的な証拠がないのに、健康に関する効果が期待できるかのように表示をしているもの、一般に食べられている食品の成分を濃縮しているだけのものもあり、健康に対する効能がないばかりか、かえって健康を害するリスクがあることがあります。そこで、国立栄養・健康研究所は、「健康食品」の安全性・有効性情報を提供しています[19]。

　そのようななか、食品の持つ機能（効能や効果）を一定の基準をもとに表示できる保健機能食品制度が始まりました。現在、「特定保健用食品」、「栄養機能食品」、「機能性表示食品」の三つ保健機能食品があります（図 3.4）[20]。

　特定保健用食品は「トクホ」とも呼ばれ、マークが表示されているので見覚えのある方も多いでしょう。特定保健用食品は、コレス

図 3.4　保健機能食品の分類[19]

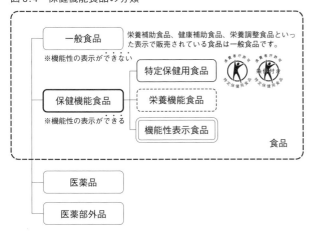

テロールを下げる、お腹の調子を整えるといった期待できる特定の効果を表示できる食品です。表示する効果は、事業者が「ヒトでの臨床実験」で結果を出すことが必須となっており、国の審査に合格できなれば販売できません。栄養機能食品は、「○○に効果ある」といった表示はできませんが、基準が定められた栄養成分で、１日あたりの摂取量が下限量と上限量の基準を満たしている場合のみ、「カルシウムは、骨や歯の形成に必要な栄養素です」とか「葉酸は胎児の正常な発育に寄与する栄養素です」といった栄養成分の機能を表示できます。さらに、食品表示法の施行に伴い、新たにつくられたのが、機能性表示食品です。機能性表示食品は、国への届け出は必要ですが、国による審査はなく、機能性や安全性については、すべて事業者に任されています。これらの保健機能食品は、いわゆる健康食品に比べると安全性も信頼性も高いといえますが、補助的な役割にすぎず、健康を保つには、バランスの良い食生活が基本であることを忘れないようにしましょう。

フードファディズムにまどわされないために

　健康と関連した食への関心が高まるに伴い、あらゆる食情報が蔓延しています。このような食情報に惑わされずに適切な食品選びをするには、フードファディズム（Food Faddism）という現象を知っておくとよいでしょう。Food は食べ物や食品、Faddism は「一時的な流行を熱心に追いかけること、のめり込むこと」を意味します。この言葉は、「食べ物や栄養が健康や病気へ与える影響を過大に信奉したり評価すること」と定義されており、次の三つのタイプに分類されます[21]。
　①　健康への好影響を謳う食品の爆発的な流行
　その食品さえ食べれば健康になれる、病気が治る、ダイエットできると吹聴される食品が大流行すること。
　②　食品・食品成分の"薬効"を強調
　食品そのものや食品中に含まれる特定成分の"薬効"を強調してその摂取を勧めること。その食品に含まれる「有効成分」の量や「効果」が発現するための量には言及せず、「○○に効く」と強調すること。
　③　食品に対する期待や不安の煽動
　食生活を全体としてとらえず、ある食品を悪いと決めつけたり、別な食品をからだによいと推奨し万能薬のように扱うこと。「自然・天然」「植物性」はよく、「人工」「動物性」は悪とする傾向がある。
　食品は、「毒」でも「薬」でもないため、劇的にわるいとかよいといった極端な効果を持つことはほとんどありません。にもかかわらず、フードファディズム的な情報に振り回され、食生活全体のバランスを崩してしまうことがあります。「健康によい」という食品を食べるだけで、健康状態が改善することはありません。また、からだによい食品でもカロリーはありますから、今の食事に追加するとその分の摂取カロリーは増加してしまいます。その結果、「健康によい」食品を食べ過ぎて、肥満になることも起こるのです。健康情報を読み解くとき、フードファディズムの三つの形態と照らし合わせて考えてみてください。

4. 現代社会における食をめぐる健康問題

（1） 生活習慣病の増加とその背景

生活習慣病とは、「食習慣、運動習慣、休養、喫煙、飲酒等の生活習慣がその発症・進行に関与する疾患群」[22]のことであり、がん、心疾患、脳血管疾患、糖尿病、脂質異常症などさまざまな疾患が含まれます（第6章も参照）。かつては、成人病と呼ばれていましたが、発症の誘因として、食生活をはじめとする生活習慣の影響が大きいことから、このように呼ばれるようになりました。逆に言えば、生活習慣病は、毎日の生活習慣に気をつけることで、発症を防ぐことができます。

生活習慣病の兆しとして、一つの目安になるのは肥満です。日本人の肥満は、女性より男性において深刻です。2018（平成30）年度の国民栄養調査の結果[3]から、肥満者（BMI25以上）の割合は、男性で32.2%、女性では21.9%で、過去10年ほとんど減少していません（第4章も参照）。さらに、男性を年代別に見ると、20代以降年々増加し、30歳以降69歳までの世代では3割を超え、3人に1人が肥満となっています。摂取カロリーが消費カロリーをオーバーすることで肥満は起こります。食事量を摂りすぎること、選ぶ食事のメニューが高カロリーであること、カロリーを消費するための活動量が少ないこと、アルコールを介したつきあいが多いことなどのライフスタイルが、肥満を増加させていると考えられます。

また、近年、食事をする時間帯が肥満に関係していることが明らかになってきました。私たちのからだは25時間周期の概日リズムを持っており、時計遺伝子によって24時間に調整されています。朝に明るい光を浴びることで調整される主時計遺伝子と食事のリズムによって調整される抹消時計遺伝子です。この二つの時計遺伝子が同調してからだのリズムが整います。この抹消時計遺伝子のリズムは朝食によってスイッチが入ります。一定の時間に食事をすることで、からだが活動するリズムができるのです。実際に、朝食を食べていない人は食べている人の5倍も肥満しやすいという研究結果があります[23]。

〈コラム〉都市部に暮らす勤労者の生活スタイルと肥満

Aさんは、都内の大学を卒業して、システム開発会社に入社しました。学生時代は、テニスサークルに入っており、定期的にからだを動かしていましたが、入社してからは、デスクワークが中心で帰宅は毎日22時過ぎ。通勤以外でからだを動かすことはほとんどなくなっていました。1人暮らしのAさんの食事は、コンビニのお弁当や菓子パン、帰宅途中に短時間で食べられる牛丼やラーメンがほとんどでした。また、忙しい1週間から解放される金曜日には、職場の同僚と居酒屋でお酒を思いっきり飲んでストレス発散をすることが習慣になっていました。

このような生活を続けていたAさんは、入社5年目の健康診断で、中性脂肪とLDLコレステロール（悪玉コレステロール）が高いことを指摘され、減量と病院での再検査を勧められました。今まで病院にはほとんど行ったことがなく、自分が病気になるなんて考えたこともなかったAさんは、たいへんショックを受けました。健康診断結果をあらためて眺めてみると体重は入社してから7キロの増加。1年間に1～2キロの増加であったため、それほど体重が増えているという自覚がありませんでした。

Aさんのように、社会人になってから知らず知らずのうちに体重が増えてしまう人はけっして少なくありません。年をとるごとに代謝が低下していくなかで、忙しい生活を送りながら、どんな食事を選ぶかが、「生活習慣病」の発症を決定する重要な要因となります。現代は、コンビニエンスストアや飲食店で、24時間さまざまな食品が手に入ります。食の選択肢が多いからこそ、何を選ぶかという自分の選択が健康を左右することを忘れないようにしましょう。

このメカニズムは、朝食を食べないことで、心身が活性化されず、血糖値を上げるために筋肉が消費され、空腹が長く続くことで昼と夜の食欲が増加し、さらにからだが飢餓に備え脂肪を蓄えようとはたらくことによると考えられています[24]。また、朝食を食べていない人は、食べている人に比べて試験の成績がよくないことも指摘されています。将来の肥満の予防のために、また現在の学業成績のためにも、朝食をしっかり摂るリズムを身につけておきましょう。

（2） お酒とのつきあい方

日本では 20 歳以上になれば、お酒を合法的に飲むことができます。お酒は適量を守れば、健康を害することはほとんどなく、食事をよりおいしくする、友人との会話を弾ませる等、よい効果を得ることができます。一方で過剰になればアルコール関連疾患といわれるさまざまな健康障害を引き起こすことがわかっています。また、体質的にアルコールを分解する酵素が少ない人、活性が弱い人にとっては、お酒は危険なものになることもあります。

お酒は、結婚式やお正月などの祝いの席や、仕事上の会食など社会生活のさまざまな場面で登場するため、うまくつきあう方法を知っておく必要があります。

① 適量を守りましょう

厚生労働省は、「節度ある適度な飲酒」を 1 日平均純アルコールで 20 g 程度としています。20 g とは、ビールなら中瓶 1 本程度（500 ml）、日本酒なら 1 合（180 ml）、ワインならグラス 2 杯（180 ml）程度です[25]。また、適量であっても、週に 2 回はお酒を飲まない日（休肝日）をつくりましょう。

② 体質に合わせて

アルコールを分解する酵素の量や活性は、遺伝で決まっており、三つのタイプが存在します。①分解酵素が普通に働くタイプ（活性型）、②活性型に比べてアルコールの分解が非常に遅いタイプ（低活性型）、③分解酵素が全く働かないタイプ（非活性型）です[26]。日本人の約半数は②および③に該当するとされ、お酒を飲むと、顔が赤くなったり、動悸や頭痛などのフラッシング反応が起こります[26]。このような反応を起こす人は、アルコール関連の疾患を起こしやすいため、無理をして飲まないようにしましょう。また、まわりもお酒を強要しないことが大切です。

③ 食事といっしょに

アルコールは、飲んだ量の 20 % 程度は、胃から吸収され、残りの多くは小腸上部から吸収されます。胃に何もない空腹の状態では、アルコールの吸収が早まり、血中濃度が急速に上がります。そうなると、急速に酔いが進んだり、場合によっては急性アルコール中毒を引き起こします。お酒は、必ずおつまみといっしょにゆっくり飲むようにしましょう。

④ 女性と飲酒[27],[28]

女性は男性に比べてアルコールの害を受けやすいことがわかっています。その理由として、女性は男性に比べてからだが小さく、アルコールを代謝する肝臓が

小さいことがあげられます。また、女性は男性に比べて体脂肪が多く、その分からだの水分量が少なくなっています。アルコールは脂肪には溶けないため、お酒を飲んだときの血中アルコール濃度が男性よりも高くなりやすくなるのです。このような理由から、女性の飲酒量は、男性の半分から3分の2くらいにするのが安全とされています。

　また、妊娠期から授乳期にかけては、母親の飲酒が胎児に影響を与えるため、飲酒は避ける必要があります。妊娠中の女性が飲酒することで、胎児性アルコール障害といわれる体重の減少、顔面の奇形、脳の障害などさまざまな症状が報告されています。このような障害に対しては、治療法がないため、たとえ少量でもあっても飲酒は厳禁です。

（3）　「やせ」という問題

　中高年以降の男性の肥満が目立つ一方で、女性の特に若年層では痩せが問題になっています。20代女性では19.8%、30代女性では19.3%が痩せに該当しています（図3.5、図3.6）[22]。

　日本のように栄養の不足が問題にならない先進国では、肥満は富の象徴ではなく、理想的な体型の価値は社会の美的な基準や流行によって決まります。女性の美の基準はスリムであることという流行は根強く、テレビや雑誌では、スリムな体型の女性がもてはやされ、「ダイエット」への関心は依然として高い状態です。過剰なダイエットは、本来摂るべき栄養素が摂取できず、体の機能に弊害を起こします。例えば、貧血や疲れやすさ、抑うつといった症状を引き起こしたり、脂質の摂取が減ることで、脂質を材料とするホルモンが十分に作れなくなり、生理不順や卵巣機能の低下、将来的には不妊につながることもあります。さらに、長期的には、骨粗しょう症も栄養不足と関連しています。将来の自分の健康を決められるのは、今の自分です。今一度、痩せることの価値を考えてみてください。

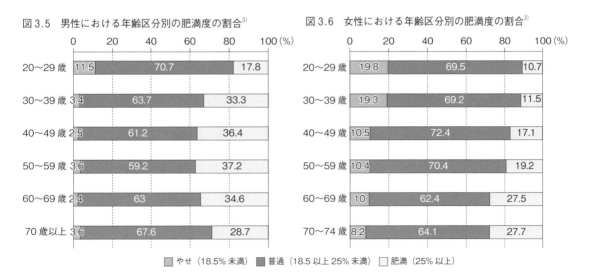

図3.5　男性における年齢区分別の肥満度の割合[3]　　　　図3.6　女性における年齢区分別の肥満度の割合[3]

（4） 食物アレルギー

　食物を摂取した際、その食物に含まれる特定の物質が異物として認識され、体が敏感に反応を起こすことを食物アレルギーといいます。反応を起こす特定の物質のことをアレルゲンと呼び、おもに食品に含まれるタンパク質で構成されています。食物アレルギーは、成長とともに自然に耐性ができるため、乳幼児期が最も有症率（症状が出ている人の割合）が高く 5 ～10％で、学童期以降は 1.5～3 ％に低下すると考えられています[29),30)]。食物アレルギーによる症状は、皮膚や粘膜、呼吸器、消化器、神経等、さまざまです。また、アレルゲンとなる食物を食べた後に、急速に複数の臓器に症状がでることをアナフィラキシーといい、意識障害や血圧低下など全身性の激しい症状をアナフィラキシーショックといいます。アナフィラキシーショックは対応が遅れると命を落とすこともあります。このように食物アレルギーのある人にとっては、原因となる物質を摂取することで、からだに危害を及ぼすことがあります。そのため、加工食品にアレルゲンとなりうる物質の表示が義務づけられるなど、社会的な対応がとられています。表示対象は、食物アレルギーの症状を引き起こすことが明らかになっている食品のうち、特に発症数、重篤度から勘案して、エビ、カニ、小麦、ソバ、卵、乳、ラッカセイの 7 品目の表示が義務づけられています。そのほかにも、特定原材料に準ずるものとして、21 品目の表示が推奨されています。

〈考えてみよう〉

問1　ゆたかな食生活とは、どんな要素から成り立っているのでしょうか。栄養バランスに加えて食を取り巻く人とのつながりや環境との関係から考えてみましょう。

【豊かな食生活とはを参照】

問2　生産者から消費者である私たちの手に食品が届くまで、どんな流れがあるのでしょうか。また、それによってどんな問題が生じているか考えてみましょう。

【複雑化するフードシステムと食の安全を参照】

問3　どのような観点で食品を選んだらよいでしょうか。必要なエネルギーや栄養表示や健康情報などを手がかりに整理してみましょう。

【何をどれだけ食べればよいのかを参照】

=== 第4章 ===

身体、身体活動、睡眠と健康

現代社会の急激な変化に伴い、私たちの身体にもさまざまな変化が起きています。こうした身体の変化は、健康に大きな影響を及ぼします。また、健康の保持・増進には、栄養・運動（身体活動）・休養（睡眠）などの生活習慣が重要であることがよく知られていますが、自分が「健康だ」と思っている人はこれらの生活習慣をあまり意識せずに過ごしているかもしれません。

この章では、日本人の身体および運動（身体活動）・休養（睡眠）の現状を理解するとともに、それらと健康との関係について学び、健康を保持・増進する生活習慣を実践していきましょう。

健康のために何をするか、
何が健康を阻害するか

1. 現代社会と身体

（1） 日本人の身体

日本人の体格の変化

日本人の体格はどのように変化してきているのでしょうか。厚生労働省による国民健康・栄養調査[1)]では、日本の成人の体格指数（Body Mass Index：BMI）を算出しています（BMI＝体重(kg)／身長(m)^2）。このBMIの年次推移を見ると、男性では肥満と判定された者の割合が増加しており、1988年では20.7%でしたが、2018年では31.1%となっています。一方、女性ではやせと判定された者の割合が徐々に増え、1988年では9.4%でしたが、2018年では11.9%となっています（図4.1）。また、年齢層別に見た場合、女性では年齢層による傾向のちがいはありません。しかし、男性では若年層（20〜29歳）で肥満とやせがいずれも増えており、やせと判定された者は1988年では8.2%でしたが、2018年では11.5%となっています。

こうしたやせ傾向は、未成年にも見られます。文部科学省が実施している学校

図4.1 成人（20歳以上）における体格の年次推移

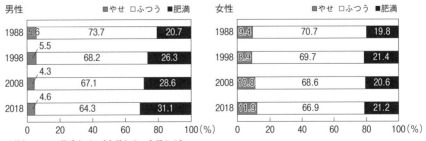

注）　BMI＝体重(kg)÷〔身長(m)×身長(m)〕
　　　BMIは18.5〜25であると「ふつう」、それ未満では「やせ」、それ以上では「肥満」と判定。
出典）　厚生労働省「平成30年国民健康・栄養調査報告書」「平成29年国民健康・栄養調査報告書」をもとに著者が作成。

図 4.2 未成年における
肥満・やせ出現率の
推移

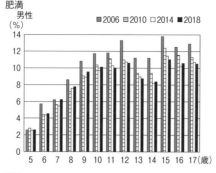
肥満
男性
(%)

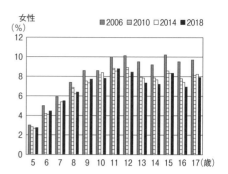
女性
(%)

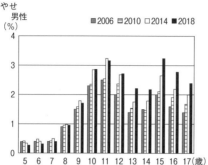
やせ
男性
(%)

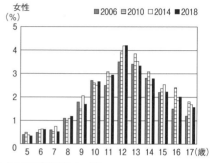
女性
(%)

注) 肥満度(%)＝〔実測体重(kg)－身長別標準体重(kg)〕÷身長別標準体重(kg)×100
肥満度は、120%以上を「肥満」、80%以下を「やせ」と判定。
出典) 文部科学省「学校保健統計調査結果の概要」をもとに著者が作成。

保健統計調査[2]では、5〜17歳の体格が詳細に示されています（図4.2）。なお、未成年は成長が著しいため、年齢を考慮して肥満、やせを判定しています。この調査から年次推移を見ると、肥満の者の割合は男女ともに近年減少傾向にある一方、やせの者の割合は男子の13〜17歳で顕著に増加しています。

以上のように、女性ではやせの傾向が進んでいること、男性では全体的に見ると肥満の傾向が進んでいる一方で、若年層ではやせの者が増えてきていることがわかります。

若者の姿勢の悪化

現代社会における日本人の身体に関する問題としては、姿勢の悪化もあげられます。この問題は、特に未成年で顕在化しています。子どものからだと心・連絡会議が実施している「子どものからだの調査2015」[3]では、子どもの「からだのおかしさ」に関して最近増えている事象を、保育所・幼稚園の園長および小学校・中学校・高等学校の教諭を対象に調査しました。その結果、「椅子に座っているとき、背もたれによりかかったり、ほおづえをついたりして、ぐにゃぐにゃになる子（背中ぐにゃ）」と回答した者の割合が、保育所で72.4%、幼稚園で73.1%、小学校で65.6%と、いずれの施設でも最近増えている事象の上位にあがりました（表4.1）。

また、ランドセルメーカーが、小学校1〜3年生の保護者を対象に子どもの姿勢について調査した結果、「姿勢が良い」と回答した者は7.6%にとどまったのに対して、「姿勢がわるい」と回答した者は45.2%にのぼりました[4]。

姿勢がわるいと健康にさまざまな悪影響が生じます。人間の頭の重さは体重の約10%程度あるため、正しい姿勢で支えなければ、首や肩に負担がかかり肩こり

表 4.1 「からだのお
かしさ」に関して
「最近増えている」
項目（上位10項目）

	保育所			幼稚園			小学校	
1	アレルギー	75.4	1	アレルギー	75.0	1	アレルギー	66.0
2	背中ぐにゃ	72.4	2	背中ぐにゃ	73.1	2	背中ぐにゃ	65.6
3	皮膚がカサカサ	71.9	3	すぐ「疲れた」という	71.2	3	体が硬い	60.4
4	保育中、じっとしていない	70.9	4	オムツがとれない	69.2	4	すぐ「疲れた」という	59.0
5	すぐ「疲れた」という	67.3	5	自閉傾向	69.2	5	絶えず何かをいじっている	58.1
6	噛まずに飲み込む	64.8	6	保育中、じっとしていない	63.5	6	授業中、じっとしていない	56.7
7	夜、眠れない	57.3	7	発音が気になる	63.5	7	視力が低い	56.1
8	自閉傾向	56.8	8	床にすぐ寝転がる	62.5	8	自閉傾向	50.4
9	床にすぐ寝転がる	52.8	9	体が硬い	59.6	9	首、肩のこり	48.2
10	転んで手が出ない	51.8	10	つまづいてよく転ぶ	53.8	10	休み明けの体調不良	45.1
	つまずいてよく転ぶ	51.8		皮膚がカサカサ	53.8		腹痛・頭痛を訴える	45.1

注) 保育所、幼稚園では園長、小学校では教諭に調査したものである。表中の数値は％を示す。
出典) 子どものからだと心・連絡会議「『子どものからだの調査2015』報告書」2016年。

になる可能性があります。また、通常私たちの背骨はＳ字型に湾曲していますが、姿勢がわるくなるとこのＳ字がくずれたり、Ｓ字のカーブがきつくなったりして、腰痛を引き起こします。さらに、姿勢がわるい状態では、内臓が圧迫されたり位置がずれたりするなど、内臓に大きな負担がかかるため、本来の正しいはたらきをしなくなり、肥満につながりやすくなります。

姿勢悪化の原因の一つとして、腹筋や背筋など、体幹筋の筋力低下が考えられます。1964年度から1997年度まで行われていたスポーツテストでは、テスト項目の一つに背筋力がありました。この背筋力を体重で除した「背筋力指数」の年次推移を見ると、小学生・中学生・高校生いずれも調査開始当初より一貫して低下傾向を示していました。背筋力のテスト項目は1998年度からの新体力テストでは廃止されましたが、2000年度以降も、子どものからだと心・連絡会議による調査で継続されており、その結果から依然として改善は見られないことが明らかになっています[5]。

また、運動不足や日光照射の不足により脳内にあるセロトニン神経の活性が不足することも、姿勢悪化の原因としてあげられます。セロトニン神経には重力に対抗して立位姿勢を保つはたらきをする抗重力筋（腹筋や背筋など）を緊張させる働きがあります（〈コラム〉セロトニンを参照）。さらに、運動不足による抗重力筋そのものの筋力低下も姿勢悪化の原因の一つと考えられています。

姿勢悪化の問題は特に未成年で顕在化している、と述べましたが、20歳以降の若者世代も、こうした未成年の時期を過ごしてきており、悪い姿勢が身についてしまっているかもしれません。未成年の時期に身についてしまった悪い姿勢の矯正は簡単なものではありません。しかし、将来の健康のためには、現在の自分の姿勢を見直し、意識的に

〈コラム〉セロトニン[6]~[10]

セロトニンは、ドーパミンやノルアドレナリンなどのモノアミン神経伝達物質の一つです。セロトニンには、抗重力筋を緊張させるはたらき以外にも、痛みの制御、睡眠・覚醒のリズムの調整、代謝および内分泌組織の発達と調節への関与など、さまざまなはたらきがあります。セロトニン神経の活性が弱まり、セロトニンが不足した状態が長く続くと、心の安定が失われ、うつ状態に陥る可能性があります。セロトニン神経を活性化させるには、日光照射や運動（特にリズム運動）が有効です。なお、セロトニンはトリプトファンという必須アミノ酸からつくられます。トリプトファンは、豆類や赤身の魚、チーズ、バナナなどのタンパク質食品に豊富に含まれており、偏食しないように気をつければ不足することはありません。

良い姿勢を心がける必要があります。

（2） 現代社会が身体に及ぼす影響

体格には運動が大きく影響します。運動が不足すると食事によって摂取したカロリーを十分に消費できず、その余剰分が脂肪として体内に蓄積された結果、肥満となります。一方、運動不足は筋量の減少にもつながります。特に若者では、基礎代謝量（生命活動を維持するために必要なエネルギー量）が多いこと、さらに女性ではカロリー摂取量の極端な制限も加わり、肥満ではなくむしろやせ傾向となる可能性が高くなります。したがって、運動の実施により、カロリーを消費するとともに筋量を保持することが、適切な体格を獲得するうえで重要です。

さらに運動は姿勢にも影響を及ぼします。抗重力筋の筋力を強化するには、運動が重要です。また、セロトニン神経の活性を促進するには、太陽の光を浴びることや、日常的な運動が必要とされています。したがって、子どもの姿勢改善のためには、日中に外に出て遊んだり、運動したりすることが重要と考えられます。

しかし現代社会では、急激な技術革新により利便性が高まった結果、日本人の間に身体を動かさない生活が広まり、運動不足をもたらしています。日常生活においてはさまざまな家事が自動化されました。近年では、インターネットショッピングで1歩も歩かずに買い物をすることもできます。労働面では、デスクワークが増加して座っている時間が長くなりました。また、労働時間が長いため運動する余暇時間の確保が難しくなっています。

さらに、特に若者の自由時間の使い方も昔と比べると大きく変わりました。現代では、テレビゲームや携帯電話、スマートフォンなどが普及した結果、身体を動かして外遊びをする子どもたちが非常に少なくなりました。内閣府による青少年のインターネット利用環境実態調査によると、小学生の約55%、中学生の約65%、高校生の95%以上が携帯電話・スマートフォンを所持しています[11]。また、デジタル関連企業による未成年の携帯電話・スマートフォンの利用実態調査によると、1日あたりの携帯電話・スマートフォンの平均利用時間は小・中学生では男女とも約2時間、高校生では男子が約5時間、女子では約6時間にのぼります[12]。また、NHK放送文化研究所の調査によると、自由時間内の趣味・娯楽・教養としてのインターネット利用時間は、10〜20代で急激に増加しています（図4.3）[13]。

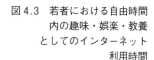

図4.3　若者における自由時間内の趣味・娯楽・教養としてのインターネット利用時間

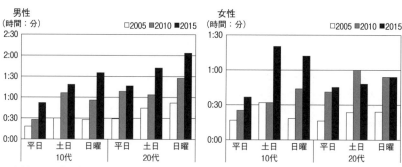

出典）　NHK放送文化研究所「2015年国民生活時間調査報告書」ホームページをもとに著者が作成。

さらに昔と比べて治安が悪化していることも、外遊びを制限する要因になっていると考えられます。

　以上のような現代社会の状況が、日本人、とりわけ若者の体格や姿勢の悪化に大きな影響を及ぼしているのです。

2. 身体活動の状況とその効果・リスク

（1）　運動・生活活動・身体活動

　先ほど、運動が体格や姿勢に影響を及ぼす、と述べました。ところで、身体を動かす方法は「運動」しかないのでしょうか。

　そもそも「運動」とは、「体力の維持・向上を目的とし、計画的・継続的に実施される活動」を指します。野球・サッカー・テニスなどのスポーツや、ジムやフィットネスクラブで行う筋力トレーニング、余暇時間に行うウォーキングやジョギングなどがこれにあたります。

　しかし、私たちは運動以外でも身体を動かしています。たとえば、農業・漁業・荷物運搬をはじめとする労働、買い物・洗濯・掃除などの家事、通勤や通学での歩行や自転車走行など、生活の場には身体を動かす機会がたくさんあります。こうした「日常生活における労働、家事、通勤・通学等の活動」を「生活活動」と言います。そして、「運動」と「生活活動」とを合わせ、「安静にしている状態よりも多くのエネルギーを消費するすべての動作」を「身体活動」と言います。

（2）　日本人の身体活動の状況

　日本人の身体活動の状況はどのようになっているのでしょうか。成人については、厚生労働省が実施している国民健康・栄養調査[1]によって、日常生活における1日の歩数と運動習慣者（運動を週2回以上・1回30分以上・1年以上継続している者）の割合が示されています。1日の歩数は、1997年に男性で8,202歩、女性で7,282歩でしたが、2009年になると男性で7,243歩、女性で6,431歩と、約1,000歩減少していました。一方、運動習慣者の割合は、1997年に男性で28.6％、女性で24.6％でしたが、2009年になると男性で32.2％、女性で27.0％と増加していました。しかし年齢層別に推移を見ると、増加したのは60歳以上のみで、60歳未満については、男性で変化がなく女性ではむしろ減少していました[14]。こうした結果をふまえて、わが国の国民健康づくり対策である健康日本21（第二次）では、2009年からの12年間で、1日の歩数を約1,000歩増加、運動習慣者の割合を約10％増加させることを目標に設定しています。しかし、2018年までのところ、1日の歩数はほとんど変化がなく、運動習慣者の割合は70歳以上の高齢者を除いてむしろ減少傾向にあります。また、若年層では、高齢層より

図4.4　成人における
　　　　身体活動の状況
　　　　の推移

日常生活における1日の歩数

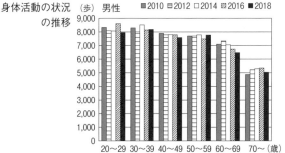

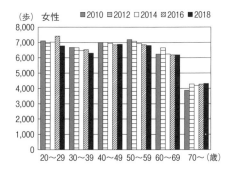

運動習慣者の割合

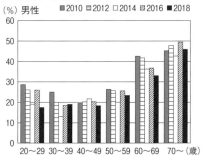

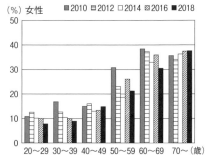

出典）厚生労働省「国民健康・栄養調査」ホームページをもとに著者が作成。

図4.5　運動部活動加入率の推移

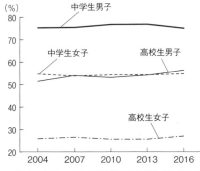

出典）スポーツ庁「運動部活動の在り方に関する
　　　総合的なガイドライン作成検討会議（第1回）
　　　『運動部活動の現状について』」

も運動習慣者の割合が低いため、特に改善が必要と考えられます（図4.4）。

　続いて、未成年について見ていきます（図4.5）。スポーツ庁によれば、中学生の運動部活動加入率は、2004年が男子75.3%、女子54.8%、2016年が男子75.1%、女子54.9%と、ほぼ変わらず、女子が少ない傾向にあり[15]、また2019年の調査で体育の授業を除く1週間の総運動時間が60分未満と回答した女子は約2割となっています[16]。一方、高校生の運動部活動加入率は近年増加傾向にありますが、男子で56.4%、女子で27.1%（2016年度）と、やはり女子が少なく、中学生よりもさらに低い水準にとどまっています[15]。

（3）　健康によい身体活動とは

身体活動・運動の実施量

　では、どのくらい身体を動かせば、健康の改善や保持・増進に効果があるのでしょうか。厚生労働省は2013年に、これまでの国内外の研究知見をふまえて「健康づくりのための身体活動基準2013」[17]を策定し、循環器疾患や糖尿病、がん、ロコモティブシンドローム（運動器症候群）、うつ、認知症の発症リスクを低減させるために望ましい身体活動量・運動量を提示しました（表4.2）。この基準では、身体活動量と運動量の基準が年齢層ごとに示されています。「18〜64歳」では、身体活動に関して「歩行またはそれと同等以上の強度の身体活動を毎日60

表 4.2　健康づくりのための身体活動基準 2013

	身体活動 （生活活動・運動合わせて）		運　動	
65 歳以上	強度を問わず、身体活動を毎日 40 分	今より少しでも増やす（たとえば 10 分多く歩く）	—	運動習慣をもつようにする（1 回 30 分以上・週 2 回以上）
18～64 歳	歩行またはそれと同等以上の強度（3 メッツ以上の強度）の身体活動を毎日 60 分		息がはずみ汗をかく程度（3 メッツ以上の強度）の運動を毎週 60 分	
18 歳未満	—		—	

注）　血糖・血圧・脂質の健診結果がすべて基準範囲内の者の基準。
　　これらの健診結果が保健指導レベルの者には、運動開始前・実施中に自ら体調確認ができるような支援やかかりつけの医師への相談が必要である。
　　「—」は十分な科学的根拠がないため定量的な基準を設定していないことを示す。
　　メッツは活動強度を表す指標（コラム参照）。
出典）　厚生労働省「健康づくりのための身体活動基準 2013」をもとに著者が作成。

〈コラム〉メッツとメッツ・時

「メッツ」は活動強度を表す代表的な指標です。各活動のエネルギー消費量が、座位安静時代謝量（座って何もしていない状態のエネルギー消費量）の何倍かを表します。主な活動のメッツは下表のとおりです。3.0 メッツ未満は低強度、3.0～5.9 メッツは中強度、6.0 メッツ以上は高強度とされています。

また、「メッツ・時」は活動強度に時間をかけた身体活動量の指標です。たとえば、普通歩行（約 4 km/時）を 1 時間実施すると、3.0（メッツ）×1（時間）＝3.0（メッツ・時）となります。

ところで、みなさんになじみのあるエネルギー量を表す指標に「カロリー（kcal）」があります。メッツ・時と体重から以下の式によって、各活動を行った際のカロリーを概算することができます。

カロリー（kcal）≒メッツ・時×体重（kg）

METs	運　動	生活活動
2.0～2.9	ストレッチング、ヨガ	洗濯、植物の水やり
3.0～3.9	ボウリング、太極拳、ウエイトトレーニング（軽・中強度）	普通歩行（約 4 km/時）、掃除機がけ、風呂掃除
4.0～4.9	卓球、ラジオ体操	階段を上る（ゆっくり）、屋根の雪下ろし
5.0～5.9	野球、アクアビクス、バドミントン	子どもと遊ぶ（歩く、走る、活発に）、家具・家財道具の移動・運搬
6.0～6.9	水泳（のんびり泳ぐ）、ウエイトトレーニング（高強度）	雪かき（スコップで）
7.0～7.9	ジョギング、エアロビクス、スキー	農作業
8.0～8.9	サイクリング（約 20 km/時）、ランニング（約 8 km/時）、水泳（クロール、普通の速さ）	運搬（重い荷物）、階段を上る（速く）
9.0～9.9	ランニング（約 9.6 km/時）	
10.0～	水泳（クロール、速い）、武道、武術	

出典）　Ainsworth BE et al., 2011 より抜粋。

分」、運動に関して「息が弾み汗をかく程度の運動を毎週 60 分」という基準が設定されています。また「65 歳以上」では、身体活動について、「強度を問わず、身体活動を毎日 40 分」としています。ただし、65 歳以上の運動および 18 歳未満の身体活動・運動については、生活習慣病や生活機能低下などのリスクを低減する効果について十分な科学的根拠がないため、定量的な基準を設定していません。

さらに、身体活動量が増えるほど生活習慣病や生活機能低下などの予防効果が増大することから、すべての年齢層に共通した「身体活動量を今より少しでも増やす（たとえば 10 分多く歩く）」という目標も示されています。同様に運動についても、科学的根拠にもとづき、「運動習慣（1 回 30 分以上の運動を週 2 回以上）をもつようにする」という全年齢層に共通の目標が示されています。

運動時の他者との交流

また近年、運動の実施そのものだけでなく、それに伴う社会的交流の重要性が明らかにされつつあります。日本全国の中年者を対象とした縦断研究によれば、人といっしょに運動を実施する場合にのみ精神健康[18]および日常生活動作[19]を保持する効果が認められ、1 人で実施する場合には明らかな効果が認められませんでした。高齢者を対象とした研究でも同様に、人といっしょに運動している人のほうが、1 人で運動している人に比べて精神健康が良好な傾向にあることが報告されています[20]。さらに、スポーツ組織に参加して週 1 回以上運動している高齢者では、スポーツ組織に参加せず 1 人で週 1 回以上運動を行っている者と比較して 4

年後の要介護のリスクが低いことも報告されています[21]。

　人といっしょに運動をすることで生じる社会的交流が、ソーシャルネットワーク（社会的つながりの規模・頻度・密度など）やソーシャルサポート（社会的つながりによって得られる安心感・助け合い・情報量など）を高めます。ソーシャルネットワークやソーシャルサポートは健康の保持・増進に寄与することが知られており、したがって、運動は1人でするよりも人といっしょにすることが効果的と考えられます。

（4）　身体活動を促進する環境とは

　以上のように、身体活動が健康の保持・増進に有効であることが明らかにされ、多くの人がそのことを理解していると思います。しかし、理解はしていても実際には身体活動を実施できない人も大勢います。厚生労働省は、そうした「行動に移せない人々に対するアプローチを行う必要がある」とし、「個人の置かれている環境（地理的・インフラ的・社会経済的）や地域・職場における社会的支援の改善が必要」としています[14]。

歩行を促進する地域環境

　では、身体活動を促進する環境とはどのようなものでしょうか。まず、インフラ（産業や生活の基盤として整備される施設、公共機関、歩道など）の整備です。わが国の成人を対象に、歩行と地域環境との関係を検討した研究によると、日常生活の歩行（買い物や通勤などに伴う歩行）と余暇に行う散歩・ウォーキングとでは、それぞれに関係する環境要因が異なっていました。日常生活の歩行は、住居の密度が高いこと、店や施設が近所に多いこと、店や施設へのアクセスがよいこと、道路の連結性がよいことと関係しているのに対し、散歩・ウォーキングは歩道や自転車道の整備が進んでいること、景観がよいこと、交通の安全性が確保されていることが関係していました[22]。

ソーシャル・キャピタル

　まわりの人や地域とのつながりも、身体活動を促進するうえで重要です。近年では、健康づくり対策において整備すべき社会環境として「ソーシャル・キャピタル」が注目されています。ソーシャル・キャピタルとは、「人々の協調行動を活発にすることによって、社会の効率性を高めることのできる、信頼、規範、ネットワークといった社会組織の特徴」[23]であり、わかりやすく言えば「地域のつながりの強さ」を表すものです。これまでの研究から、自分の居住する地域のソーシャル・キャピタルが高いと感じている者ほど、身体活動を実施していることが明らかにされています[24]。

　なぜソーシャル・キャピタルが高いと身体活動が促進されるのでしょうか。そのメカニズムは、次のように考えられます。第一に、地域への信頼感が高まると、治安がよいと感じ、外に出て運動する意向が高まると考えられます。第二に、運動をしている人を見かけることが多くなると、自分も運動しようという気持ちになりやすくなると考えられます。第三に、地域住民が協調的な行動をとり自治体

にはたらきかけることによって、運動施設や歩道、自転車道などの設置が進むと考えられます。

（5） 運動のリスク

ところで、身体活動は健康の保持・増進に有効である一方、場合によっては健康を脅かす要因ともなり、最悪の場合、死を招く可能性もあります。

成人の突然死

フランスにおける2005〜2010年の10〜75歳の運動中の突然死を集計した研究では、40〜50代の中年男性で、サイクリングやジョギングといった有酸素運動中に突然死が多いことが報告されています[25]。

運動時の突然死の原因のほとんどは心血管疾患です。中年期以降の成人では、特に高血糖や高血圧、脂質異常など心血管疾患のリスクがある場合の運動は、慎重に行うべきです。「身体活動基準2013」では、血糖・血圧・脂質に問題がある生活習慣病予備群の者に対して運動実施の判断手順が示されており、生活習慣病予備群の者は、保健指導の一環として食事指導とともに運動指導を受けること、さらに、これらの問題が重度である場合には運動に取り組む前に医療機関を受診することを推奨しています[17]。

突然死を防ぐには、生活習慣病のリスクの有無にかかわらず、メインとなる運動前後のウォーミングアップ（準備運動）とクールダウン（整理運動）が欠かせません。ウォーミングアップは、急な運動開始による急激な血圧上昇の防止や自身の体調チェックのために、メインとなる運動前に実施します。また、運動直後は心拍数や血圧が急激に低下しますが、それが過度になると、そのまま心拍が停止してしまう可能性があります。したがって、運動を急に停止するのではなく、徐々に運動強度を下げながらからだを落ち着けるためにクールダウンをすることが非常に重要です。ウォーミングアップ、クールダウンの内容としては、ストレッチングや軽いウォーキング・ジョギングなどが一般的です。

心臓振盪

一方、若年者の運動時の突然死の原因を見ると、心臓振盪（しんとう）が上位にあげられており、近年注目されています。心臓振盪とは、前胸部に衝撃が加わったことにより、心停止などの重度の不整脈が発生し死に至るもので、主に胸骨と肋骨からなる胸郭がたわみやすい18歳以下の子どもで発生しています[26]。胸骨や肋骨が折れたり、心臓の筋肉が損傷したりするほどの強い衝撃ではなく、子どものキャッチボール程度の衝撃で起こり、もともと心臓に疾患のない者でも起こりえます。心臓振盪が発生してしまった場合、一刻も早く胸骨圧迫をはじめとする一次救命処置を行う必要があります。また、自動体外式除細動器（AED）による除細動が有効であるため、運動現場でのAEDの設置とその使い方の習得が求められます。

熱中症

日差しの強い夏場に身体活動を行うさいに特に気をつけなければならないのは熱中症です。熱中症とは暑い環境下で生じる健康障害の総称であり、症状の程度に

<コラム〉暑さ指数

　暑さ指数（WBGT〈湿球黒球温度〉：Wet Bulb Globe Temperature）は熱中症予防を目的として提案された指標です。人体と外気との熱のやりとり（熱収支）に着目した指標で、人体の熱収支に与える影響の大きい①湿度、②日射・輻射（ふくしゃ）、③気温の三つを考慮しており、以下の計算式で算出します。

・屋外での算出式
　WBGT（℃）＝0.7×湿球温度＋0.2×黒球温度＋0.1×乾球温度
・屋内での算出式
　WBGT（℃）＝0.7×湿球温度＋0.3×黒球温度

　単位は気温と同じ摂氏度（℃）で示されますが、その値の意味は気温とは異なります。運動に関する指針では、WBGTが21〜25℃未満で「注意」、25〜28℃未満で「警戒」、28〜31℃未満で「厳重警戒」、31℃以上になると運動は原則中止とされています。

WBGT		
31℃以上	運動は原則中止	WBGT31℃以上では、特別の場合以外は運動を中止する。特に子どもの場合は中止すべき。
28℃以上31℃未満	厳重警戒（激しい運動は中止）	WBGT28℃以上では、熱中症の危険性が高いので、激しい運動や持久走など体温が上昇しやすい運動は避ける。運動する場合には、頻繁に休息をとり水分・塩分の補給を行う。体力の低い人、暑さに慣れていない人は運動中止。
25℃以上28℃未満	警戒（積極的に休息）	WBGT25℃以上では、熱中症の危険が増すので、積極的に休息をとり適宜水分・塩分を補給する。激しい運動では、30分おきくらいに休息をとる。
21℃以上25℃未満	注意（積極的に水分補給）	WBGT21℃以上では、熱中症による死亡事故が発生する可能性がある。熱中症の兆候に注意するとともに、運動の合間に積極的に水分・塩分を補給する。
21℃未満	ほぼ安全（適宜水分補給）	WBGT21℃未満では、通常は熱中症の危険は小さいが、適宜水分・塩分の補給は必要である。市民マラソンなどではこの条件でも熱中症が発生するので注意。

出典）（公財）日本体育協会『スポーツ活動中の熱中症予防ガイドブック』2013年。

よって以下の3段階に分けられます[27]。

Ⅰ度：めまいや失神を起こす症状（熱失神）、筋肉のこむら返り（熱けいれん）、手足のしびれ、気分の不快など

Ⅱ度：頭痛、吐き気、嘔吐、倦怠感、虚脱感など（熱疲労）

Ⅲ度：重度の意識障害やけいれん、手足の運動障害、多臓器障害、高体温など（熱射病）

　熱中症は三つの要因により引き起こされると考えられています。一つ目は「環境」です。気温や湿度が高いこと、日差しが強いこと、部屋を閉め切るなどにより風の通りが悪いことなどがあげられます。二つ目は「からだ」です。高齢者や肥満の者、糖尿病などの持病を持つ者、低栄養状態の者、二日酔い・寝不足など体調不良の者は熱中症のリスクが高いとされています。三つ目は「行動」です。激しい活動、慣れない活動、長時間の活動、水分補給しないなかでの活動などがあげられます[27]。

　熱中症を予防するにはこれらに注意する必要があります。環境については、「暑さ指数（WBGT〈湿球黒球温度〉：Wet Bulb Globe Temperature）」の値を参考にして、活動の制限や中止を判断することが望ましいとされています（〈コラム〉暑さ指数を参照）。また、体調がすぐれない場合には運動を控えること、運動中および運動前後の水分補給をしっかりと行うことが重要です。

3. 睡眠

　健康の保持・増進には、運動だけでなく、十分な栄養や休養も欠かすことができません。栄養の解説は第3章に譲るとして、ここでは休養、特に睡眠について解説していきます。

（1）　日本人の睡眠時間の状況とその背景

　日本人の睡眠時間は短いことが知られています。経済協力開発機構（OECD）が発表している国際比較調査から、各国の15～64歳の男女の睡眠時間を見ると、男女とも日本が最も短くなっています[28]。また、総務省が実施している社会生活基本調査から、1986年以降の15歳以上の者の睡眠時間の推移を見ると、男女ともに減少傾向にあります（図4.6）[29]。

　成人における睡眠時間の減少の背景には、運動不足と同様に、労働時間の影響があります。フルタイムの者の1週間あたりの労働時間自体は、1980年代から大きな変化はありませんが、週休二日制の普及により、平日の労働時間が顕著に増加していることが睡眠時間に影響を及ぼしていると考えられます[29]。

　さらに、携帯電話やスマートフォンの利用は、未成年の睡眠時間にも強く影響しています。文部科学省の調査[30]によると、小学生・中学生・高校生いずれにおいても、携帯電話・スマートフォンを長時間利用している者ほど就寝時刻が遅いことが報告されています。さらに、スマートフォンをはじめとした電子端末から発せられるブルーライトを就寝前に浴びると、睡眠の質が悪化するとされています。したがって、スマートフォンの長時間利用、就寝前利用は、睡眠の量や質に悪影響を及ぼしていると考えられます。

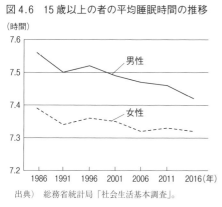

図4.6　15歳以上の者の平均睡眠時間の推移
（時間）

出典）　総務省統計局「社会生活基本調査」。

（2）　不規則な生活による睡眠の質の低下

　十分な休養のためには、睡眠時間を確保するだけでなく、睡眠の質を確保することも重要です。睡眠の質を低下させる問題の一つとして不規則な生活があげられます。人間の身体には、睡眠・覚醒のリズムがあります。朝が来ると交感神経が亢進することで活動的な状態になり、夜眠る前にはリラックスするために副交感神経が亢進し、スムーズに眠りにつくことができます。その周期は約25時間と、1日24時間よりも若干長くなっていますが、朝浴びる太陽の強い光によってこのずれを調整しています。したがって、生活が不規則になり夜中にも強い光を浴びてしまうと、睡眠・覚醒のリズムを調整できず、24時間のサイクルから遅れていきます。このような睡眠・覚醒のリズムと外的環境（地球の1日のリズム）との不一致が起こると、交感神経や副交感神経の働きにメリハリがなくなり、倦怠感が強くなったり、集中力や意欲の低下が起きたりします。

　この睡眠・覚醒のリズムの崩れに特に気をつけなければならないのは大学生です。大学では、履修科目の選択によっては朝から講義のない日が生じます。また、サークル活動やアルバイトなどを夜遅くまで行う日もあるでしょう。これらにより就寝時刻や起床時刻がまちまちになると、たとえ睡眠時間が十分でも心身の疲労がうまく回復できなくなります。したがって、意識的に規則正しい生活を送る

よう自己管理していくことが重要です。

（3） よりよい睡眠のために

　では、よりよい睡眠のためにはどのようにすればよいのでしょうか。厚生労働省は、充実した睡眠についてわかりやすい情報を提供することを目的に「健康づくりのための睡眠指針 2014」[31] を発表しました。
　以下の 12 項目から睡眠の重要性やよい睡眠をとる方法を理解し、自らの睡眠を振り返ってみましょう。

1. よい睡眠で、からだもこころも健康に
　睡眠には心身の疲労を回復するはたらきがあります。また、睡眠不足や睡眠障害による日中の眠気が、ヒューマンエラーにもとづく事故につながることも明らかになっています。自らの睡眠を見直し、適切な睡眠時間の確保、睡眠の質の改善、睡眠障害への早期対応によって、健康づくりと事故防止をめざしましょう。

2. 適度な運動、しっかり朝食、ねむりとめざめのメリハリを
　適度な運動を習慣づけることは、入眠を促進し、中途覚醒を減らすことにもつながります。また、しっかりと朝食をとることは朝のめざめを促します。これらの生活習慣によって、睡眠・覚醒のリズムにメリハリをつけることができます。一方で、就寝直前の激しい運動や夜食の摂取、飲酒、喫煙、カフェイン摂取は、入眠を妨げ、睡眠を浅くする可能性があるため、注意が必要です。

3. よい睡眠は、生活習慣病予防につながります
　睡眠時間が不足している人や、寝つけない、熟睡感がない、早朝に目がさめてしまう、疲れていても眠れない等の不眠症状がある人は、生活習慣病になる危険性が高いことがわかってきました。睡眠不足や不眠を解決することで、生活習慣病の発症を予防できるとされています。

4. 睡眠による休養感は、こころの健康に重要です
　不眠症状は、こころの病の症状としてあらわれることがあります。また逆に不眠症状があると、うつ病になりやすいことや、睡眠による休養感が得られにくいために、日中の集中力や意欲の低下、頭痛その他のからだの痛みや消化器系の不調などがあらわれることもわかっています。

5. 年齢や季節に応じて、昼間の眠気で困らない程度の睡眠を
　個人差はあるものの、必要な睡眠時間は 6 時間以上 8 時間未満あたりにあると考えるのが妥当です。一方で睡眠時間は、日の長い季節で短くなり、日の短い季節では長くなるといった変化を示すこと、年をとると徐々に早寝早起きの傾向が強まり朝型化することを、理解しておくとよいでしょう。

6. よい睡眠のためには、環境づくりも重要です
　寝室や寝床のなかの温度や湿度は、寝つきや睡眠の深さに影響します。季節に応じて、心地よいと感じられる適切な温度や湿度を保つように調整しましょう。また、明るい光には目をさます作用があるため、就寝時には必ずしも真っ暗にする必要はありませんが、自分が不安を感じない程度の暗さにすることが大切です。

7. 若年世代は夜更かし避けて、体内時計のリズムを保つ

若年世代では、夜更かしが頻繁に行われることで、体内時計がずれ、睡眠時間帯の不規則化や夜型化を招く可能性があります。また、寝床に入ってから携帯電話、メールやゲームなどに熱中すると、長時間光の刺激が入ることで覚醒を助長することになります。

8. 勤労世代の疲労回復・能率アップに、毎日十分な睡眠を

勤労世代では、必要な睡眠時間が確保しにくいこともあるため、特に勤務形態のちがいを考慮しつつ十分な睡眠時間を確保する必要があります。仕事や生活上の都合で夜間に必要な睡眠時間を確保できなかった場合、午後の早い時刻に30分以内の短い昼寝をすることが、疲労回復や眠気による作業能率低下の改善に効果的です。

9. 熟年世代は朝晩メリハリ、昼間に適度な運動でよい睡眠

高齢になると、若年期と比べて必要な睡眠時間が短くなります。長い時間眠ろうと寝床で過ごす時間を必要以上に長くするとかえって睡眠が浅くなり、夜中に目覚めやすくなり、結果として熟睡感が得られません。一方、日中に適度な運動を行うなどして、昼間の覚醒の度合いを維持・向上することは、睡眠・覚醒のリズムにメリハリをつけることに役立ち、中途覚醒を減らし、熟睡感の向上につながると考えられます。

10. 眠くなってから寝床に入り、起きる時刻は遅らせない

眠くないのに無理に眠ろうとすると、かえって緊張を高め、眠りへの移行を妨げます。自分にあった方法で心身ともにリラックスして、眠くなってから寝床につくようにすることが重要です。また、寝床に入る時刻が遅れても、朝起きる時刻は遅らせずできるだけ一定に保ちましょう。朝の一定時刻に起床し、太陽光を取り入れることで、入眠時刻は徐々に安定していきます。

11. いつもとちがう睡眠には、要注意

睡眠中の心身の変化には、専門的な治療を要する病気が隠れていることがあるため、注意が必要です。睡眠中の激しいいびきは、喉のところで呼吸中の空気の流れがわるくなっていることを示すサインであり、睡眠時無呼吸症候群などの睡眠中の呼吸に関連した病気の可能性があり注意が必要です。また、就寝時の足のむずむず感や熱感はレストレスレッグス症候群、睡眠中の手足のぴくつきは周期性四肢運動障害の可能性があります。さらに、睡眠中の歯ぎしりがある人は顎関節の異常や頭痛の可能性が考えられます。いずれも医師や歯科医師に早めに相談することが大切です。

12. 眠れない、その苦しみをかかえずに、専門家に相談を

寝つけない、熟睡感がない、十分に眠っても日中の眠気が強い、といった睡眠の問題が続いて、日中の生活にわるい影響があり、自らの工夫だけでは改善しないと感じたときには、早めに専門家に相談することが重要です。

4. おわりに

　以上のように、よい体格や姿勢の維持、適切な運動（身体活動）や休養（睡眠）の実践は、健康の維持に欠かせません。特に、自立生活に移行する若者世代では、自分で適切なライフスタイルを確立する必要があります。「今、健康だから大丈夫」と思わずに、一度自分のライフスタイルを見直し、将来の健康のために何をすべきか、考えてみましょう。

〈考えてみよう〉

問1　自分のBMIを計算してみよう。また、自分の考える理想体重になった場合のBMIも計算し、その理想体重が適切かどうか考えてみよう。
　　　【日本人の体格の変化を参照】

問2　自分の普段の姿勢を確認してみよう。姿勢を改善するにはどうしたらよいか考えてみよう。
　　　【若者の姿勢の悪化を参照】

問3　日常的に行っている身体活動（運動・生活活動）をあげてみよう。また、身体活動量を無理なく増やすには、日常生活のどの部分を改善すればよいか考えてみよう。
　　　【健康によい身体活動とはを参照】

問4　自分の生活を振り返り、より良い睡眠のために改善すべき習慣をあげてみよう。
　　　【よりよい睡眠のためにを参照】

〈コラム〉コロナ禍での自粛生活による生活習慣と健康への影響

　新型コロナウイルス感染症拡大防止のため、2020年2月に外出自粛要請、4月には緊急事態宣言が発出され、学校は休校に、職場では在宅勤務が中心となり、私たちの日常生活は一変しました。活動制限の長期化は全世代の生活習慣と健康に大きな影響を及ぼしています。歩数の低下や運動不足による体重の増加、座りすぎによる肩こりや腰痛、体力や身体機能の低下、睡眠時間の変化や睡眠の質の低下、生活リズムの乱れ、大学生における昼夜逆転現象、ストレス蓄積によるメンタルヘルスの悪化、生活習慣病の発症・悪化、子どもの発育発達不足、高齢者の認知症、フレイルやロコモティブシンドロームの進行など、さまざまな健康二次被害が指摘されています。

　「新しい生活様式」による感染防止対策に加えて、自己免疫力や感染抵抗力を向上させて健康を保持していくうえで、適切な身体活動と睡眠が欠かせません。スポーツ庁[32]では、感染拡大を防止しつつ屋外で安全・安心に運動・スポーツを行うポイントについて、全世代共通の基本的な考え方に加え、子ども（未就学児、小中高生）、中・高齢者、競技団体・アスリートなどの対象ごとに提示し、自宅で行える運動・スポーツの事例も紹介しています。

第5章

薬品、薬物と健康

　薬は本来、人体にとって異物であり、良い面と悪い面を持ち合わせています。本章では、はじめに医薬品や化粧品のほか、タバコ、アルコール、ドラッグなどの健康影響について考えます。インターネットの普及や医薬品販売の規制緩和などにより、多様な方法で薬を入手することが可能になりました。その一方で、各個人が薬に関する正確な知識を持ち、必要時には専門家に尋ねることが、薬を上手に利用しながら健康を維持するために必要です。

　薬物依存は、タバコやアルコールといった手に入りやすい薬物から始まって、しだいに依存性の強い物質に切り替わって形成されていきます。軽い気持ちで手に取ってもその快楽により徐々に精神依存が形成されていきます。しかし、一度身体依存・精神依存に陥ってもセルフヘルプグループ等を活用して時間をかけて回復することは可能です。

Ⅱ

健康のために何をするか、
何が健康を阻害するか

1. 医薬品、ワクチン

（1）　医薬品とは

　私たちが一般に薬と呼ぶものは「医薬品、医療機器等の品質、有効性及び安全性の確保等に関する法律」（以下、医薬品医療機器等法）（旧薬事法）における「医薬品」を指し、「人又は動物の疾病の診断、治療又は予防に使用されることが目的とされている物」と定義されています。

薬の特性

　薬には主作用と副作用があります。主作用とは、薬を使用する本来の目的である病気を治したり軽くしたりするはたらきであり、副作用は、風邪薬を飲んで眠くなるような、薬本来の目的以外の好ましくないはたらきを言います。

　副作用が起きる原因には、薬の性質、使用方法、体質、体調の影響などがあります。薬の副作用を避けるには、自分に合った薬を、用法・用量を守って服用することが重要です。特に、妊婦では胎児に、授乳婦では母乳に影響するため、また高齢者や子どもでは生理機能が低いため、さらに肝機能や腎機能に問題がある人では薬の代謝や排泄が悪く副作用が出やすくなるため、注意が必要です。

　漢方薬も医薬品に含まれます。漢方薬は自然界に存在する天然の素材からつくられた生薬を数種類組み合わせたものであり、西洋薬より副作用は比較的少ないです。しかし、自分のからだの状態に合わない漢方薬を服用したり、他の薬剤や健康食品などと同時に使用すると副作用が出ることがあります。たとえば、エキス剤の7割に含まれるといわれる甘草という生薬を大量に服用すると血液中のカリウム値が低下し、血圧上昇、むくみ、痙攣などの症状が出る場合があります。

なお、薬を正しく使用しても副作用が生じることがあります。そのようなときには「医薬品副作用被害救済制度」を利用することができます。また、薬の使用後にいつもとちがう症状があるときには、速やかに主治医や薬剤師に相談することが必要です。

医薬品の種類と買い方

医薬品は、「医療用医薬品」と「一般用医薬品」に分類されます。「医療用医薬品」とは、医師や歯科医師が処方箋などで患者に服用するように指示する医薬品のことで、「一般用医薬品」は、医薬品のうち、人体に対する作用が強くなく、薬局で薬剤師などの情報提供によって、自由に購入できるものです。一般用医薬品はOTC（Over The Counter）医薬品とも呼ばれます。

2009年の改正薬事法により、一般用医薬品はそのリスクの大きさ（副作用等の強さ）により第1類医薬品から第3類医薬品までの三つに分類されました（表5.1）。また、以前までは一般用医薬品の販売は薬局で薬剤師によって直接売られていました。しかし、現在では登録販売者制度といって、第2類、第3類医薬品は、薬剤師がいなくても登録販売者がいれば、コンビニエンスストアやスーパーなどでも売ることが可能となりました。

2014年以降は、医療用医薬品と一般用医薬品の間に新たな「要指導医薬品」が設定されました。これは使用者本人に薬剤師が対面により情報提供・指導したうえで売られる医薬品を指します。また、一般用医薬品は一定の条件のもと、イン

表5.1　一般用医薬品の
　　　　リスク分類

医薬品の分類	第1類医薬品	第2類医薬品	第3類医薬品
リスクの程度	特に高い	比較的高い	比較的低い
規　定	その副作用等により日常生活に支障を来す程度の健康被害を生ずるおそれがあり、その使用に関し特に注意が必要なもの	その副作用等により日常生活に支障を来す程度の健康被害を生ずるおそれがあるもの	第1類医薬品および第2類医薬品以外のもの
対応する専門家	薬剤師	薬剤師または登録販売者*	
専門家による情報提供	義　務	努力義務	不　要
医薬品の製品例	H2ブロッカーを含む胃薬等	かぜ薬等	ビタミン剤等
相談があった場合の応答	義　務		

*登録販売者：都道府県が実施する試験に合格し登録を受け、一般用医薬品のうち第2類および第3類医薬品の知識を持ち販売ができる資格取得者。

図5.1　医薬品の分類と
　　　　販売方法

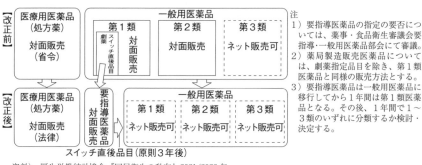

注
1）要指導医薬品の指定の要否については、薬事・食品衛生審議会要指導・一般用医薬品部会にて審議。
2）薬局製造販売医薬品については、劇薬指定品目を除き、第1類医薬品と同様の販売方法とする。
3）要指導医薬品は一般用医薬品に移行してから1年間は第1類医薬品となる。その後、1年間で1〜3類のいずれに分類するか検討・決定する。

資料）　厚生労働統計協会『国民衛生の動向』2021/2022年。

ターネットで売ることができるようになりました（図5.1）。

薬局とは

　皆さんがご存じのように、医薬品は「薬局」、「ドラッグストア」、「スーパー」、「コンビニエンスストア」などさまざまな場所で入手することができます。このなかの「薬局」は、医療用医薬品の調剤のほか、一般用医薬品等の販売も可能な店です。たとえば、調剤室を有することや薬剤師が常駐することが法律で定められており、医師からの処方箋にもとづく調剤による医療用医薬品の販売ができます。調剤室がない店舗や薬剤師が常駐していない店舗は薬局と名乗ることはできません。ドラッグストア・薬店は、法律で薬局としての許可のある店舗と店舗販売業の許可を持っている店舗があります。薬局は調剤を行うとともに、一般用医薬品によるセルフメディケーション（「自分自身の健康に責任を持ち、軽度な身体の不調は自分で手当すること」の意[1]）の相談に応じることが本来の業務に含まれます。

（2）　薬の使い方と注意点

薬の使い方

　口から内服した薬は、一般に胃で溶け、小腸で吸収され、肝臓に運ばれます。この大部分はそのまま血液にのって全身をめぐり、患部に到達します。血液中の薬の濃度を血中濃度と呼びます。説明書に書いてある薬の用法・用量は、薬の効果がありながら、副作用が生じない程度の血中濃度（有効血中濃度）になる量になっています。

　「食前」とは食事の30分前、「食後」とは食後30分以内、「食間」とは食事中のことではなくて、食後約2時間後に服用することになります。また、頓服とは発熱や痛みなど症状が出た時に使用するという意味です。処方日数も薬によって異なるため、指示どおり服用することが必要です。たとえば、歯の痛みがあって歯医者に行ったとき「抗生物質」という薬が出されたとします。そのとき日数分を「飲み切り」と言われることがあります。「抗生物質」は、体内にいて歯の痛みを引き起こしている細菌を死滅させる効果があります。そのために必要な日数分の処方がされているので、出されている分まで飲み続けないと細菌は死滅しません。数回服用して治ったように思えたので飲むことをやめてしまうと、残った菌が再び増えて歯の痛みがぶり返してしまうことが起きます。

薬の飲みあわせに注意

　いくつかの種類の薬物を同時に飲んだとき、効果が予定よりも強まったり弱くなったり、別の悪い影響が生じたりすることを薬物の「相互作用」と言います。

風邪かなと思ったときには病院に抗菌薬をもらいに行く、という人はいませんか。実は、風邪のようなウイルスが原因の感染症には、細菌に有効である抗菌薬は効果がありません。

近年、不適切な抗菌薬の使用により、抗菌薬が効かない菌である薬剤耐性菌が増加し、世界的に問題となっています。薬剤耐性菌が増加すると、これまでは抗菌薬で軽症のうちに治っていた感染症の治療が難しくなり、死にいたる可能性さえ高まります。

なぜ薬剤耐性菌が増加してしまったのでしょうか。まず、必要のない抗菌薬を使用すると、細菌がその抗菌薬への耐性を獲得する危険性があります。また、処方された抗菌薬を医師の指示どおりにすべて服用せず自己判断で中止すると、抗菌薬に耐性を持つ細菌が死滅せずに生き残り耐性菌が生じる可能性が高まります。さらには、そうして生じた耐性菌は周囲の人々に広がる可能性もあります。薬剤耐性菌の拡大を予防するためには、抗菌薬は必要な場合に、正しく服用することが重要です。

なお、なじみ深い用語である抗生物質は抗菌薬と同義ですが、広義には抗ウイルス剤や抗真菌剤、抗がん剤も含みます。

一般には飲みあわせ、という言葉で知られています。薬物相互作用には二つのタイプがあります。一つ目のタイプは、体内での薬の動きのなかで生じてしまう相互作用です。たとえばある種の抗生物質は、制酸剤という薬と同時に服用をすると、体内に吸収されにくくなり効果が低くなることがわかっています。二つ目のタイプは、同じ作用の薬物を使用して作用が強くあらわれたり、逆の作用の薬物を同時に使用すると作用が弱くあらわれる相互作用です。薬と食品の相互作用も知られています。たとえば、グレープフルーツジュースとカルシウム拮抗剤（降圧剤）（作用増強）、納豆とワーファリン（抗凝血剤）（作用減弱）などの例があり注意が必要です。別々のクリニックや病院からの処方薬を同時に服用している場合や、普段よく使っている一般用医薬品や健康食品などがある場合には、組み合わせにより予想しない反応が生じる可能性があります。そのようなときはお薬手帳を活用して服薬内容を伝えるなどして、医師や薬剤師に相談しましょう。

（3） 薬害について

薬害とは

薬は、正しく使用しても期待する効果以外の副作用が生じる可能性があります。しかし、「薬害」は副作用被害と異なり、定義が難しいですが、医薬品などによる重篤な被害のことで、製薬企業や医療行政、医療従事者などの不適切な対応により重篤な被害が拡大したものを指すことが多いです。私たちは過去の薬害の歴史の教訓から、薬害のない社会を築くために、製薬企業、国、医療従事者、私たち一人ひとりが、それぞれどのような役割を担うべきかを考え行動することが必要です。

スモン事件

スモン事件は、整腸剤キノホルムを服用した人にしびれ、痛み、麻痺、視神経障害などの症状があらわれる多数のスモン（Subacute Myelo-Optico-Neuropathy；SMON）（亜急性脊髄・視神経・末梢神経障害）患者が発生した被害です。伝染病や原因不明の奇病とも報道され、患者らは追いつめられて多数の自殺者を出したと言われています。当時、海外では何度もキノホルムの毒性に関する警告がされていましたが、日本では製薬企業は安全な薬として販売し、医師も処方をつづけました。原因究明が遅れ、1953 年ころ～1970 年ころまでにわたり被害者は1

万人以上という未曾有の被害が起きました。この被害をきっかけに、薬の安全性を確保するための薬事法の大幅改正や、医薬品副作用被害者の救済制度として医薬品副作用被害救済制度が設立されました。

サリドマイド事件

睡眠薬や胃腸薬として販売されたサリドマイドを服用した妊婦から先天奇形の新生児が多く生まれた被害です。サリドマイドは日本では 1958 年頃から、小児・妊産婦などだれにでも勧められる安全な睡眠薬として発売が開始されました。しかし、妊娠初期にサリドマイドに曝露された胎児の手、足、耳、内臓などに障害が生じました。1961 年 11 月に西ドイツではある医師により、この奇形の原因がサリドマイドだと指摘があり、直ちに製品の販売停止と回収がなされました。日本でもこの頃発売元の製薬会社から報告がありましたが、販売停止、回収が行われたのは西ドイツの 10 カ月後であり、被害の拡大を招きました。1958 年ころ～1962 年ころの間に被害者は約 1,000 人に達したとみられています。サリドマイド事件は、日本だけでなく欧米各国で、医薬品の安全性の確保が最重要課題であると認識され、薬事制度を大きく変えるきっかけとなりました。日本では、胎児への影響の確認（動物実験）の義務づけや、医薬品の副作用情報収集体制が整備されました。

薬害エイズ事件

薬害エイズ事件は、主に血友病患者が米国売血由来の血漿を原料として作られた輸入非加熱血液製剤を使用し、原料に HIV が含まれていたために HIV に感染した被害です。1980 年代前半～中ごろにかけて、日本における血友病患者 5,000 人のうち約 1,400 人が HIV に感染し、このうち約 600 人が死亡しています[2]。米国では 1982 年 7 月に血友病のエイズ患者が報告され、血液を介する感染の可能性により非加熱製剤の危険性が指摘され、1983 年 3 月に加熱製剤が認可されました。しかし、日本ではその後も非加熱製剤の販売停止や回収、加熱製剤の輸入、販売が行われることなく非加熱製剤の使用がつづけられ、加熱製剤が承認されたのは 1985 年 7 月と米国の 2 年以上あとであり被害は拡大しました。

〈コラム〉エイズによる差別不安からの自主規制行動

日本で最初の HIV 患者集団は HIV に汚染された血液製剤により HIV 感染した血友病患者で、1,400 人もの感染者がいました。彼らへの調査では、周囲の人の何気ない会話やマスコミの情報から偏見・差別を感じる者が多く、診療拒否、入学拒否、解雇などの具体的な差別経験が明らかになっています。血液製剤による注射痕、抗 HIV 薬の服薬、定期的な受診など、治療に関わることから病気の発覚をおそれて、取り繕ったり、仕事を転々と変えたりして対応しています。また、人づきあいを避けたり、病名を隠したりして人との深いつきあいをしない等差別不安に由来した自主規制行動も見られます。これとは反対に、健常であることをアピールしたり装ったりする戦略も見られました。HIV 感染症であれば、障害者雇用枠での就職や内部障害の「免疫機能障害」として身体障害者手帳が取得できますが、そうした福祉サービスの利用を通じて自身が感染者であることが明らかになることを懸念し、「障害者手帳や障害者年金の申請をためらう」人は少なくありません。

2014 年の血友病患者を対象にした調査では、病気がありながら働くための条件（複数回答）として、4 割が「病名を明らかにする必要がない」をあげ、約 5 割が「健康維持や服薬に対して理解や協力が得られる」をあげていました。両者は矛盾していますが、しんどいながらも病名を明らかにすることの不利を感じている証左です。

まわりにいる人々がどう反応し、対応するのかが、感染者の生き方や QOL に大きな影響を与えます。

（4） 感染症の予防接種とワクチン

予防接種の意義と歴史

予防接種とは、特定の病原体（ウイルスや細菌を弱毒化したり、死滅させたもの）を免疫のない人に対して注射したり内服したりし、免疫をつくることで、その後感染の発症、あるいは重症化を防ぐことを言います。予防接種に使用する薬剤はワクチンと呼ばれています。予防接種の目的は、第一に個人の感染症の予防、第二に社会全体（集団）の感染症流行を予防することです。ワクチンを接種して病原体に免疫のある人が多い集団では、集団免疫（herd immunity）の効果により感染が起きにくくなると言われています。そこで国民全体の免疫をつくるために、社会全体として一定の接種率を確保することが重要となります。

日本では1948年に予防接種法が制定され、国としての予防接種制度が確立しました。当時は戦後の混乱期で感染症が流行しており、予防接種は国民の義務として推進されました。

しかし、予防接種による副反応に関心が移るなど、予防接種に対する国民の考え方が変化してきました。1994年以降は、国民一人ひとりが予防接種を理解し自覚をすることで、進んで予防接種を受ける意志を持つ、という個人防衛重視の考え方に変わってきました。つまり、これまでの義務から、「受けるよう努めなければならない」という努力義務による接種に変わってきたといえます。

予防接種の種類

皆さんは自分が受けた予防接種をあげることができますか。実際には、子どものころに予防接種を受けていても効果が十分でなく、大学生・成人になってから追加接種が必要な場合もあります。特に、留学や教育実習、臨床実習の前には抗体検査を受け、免疫状態を確認する場合もあるでしょう。現在の大学生に相当する年代（1995年以降生まれ）の人において定期接種（後述）により13歳までに完了しているはずの予防接種には、麻しん風しん混合（MRワクチン）、ポリオ、結核（BCG）、DPT/DT（D：ジフテリア、P：百日せき、T：破傷風）があります。ここでは、予防接種の種類について具体的に見てみましょう。

〈コラム〉痘瘡の根絶

世界保健機関（WHO）は、1980年に痘瘡の根絶を宣言しました。痘瘡が根絶できたのは、①病因ウイルスの宿主がヒトのみであること、②動物や昆虫が伝播に関与しないこと、③ウイルスに感染したヒトは必ず症状を示すこと、④ウイルスが持続あるいは潜伏感染しないこと、そして⑤ウイルスの抗原性に変異がなく、種痘（痘瘡のワクチン）によって免疫を獲得できるようになったことによります。麻疹やポリオ、風疹も、同様に、ヒトのみの感染症であるため、根絶計画が進められています。

〈コラム〉ワクチンの種類

ワクチンの代表的なものとして、生ワクチン、不活化ワクチン、トキソイドがあります。生ワクチンは、細菌やウイルスの病原性を弱めたものを生きたままワクチンとして利用したものです。生ワクチン接種後は、自然感染と同じ仕組みで強い免疫を獲得できます。生ワクチンの例には、麻しん風しん混合（MRワクチン）、流行性耳下腺炎（おたふくかぜ）、黄熱、結核（BCG）があります。不活化ワクチンは、細菌やウイルスを加熱や薬品などによって死滅させ、感染力や病原性をなくし、免疫をつけるのに必要な部分（死滅病原体や抗原部分）を取り出してワクチンとしたものです。生ワクチンに比べて免疫力が弱いので、十分な免疫をつけるためには、複数回の予防接種と追加接種が必要です。不活化ワクチンの例には、日本脳炎、B型肝炎、狂犬病、インフルエンザ、不活化ポリオがあります。トキソイドは、細菌が産生する毒素を薬品処理などにより免疫原性を残したまま無毒化したものです。トキソイドには、ジフテリア、破傷風があります。

<コラム〉ワクチン接種率と風しん

　風しんは、風しんウイルスによる感染症で、おもな感染経路は咳やくしゃみによる飛沫感染です。麻しん（はしか）と同じく発熱とともに発疹があらわれますが、3日程度で消失するので「三日ばしか」とも呼ばれます。症状は比較的軽いですが、妊娠中に風しんにかかると、生まれてくる赤ちゃんの目や耳、心臓などに障害（先天性風しん症候群）が出る可能性があります。

　風しんは子どもの病気と思われがちですが、近年、大人で風しんにかかる人の割合が増加し、妊娠中の女性への感染が心配されています。2012年から2013年の風しんの流行のころには、先天性風しん症候群と診断された赤ちゃんは45人に上りました。最近の風しん罹患は、子どものころに風しんワクチンを受ける機会がなかった30〜40代男性や、ワクチン接種率が低かった20〜30代男女に多いと言われています。

　風しんは予防接種で防げることから、妊娠を考える女性は早めに予防接種を受けることを検討し、もし妊娠後に風しんウイルスに対する免疫を持たないことがわかった場合には、同居家族にも予防接種を検討してもらいましょう。

　予防接種法にもとづいて市町村が通常時に実施する定期の予防接種は定期接種と呼ばれ、ワクチンの種類（対象疾病）のほか、対象年齢、接種時期、接種方法などが定められています。また、これ以外に、感染症のまん延防止のために緊急の必要性がある場合に実施される臨時接種があります。定期接種と臨時接種以外の予防接種は任意接種と呼ばれています。

　定期接種の対象疾患は、2001年の予防接種法の改正により集団予防を主な目的とする一類疾病と個人予防を主な目的とする二類疾病に類型化され、高齢者を対象とするインフルエンザが二類疾病に加えられました。二類疾病には予防接種を受ける努力義務が課されず、各自が個人の判断で予防接種を受けるものです。その後、2013年の法改正において一類疾病はA類疾病に、二類疾病はB類疾病に名称が変更されています（表5.2）。なお、2020年の法改正では、新型コロナウイルス感染症に関する特例が設けられました。

　また、先進諸国と比較して日本では公的に接種できるワクチンの種類が少ないワクチン・ギャップの問題の解消に向け、2013年の法改正で定期接種のA類疾病にヒブ（Hib）感染症、小児の肺炎球菌感染症、ヒトパピローマウイルス（HPV）感染症が、2014年にはA類疾病に水痘、B類疾病に高齢者の肺炎球菌感染症が、2016年にはA類疾病にB型肝炎が追加されました（表5.3）。また、ロタウイルス感染症は、2020年10月より定期接種の対象とされました。

　かつては、予防接種は集団接種が行われていましたが、現在は予防接種による副反応の発生を減少させるために、予診、問診を充実させ、医療機関で実施する

表5.2　定期接種の対象疾病

定期接種	対象疾患
A類疾病	ジフテリア、百日せき、ポリオ、破傷風、麻しん、風しん、日本脳炎、B型肝炎、結核、ヒブ（Hib）感染症、肺炎球菌感染症（小児）、水痘、ヒトパピローマウイルス感染症、ロタウイルス感染症
B類疾病	インフルエンザ、肺炎球菌感染症（高齢者）

厚生労働統計協会『国民衛生の動向 2021/2022』より改変。

表5.3　日本で接種可能な感染症ワクチンの種類（2021年5月現在）

定期接種	生ワクチン：結核（BCG）、麻しん風しん混合（MR）、麻しん、風しん、水痘、ロタウイルス（1価、5価）、不活化ワクチン・トキソイド：ポリオ（IPV）、DPT/DT、DPT-IPV、日本脳炎、インフルエンザ、B型肝炎、肺炎球菌（13価結合型）、肺炎球菌（23価ポリサッカライド）、インフルエンザ菌b型（Hib）、ヒトパピローマウイルス（HPV）（2価、4価）
任意接種	生ワクチン：流行性耳下腺炎（おたふくかぜ）、黄熱 不活化ワクチン・トキソイド：破傷風トキソイド、A型肝炎、狂犬病等

厚生労働統計協会『国民衛生の動向 2021/2022』より改変。

〈コラム〉子宮頸がんワクチンの話題

子宮頸がんは 20～30 代の若い女性で罹患率が増加しています。子宮頸がんの原因は HPV（ヒトパピローマウイルス）というウイルス感染であり、一般に性交渉によって感染します。

子宮頸がんの予防として、子宮頸がんワクチン（HPV ワクチン）接種による HPV 感染予防が WHO（世界保健機関）により推奨され、多くの先進国で国の事業として実施されています。日本でも 2013 年 4 月から子宮頸がんワクチンが定期接種の対象となりました。しかし、ワクチン接種後に慢性疼痛や運動障害などの副反応の報告があり、同年 6 月に積極的な接種勧奨が差し控えられ現在にいたっています。その間、子宮頸がんワクチンによる被害を訴える女性らによって国や製薬企業に対する訴訟が起きる一方で、WHO や関連学会からは、これ以上の接種勧奨差し控えは、本来予防が可能ながんに対するワクチン接種の機会を奪うことを憂慮する声明が発表されています。

なお、性感染症という点からは、本来パートナーである男性も感染予防をすることが望ましく、先進各国では男性も HPV ワクチン接種を受ける動きが広がっています。男性では HPV が原因である中咽頭がん、陰茎がん、肛門がんなどを予防できる可能性があります。

〈コラム〉予防接種のブースター効果

麻しん（はしか）は麻しんウイルスによる感染症です。感染力が強いですが、予防接種でほぼ完全に予防できる感染症であると考えられています。しかし、日本では最近まで流行がみられ、先進諸国からは不名誉なことに「麻しん輸出国」とも呼ばれていました。

流行がみられた原因には、①かつて麻しんに使用されていたワクチンの副反応の影響などで麻しんワクチンを一度も接種していない人がいた、②予防接種を 1 回接種して免疫を獲得しても、その後麻しんに罹っている人と接触する機会が減りブースター効果（体内で一度獲得した免疫効果が、再度抗原と接触することにより免疫機能を強化する効果）が得られず免疫機能が低下した人がいた、③予防接種を受けても一度では十分な免疫が得られない人が 5％程度いること、が挙げられています。

予防接種制度が導入され、麻しんの罹患者が減少した結果、自然感染する機会が減少して麻しんをめぐる状況が変わりました。ワクチンによる免疫持続効果は約 10 年とも言われています[3]。つまり、予防接種で得られた免疫を維持する刺激が起こらないと免疫機能は徐々に低下していきます。そのため大人になって罹患する人がわずかにいます。

ブースター効果を期待する意味もあり、麻しん風しん混合（MR）ワクチンは 2006 年度からは 2 回接種（第 1 期：1 歳児、第 2 期：5 歳以上 7 歳未満で小学校就学前の 1 年間の者）が開始されました。その結果、麻しんは日本では 2009 年以降患者数が減少し、2015 年には世界保健機関西太平洋地域事務局により日本が麻しんの排除状態（土着株による麻しんの感染が 3 年間確認されない場合）にあると認定されています。しかし、その後も日本では海外で流行する遺伝子型のウイルスが増加していると言われており、渡航歴のある患者からの報告が増えています。

個別接種が原則とされています。

なお、予防接種法に基づく予防接種の副反応により、健康被害が発生する場合があります。そのような事例への救済制度として、1976 年の予防接種法改正によって予防接種健康被害救済制度が導入され、1994 年の法改正に伴い内容の充実が図られています。

2. 化粧品の安全性と健康被害

（1） 化粧品とその安全性

私たちが化粧品と聞いてイメージするものは、法律（医薬品医療機器等法）で

〈コラム〉化粧品を安全に使用するためには

化粧品は日常的に使用するものであり、安全性への注意が払われています。しかし、国民生活センターの報告[4]によると、PIO-NET（パイオネット：全国消費生活情報ネットワークシステム）が2015年度に収集した「危害情報」（健康障害を受けたという情報）の商品・役務別第1位は化粧品（1036件、9.7%）であり、この順位は3年間同じでした。その内訳は、「基礎化粧品」、「化粧クリーム」、「化粧水」、「乳液」という身近な化粧品によるものが41.4%に上り、危害内容は「皮膚障害」が908件（87.6%）で全体の9割程度という結果でした。

化粧品を安全に使用するために、どのようなことに注意すべきでしょうか。①配合成分を確認する：全成分表示を活用しましょう。②使用方法を守る：健康被害や保管方法に関する注意を守りましょう。③化粧品情報を活用する：各化粧品の製造販売業者のホームページには製品に関する詳細な情報が記載されています。また、配合成分や表示に問題があった場合には製造販売業者による自主回収が行われ、その情報は国民生活センターや医薬品医療機器総合機構（PMDA）のホームページにて公表されています（http://www.pmda.go.jp）。④輸入化粧品を使用する場合には十分注意する：海外で購入した化粧品やインターネットで個人輸入した化粧品の成分や配合量は、日本の化粧品基準の規制内容と異なる場合があります。

は、「化粧品」と「医薬部外品」に分類されています。「化粧品」は人体に対する作用が緩和であり、身体を清潔に保ったり、美容目的で使われるものです。また、「医薬部外品」は医薬品に準じるもので、「にきびを防ぐ」などの効果が認められる有効成分が配合されているのが特徴です。そして、容器や外箱に「医薬部外品」と表示された薬用化粧品などが含まれます。

化粧品に配合される成分の安全性は、同じ法律にある「化粧品基準」によって、化粧品に配合できない成分や、一部の配合剤について使用上の制限が定められています。ただし、2001年4月の規制緩和により、制限されていない他の成分については、製造・販売業者の責任で、安全性を十分確認したうえで化粧品に配合することが可能となりました。なお、配合された成分はすべ

医薬品医療機器
総合機構

て、化粧品の容器や外箱などに、配合量の多い順に表示することが義務づけられています（全成分表示）。

一方、医薬部外品は、有効成分が配合されており、化粧品のように規制緩和が行われていないため、各製品の配合成分について販売前に審査されて承認を受けることが必要になっています。また、配合成分の表示に関しては、アレルギーなどの皮膚トラブルを起こすおそれがある成分（表示指定成分）は表示義務がありますが、全成分表示の義務はありません。これに対し、日本化粧品工業連合会などの化粧品業界団体により、全表示成分表示をするように自主的な取り組みが行われています。

（2）おしゃれに伴う健康被害―"おしゃれ障害"

近年、外見を重視する傾向が強まり、その傾向は低年齢化しているとも言われています。子どもの未発達な皮膚や身体への悪影響は大人に比べて大きく、その後も影響が残る可能性があります。おしゃれに伴う健康被害は近年"おしゃれ障害"とも呼ばれ問題となってきており、代表的な要因として化粧品（前述）のほか、ヘアカラーリング（染毛、脱色）、パーマ、ピアス、カラーコンタクト、人工的な日焼け、美容整形・プチ整形、化粧、タトゥーなどが知られています。ここでは、ヘアカラーリング、ピアス、カラーコンタクトの特徴と注意点について紹介します。おしゃれをする前に、自分にとって本当に必要なのか、健康へのリス

クはないのかを考えてみましょう。

ヘアカラーリング

　ヘアカラーリング剤には多くの化学物質が含まれており、頭皮のかぶれなどのアレルギーが起こることがあります。特に、永久染毛剤（ヘアカラー、白髪染め、おしゃれ染め）として使用されるパラフェニルジアミンは、染色できる色の範囲が広く色落ちしにくい利点があり広く使用されていますが、アレルギーが起きやすい化学物質です。染毛剤によるアレルギーは、現在症状がなくても使用を続けていると突然生じることがあります。また、一度アレルギーが出ると、その後もその染毛剤へのアレルギーを持ち続けることになります。よって、アレルギー症状と疑われる症状が出たらすぐに使用をやめることが重要です。

ピアス

　ピアスで問題となる症状として、感染症、金属アレルギー、ケロイドなどが知られています。感染症については、皮膚に開けた穴から化膿したり、他者と穴をあける器具を共有することで感染する危険性があります。

　金属アレルギーの仕組みは、まずピアスをすることにより、体内に溶け出したわずかな量の金属と結合したタンパク質ができます。そのタンパク質を免疫細胞が異物とみなして攻撃します。そして、免疫細胞は一度攻撃した金属を覚えているため、その金属に触れるたびにアレルギー症状を起こし、赤い腫れ、痒み、湿疹などの金属アレルギーを発症するのです。一度金属アレルギーを発症すると金属が実際に触れた部位以外でもアレルギー反応を起こし、原因となった金属を一生避けなくてはならないこともあるため、ピアスをする前によく注意することが必要です。

　ケロイドは、ピアスの穴から細菌が入り、傷跡が異常に赤く腫れ上がったまま固くなった状態のことです。ケロイドを治すには、手術やその他複数の治療法を組み合わせて受けることが必要となり、長期間の治療を要することが多いです。

　ピアスによる健康被害を予防するためには、「ピアスの穴を開ける器具を他者と共有しない」、「ピアスの穴を開ける前に皮膚科でアレルギーのテストを受け、自分に合わない金属を確認する」、「長期使用を避ける」、「かゆみなどの異常を感じたら使用を中止し病院を受診する」ことなどの注意が必要です。

カラーコンタクト

　目はとても繊細な器官です。コンタクトレンズは安全のため、適切に購入し正しく使用することが重要です。最近ではドラッグストアやインターネットでも購入できるようですが、眼の状態を確認して適正な製品を購入するために、一般に眼科受診と処方箋提出が求められます。購入後は、眼の障害を予防するため、正しい使用方法の実践と定期的な眼科受診が必要です。コンタクトレンズ使用による目の障害として、アカントアメーバ角膜炎（アメーバが引き起こす寄生虫病）、角膜潰瘍（酸素不足から生じた角膜の傷に細菌などが入って発生する潰瘍）、巨大乳頭結膜炎（レンズの汚れによるアレルギー症状）などが知られています。

　目の障害を予防するための上記以外の注意点は、「装用時間を守る」、「使用期限を守る」、「適切な方法で洗浄・消毒・保管する」、「レンズの貸し借りをしな

い」ことがあげられます。特に、カラーコンタクトレンズは、色素で着色するために酸素透過性が低く、また色落ちする質の低い製品が出回っていると言われ、透明のコンタクトレンズと比較して目の障害を起こしやすい傾向があるため注意が必要です。

3. 薬物依存

（1） 薬物の乱用と依存への道

皆さんの薬物依存者のイメージはどのようなものでしょうか。よく描かれるのは、監獄に入れられて、涎をたらし、手足の震えが止まらず、薬を求めてくるようなイメージでしょうか。しかし、そのイメージは現実と大きく異なります。まず事例を紹介します。

薬物依存になった人

事例1：Aさん（20代女性・大学生）

Aさんは、高校を卒業すると地方の大学に合格し一人暮らしを始めました。Aさんの両親はたいへんに厳しく小さいときから教育されていたので、大学生で一人暮らしを始め、開放感を感じていました。大学の2年生になり友人とたまたまマリファナ（大麻）について探索したところ、インターネットでマリファナを手に入れることができました。このときはあまり深く考えず試しに使ってみました。しかし吸ったときの幸せな感覚に酔い、何度かみんなで集まって吸いました。が、そのときはいつでもやめればよいという気持ちでした。しだいにいっしょに薬を吸う友だちが増えました。ある日、薬友だちの一人がコカインが良いという話をしており、今度はみんなでコカインを試してみようということになりました。だれかがコカインを手に入れ、使ってみたところマリファナとは違う、もっと楽しい感覚になりました。さらにコカインでは満足ができない友だちも出てきて、ついにAさんを含め何人かで覚せい剤を試してみることになりました。覚せい剤は、吸入すると自信が湧き集中力が高まり何とも言えない快感がありました。この薬の効果が忘れられず、くりかえし覚せい剤を使用しました。この頃になると大学には全く行かなくなり、家に籠りがちになりました。食事も摂らず体重も減り顔つきも変わってきました。ある日家に警察が来て、家の中の覚せい剤が発見され、逮捕されました。

事例2：会社員Bさん（30代男性・会社員）

Bさんは仕事で海外に行った際に、仲間とナイトクラブに行きました。そこで知り合った人から「これを飲んで踊るとハイになれる」と白い錠剤をもらいその場で飲みました。その結果とても気分がよくなり、心から楽しく踊りました。薬の名を聞くとエクスタシーという薬とのこと、帰国後探したところ、それがMDMAという違法薬物だと知りあきらめました。その後しばらく薬のことは忘れていましたが、仕事が忙しく眠れない日が続き、仕事の出来を気に病むようになりました。そのような中、合法でMDMAのようなものはないか友人に相談したところ、2つの薬をもらいました。一つは合成ドラッグで、もう一つはエスという薬でした。合成ドラッグは効きが良くなく、エスは吸ってから一瞬で目が覚め、体が楽になりました。何回か吸うとより楽になり、仕事がはかどりました。友人にエスが効くのでほしいというと、それは俗称で実は覚せい剤であることがわかりました。しかし効果が忘れられず、定期的に友人に大金を払って購入し、吸うようになりました。ただし吸ってはいるものの、自分ではコントロールしており何も問題ないつもりでした。同時にMDMAをもう一度味わいたくなり手に入れました。その頃から、誰かに家の中を覗かれていたり盗聴されているという恐怖感や幻覚が見えるよう

になりました。その後、覚せい剤の吸引やMDMAの服用を続けている中、ある日家に警察が来て逮捕されました。

　この二つの例に共通しているのは、はじめは知り合いや友人と軽い気持ちで始めたものが、最終的に覚醒剤を使用することになった点です。また、いずれも法律で禁止されている薬物を使用していますが、思いのほか簡単に手に入れています。最後に警察に逮捕されたところも共通しています。そして、どちらの方もどこにでもいるような、いわば普通の人であることです。Aさんは最終的には覚醒剤の中毒症状が出てきました。しかし、繰り返し薬物を使用しているときは普通に学校に通っていました。Bさんも普通に仕事をしていました。薬物依存症の人は、はじめに述べたように顔色がわるく、異常行動が見られるという印象を抱く方が多いかもしれませんが、それは重度の離脱症状を呈している場合であって、多くの依存傾向にある人はそのような症状があるとは限りません。

　薬物依存になっていく過程について見ていきましょう（図5.2）。薬物依存になっていく人の多くに見られるのは、はじめは軽い気持ちで副作用や依存性が低く手に入りやすい薬物から開始し、徐々に副作用や依存性の強い麻薬の使用に切り替わっていく傾向です。このはじめに手に取る薬物は、俗にゲートウェイドラッグと呼ばれており、酒やタバコ、有機溶剤、危険（脱法・合法）ドラッグ、マリファナなどになります。このような薬物の乱用により、快楽を得るために薬をどうしても飲み続けたくなり、知らず知らず手が伸びてしまうように脳内に回路ができあがります。これを精神依存と言います。また薬によっては、使用していないとイライラしたり手の震えが出てくるなど不快な症状が出てくるものがあります。それを避けるために、常に使用してしまうことになります。これを身体依存と言います。こうした依存状態を経ると、脳内だけでなく身体にもさまざまな症状が出てきます。これを慢性薬物中毒と言います。このころになると警察や麻薬取締官によって証拠が握られ、逮捕される場合が多くなります。

図 5.2　薬物依存と中毒
　　　　にいたる流れ

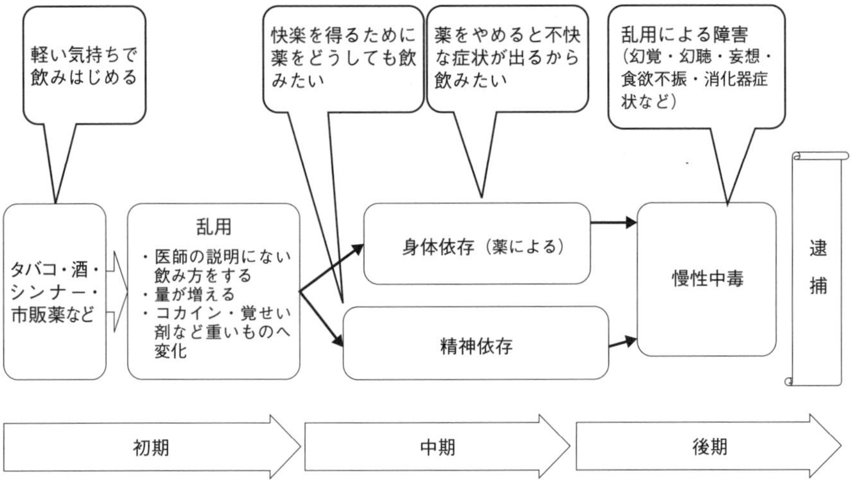

（2） 乱用される薬物とその効果

　医療目的以外に薬物を用いることは「乱用」と呼ばれています。乱用される薬物はおもにあとで説明する「依存性」を持つことから依存性薬物とも呼ばれます。また医療に用いるのではないという観点で、欧米ではレクレーショナル・ドラッグとも呼ばれています。こうした薬物はどのようなものがあるのか、その効果から整理していきましょう。基本的には中枢神経（大脳）に作用をするものですが、俗にアッパー系、ダウナー系と呼ばれる分類があります。

アッパー系（興奮作用）

　アッパー系というのは興奮を起こす（「ハイ」になる）作用があるもので、爽快感や自信に満ちた感覚、性感の亢進、疲労軽減、集中力の増加などがあげられます。覚せい剤やコカイン、合成麻薬である MDMA や LSD があげられます。コー

表5.4　依存性薬物の効果別の俗称・影響一覧

効果	薬物名	俗　称	離脱（禁断）症状	乱用による影響	規制
興奮作用（アッパー系）	カフェイン（コーヒー、茶、等に含有）		あり	感覚過敏、多弁、不安、焦燥感、気分高揚、精神錯乱、妄想、幻覚、幻聴、パニック発作、消化器症状、循環器症状	なし
	ニコチン（タバコに含有）		あり	血圧上昇、心拍数増加、体温低下、動脈硬化、肺気腫、肺がんなど	なし
	コカイン	クラック・コーク・ロック・白・雪	なし	食欲低下、易刺激性、血圧上昇、体温上昇、呼吸・脳波の速化、血糖上昇	麻薬
	覚せい剤	シャブ、スピード、エス、冷たいの、クリスタル	なし	瞳孔散大、血圧上昇、興奮、不眠、食欲低下、幻覚妄想（覚せい剤精神病）	覚醒剤
幻覚剤（サイケデリック系）	LSD	エル・紙・アシッド	なし	幻覚、パニック、自傷、自殺、フラッシュバック	麻薬
	マジックマッシュルーム		なし	幻覚、パニック、自傷、自殺、フラッシュバック	麻薬
	MDMA	エックス・X・バツ・バッテン	なし	倦怠感、重力感、不安や不眠、錯乱状態、腎・肝臓機能障害や記憶障害等	麻薬
	5MeO-DIPT	ゴメオ・フォクシー	なし	不眠、激しい胃腸症状、下痢、うつ病	麻薬
	リタリン® 類	コンサータ®・ビタミンR・合法覚醒剤	なし	不眠、食欲減退、胃障害、発熱、全身けいれん、不整脈、いらいら、瞳孔散大	処方薬
抑制作用（ダウナー系）	アルコール（酒）		強い	幻覚、妄想、認知症、運動失調、肝炎、肝硬変、食道静脈瘤	なし
	大麻	マリファナ・ハシッシ・ハッパ	あり	眼球充血、感覚変容、情動の変化	大麻
	ラッシュ（亜硝酸エステル）	ポッパーズ	なし	血圧低下、拍動強化	指定薬物
	あへん類	ヘロイン・モルヒネ	非常に強い	嘔気嘔吐、強い便秘、呼吸抑制、血圧低下、強い身体依存（離脱症状）	麻薬あへん
	向精神薬	抗不安薬、睡眠薬、抗うつ薬など	強い	強い身体依存（離脱症状）	処方薬
	有機溶剤	トルエン、シンナー	あり	多発神経炎、視神経炎、運動障害、認知症、肝障害、腎障害、再生不良性貧血	なし
	鎮痛剤、咳止め薬				処方薬市販薬

麻薬…麻薬向精神薬取締法による規制、覚醒剤…覚醒剤取締法による規制、あへん…あへん取締法による規制
指定薬物…薬事法による指定薬物
® は商標登録済みの商標（製品名）をさす。

ヒーやお茶などに入っているカフェイン、タバコのニコチン、リタリンという医薬品も乱用されるとアッパー系に属する作用があります。アッパー系の薬はナイトクラブでよく使用されるために、クラブ・ドラッグとも呼ばれています。特にLSDやMDMAは幻覚作用があるため幻覚剤（サイケデリック系）と呼ばれることもあります。欧米で有名ですが、日本においても大学生がナイトクラブで知らないうちにアルコールに混ぜて飲まされていた、という事件もありました。性感が亢進するためにセックス・ドラッグとして用いられるものもあります。

ダウナー系（抑制作用）

　その一方で、ダウナー系は、リラックスして落ち着いた気分、酩酊感（いわゆる「ラリる」感覚）、至福感や恍惚感が生じます。マリファナ、モルヒネやトルエン・シンナー、アルコールが該当します。医薬品のなかでも抗不安薬、鎮痛薬（痛み止め）、鎮咳薬（せきどめ）も乱用によりダウナー系の効果をもたらします。いずれもこれまでに感じたことがない感覚、気持ちよさを感じ、それが忘れられず繰り返し用いることになっていきます[5]。

（3）　薬物依存と薬物中毒

精神依存：学習による依存

　薬物を手に取ることで、人は、嫌なことを忘れたり、仕事がはかどったり、気分がよくなるなど、良い感覚を得ることを「学習」します。この学習により次に問題が起きたときに薬物を使って解決しようと考えます。これによって繰り返し薬物を使用することになり、いつの間にか理性ではコントロールできない状況に陥ります。これは脳内報酬系と呼ばれる脳内の機能に生じた異常が原因で、一度この異常が生じると半永久的に元に戻らないとも言われています。こうした依存状況は特に「精神依存」と呼ばれ、薬物依存の本質とされています[6]。

身体依存：離脱症状にもとづく依存

　また、覚せい剤やコカイン、MDMAにはありませんが、アルコールやモルヒネ、ヘロインといった物質に見られるのが、「身体依存」と呼ばれる依存です。これは身体が薬物に馴れてしまうことで生じるもので、その薬物が体内から排泄されてしまうと、離脱症状（古くは禁断症状）という、不安や手の震え、焦燥感や不眠などの症状が生じ、その苦しさから開放されるために再び薬物を使用する、という依存の形です[6]。

急性薬物中毒と慢性薬物中毒

　薬物は一度の使用でも用量が多量になると急性薬物中毒と呼ばれる状態になります。ただし、早期に適切な処置をすれば回復することがほとんどです。アルコールの一気飲みで倒れてしまうのは急性薬物中毒を起こしているためです。その一方で、慢性薬物中毒と呼ばれる、長期の服用により体内に病的な変化が起こり、継続的に症状が出てくる状態があります。覚せい剤の場合は、覚せい剤精神病と呼ばれる幻覚（実際には存在しない目に見えないものが、存在している、あるいは目に見えるように感じる症状）や妄想（自分の意思に反して頭の中に生じる考

え）があります。アルコールの場合は肝硬変という肝臓の病気になり、タバコの場合は肺がんなどになります。

（4） 若者のタバコと健康

喫煙の開始時期と喫煙による病気

米国の調査では喫煙者の99％は、26歳までに喫煙を開始していることがわかっています[7]。また、日本の調査でも、現在喫煙者の54.7％が未成年のうちにたばこを経験しており、41.5％が未成年のうちに喫煙が習慣化していることがわかっています[8]。したがって、喫煙者を少なくするには、未成年を含む若年者が喫煙を始めないようにすることが大事だと言われています。

喫煙と健康の関係は古くから多くの調査・研究が行われてきましたが、最近までにはっきりと関連がわかっている病気を表5.5に示します。このなかには聞いたことのある病気も多くあると思います。最近では新型コロナウイルス感染症（COVID-19）に電子タバコを含む喫煙者はかかりやすいことがわかっています。

表5.5 喫煙により生じる疾患名と発症するからだの部位

疾患名	発症部位および影響
がん	膀胱・子宮頸部・食道・腎臓・喉頭・白血病・肺・口腔・膵臓・胃
循環器疾患	腹部大動脈瘤・動脈硬化・脳血管疾患・冠状動脈疾患
呼吸器疾患	慢性閉塞性肺疾患・肺炎・子宮内での呼吸器への影響（肺機能）・小児／青年期の呼吸器への影響（肺機能・呼吸器症状・喘息の症状）・成人の呼吸器への影響（肺機能）・その他（呼吸器症状）
生殖器における疾患	胎児死亡・死産・生殖機能低下・低出生体重・妊娠の合併症
その他	白内障・健康状態の減弱／有病・大腿頸部骨折・低骨密度・消化性潰瘍

出典） 厚生労働省 e-ヘルスネット https://www.e-healthnet.mhlw.go.jp/information/tobacco/t-02-002.html

〈コラム〉受動喫煙の身体影響と改正健康増進法

受動喫煙をすることで、肺がんと心筋梗塞にかかってしまう危険性はそれぞれ20〜30％、25〜30％上昇することがわかっています。子どもの呼吸器疾患や中耳炎、乳幼児突然死症候群を引き起こすことが指摘されています。また、妊婦やその周囲の人の喫煙によって低体重児や早産のリスクが上昇することがわかっています。

こうした事実がわかるに従って、社会全体では受動喫煙を防止するための対策がとられてきています。当初日本国内では「分煙」といって、喫煙スペースと禁煙スペースを分離する方策がとられてきました。しかしながら、2018年7月に成立した「健康増進法の一部を改正する法律（改正健康増進法）」では病院や学校等の施設では敷地内全部で、飲食店では屋内で、原則禁煙が定められました。ただし、経営への配慮から、屋内での喫煙のための喫煙室の設置が認められており、その場合は標識をつけることが決まっています。なお、20歳未満は喫煙エリアへの立ち入りは禁止となっています。また、喫煙室のある施設では従業員の受動喫煙の防止のための対策（喫煙室の換気の徹底など）が必須になっています。こうしたルールに違反した場合は罰則（過料の支払い）が課せられることになっています。

喫煙開始年齢が若いことの影響

それでは、喫煙を開始する年齢が若いほど、どのような身体・健康への影響があるのでしょうか。喫煙を開始する年齢が若くなるほど、心臓や肺などの臓器を傷つける結果となります。具体的には、呼吸機能の低下、肺の発育不全、腹部大動脈瘤の早期発症の原因となることが明らかになっています。また、若い時に喫煙を始めると依存性が高くなり、喫煙をやめるのが難しくなると言われています。

若年成人の喫煙者は、先ほど示したタバコにより直接影響する病気だけが問題ではありません。年齢を重ねるにつれて非喫煙者よりもさまざまな慢性

の病気にかかりやすくなることもわかっています。

喫煙で痩せることはない

また、この20年来喫煙によるダイエット効果の噂がまことしやかに流れており、喫煙を始める若年女性が少なくありません。これに対して、詳細な研究が多数行なわれており、最近それらをまとめた結論がCDC（米国疾病管理予防センター）より出されています。その結果、痩せようと思って喫煙を始めても、痩せることはないことが科学的に結論づけられています。

受動喫煙

タバコの煙には約4,000種類の化学物質、約200種類の有害物質、60種類以上の発がん物質が含まれています。タバコから出る煙、喫煙者が吐き出す煙にも、多くの有害物質が含まれています。タバコを吸っていなくても、傍にいてタバコの煙を吸わされてしまうことを受動喫煙といい、さまざまな身体への影響が出ることがわかっています。

こうした受動喫煙を防止するために、「健康増進法の一部を改正する法律（改正健康増進法)」が制定され、2020年4月に全面施行されました。この中で公共施設や飲食店での原則禁煙が定められました。

（5）　薬物依存症をめぐる問題と対策

薬物と法律

依存性薬物は法律で規制されている場合があります。大麻（マリファナ）は、種子や繊維を採る目的で農産物として栽培されています。そのために「大麻取締法」という法律で、身体に影響を及ぼさない部分の採取を目的とした栽培は、許可を受けた農家だけができることになっています。また、覚せい剤は、かつてはヒロポンという商品名で医薬品として流通していましたが、戦後の混乱期、昭和20年代後半から30年代初めころ国内でその乱用が問題となり、「覚せい剤取締法」（1951年）が制定されました。それ以外の依存性薬物は「麻薬および向精神薬取締法」（1953年）で規制されており、ヘロインやモルヒネは「あへん法」（1954年）でも規制されています。

このように日本では、法律により薬物の使用を規制することで乱用者、依

〈コラム〉電子タバコと加熱式タバコ

喫煙はタバコの葉を燃焼して発生するガスや煙を吸引するものですが、近年では新たな形式である電子タバコや加熱式タバコが急速に広がっています。電子タバコとは液体（リキッド）を加熱し、発生したエアロゾルを吸引するものです。VEAP（ベイプ）とも呼ばれていて日本国内では多くの種類が販売されています。なお、日本ではリキッド内にニコチンを入れたものの販売は法律で禁止されています（海外ではニコチン入りリキッドの電子タバコが市販されています）。

加熱式タバコはリキッドではなくタバコの葉そのものを加熱して発生した蒸気を吸い込むものです。iQOS（アイコス）やglo（グロー）、Ploom TECH（プルーム・テック）などといった商品が販売されています。こちらはニコチンを含む製品です。これらは燃焼式のタバコよりも肺疾患や受動喫煙のリスクが低いと誤解されがちですが、確実な科学的根拠はありません。そのため改正健康増進法でも受動喫煙の防止の対象となっており燃焼式のタバコと同様に屋内や公共施設での使用を原則禁止しています。また2019年には米国内で電子タバコや加熱式タバコの使用に関連する肺損傷の増加が問題となりました。

CDC（米国疾病管理局）ではニコチンはきわめて高い依存性物質であることや、含有する有害物質の水準も燃焼型よりも少ないとは言えないことなどから、青少年、妊婦、これまで喫煙をしたことがない人は電子タバコや加熱式タバコを使用しないように勧告しています。

存症者を抑える方法をとってきました。この方法は薬物の使用を抑えることに一定の効果をもたらしてきたと評価されていますが、昨今では次にあげるさまざまな問題により、薬物対策を根本的に再検討する時期にきています。

薬物の多様化と危険ドラッグ

一つは依存性薬物の多様化の問題です。昨今では情報や流通が進歩したことで、「麻薬および向精神薬取締法」で規制されていない新たな薬物が簡単に合成され、「合法ドラッグ」と称されて販売されています。しかし、医療以外の目的で薬物を製造、輸入、販売することは薬事法で禁止されています。したがって、こうした薬物が合法となることはありません。ただ、覚せい剤や大麻のように規制されている依存性薬物ではない、ということが、使用者に一種の安心感を呼び、使用を後押ししているとも言われています[6],[9]。近年ではこうした薬物のことを「危険ドラッグ」と呼んでいます[10]。また、危険ドラッグとして出回った薬物は次々と特定されて「麻薬および向精神薬取締法」で規制対象にされていますが、さらに次々と新たな危険ドラッグが出現しており、まさにいたちごっこになっている現状です。

見えにくくなる違法薬物の流通ルート

もう一つは水面下での密売の横行です。違法薬物は国内では製造されません。したがって、ほとんどが密輸組織によって国外から不法に持ち込まれています。日本では高値で取引が行われるため、貨物のなかに隠して密輸されています。一度に多くの薬物を密輸すると摘発されたときのリスクが大きいため、少しずつ分散させ、細工したスーツケースや民芸品の中などに忍ばせるなどして密輸されます。東南ア

ジアに加え、メキシコや南アフリカ、ヨーロッパ諸国からの輸入が多く、昨今では密輸の担い手として、海外から帰国する日本人旅行者が利用されるケースが多いようです。これは旅行先で中身を知らされずに荷物と手数料を渡され、帰国後にその荷物を指定した場所に運ぶというものです。密輸後は暴力団関係者や密売組織の手にわたり不正な売買が行われ、組織の資金源になります。最近では、密売組織以外の薬物使用者自身がインターネットを用いて不正入手し、薬仲間に高額で売ることも行われています[11]。

薬物依存症対策の遅れ

最後が薬物乱用・薬物依存症に対する考え方と対策の遅れです。法で規制し、製造だけでなく所持や使用が罪となると、使用を繰り返し依存が形成されている人に対しては支援や救済ではなく、制裁を与える必要があるという考え方になります。そして、支援や救済には関心が払われなくなるおそれがあります。実際に、日本の依存性薬物の規制や取り締まりは先進国のなかできわめて強いのですが、薬物依存症者への治療や回復対策は各国から遅れを取っている、と言われています[12]。

一度でも薬物を乱用するのは良くないことですが、法律で規制されているから良くないという単純な問題ではなく、これまで説明してきたように、それによって徐々に薬物依存が形成され、身体的にも精神的にもそして社会的にも自分自身がボロボロになっていくために良くないことであると自覚する必要があります。そして万が一薬物依存に陥ってしまった場合には、このあとで説明するように、依存を断ち切り、回復していく道が開かれていることも良く知っておく必要があるでしょう。

（6） アルコール・薬物依存・ニコチン依存からの回復の方法

薬物依存と医療

薬物の継続使用で二つの健康上の問題が起こります。一つは薬物中毒、もう一つが薬物依存症です。薬物中毒については専門病院で入院治療し症状を抑えることができます。しかし、入院し症状が消え、退院すると、再び薬物を使用してしまい、治療から脱落（病院に行かなくなる）していきます。元覚せい剤使用者で治療開始時点から3カ月後に病院治療を続けている人の割合は40％未満という報告もあります[13]。このように依存症そのものに対する病院での治療は、現在は限界があると考えられています。

自助グループによる依存症からの回復

現在、依存症から回復する方法の主流は、「自助グループ」と呼ばれている、依存症経験者や支援者がボランティアで運営している民間の回復支援団体による活動になっています（自助グループについては第11章参照）。日本では、薬物を含めた依存症についてはNA（Narcotics Anonymous）の会、アルコール依存症に特化したAA（Alcoholics Anonymous）の会などの支援グループが全国各地にあり、定期的に活動を行っています。ここでは同じ依存症の人たちが、助け合いながらグ

ループミーティングを開いて参加し、12 ステップと呼ばれるプログラムで回復
と人間的成長をめざしています。

ダルクの役割

　薬物依存については共同生活を行って薬物依存から回復し、社会復帰していく
ダルク（Drag Addiction Rehabilitation Center（DARC）：薬物依存症リハビリ
テーションセンター）という民間の施設が全国各地にあります。そこでは仲間と
の共同生活を通じて、生活リズムを整え、料理や掃除など入居者同士が役割を引
き受けながら生活をしています。入居者同士でコミュニケーションをとり、薬物
以外のさまざまな趣味を見つけて、社会生活を送るための技術を身につけていく
のです。

　こうした NA、AA やダルクといった民間の取り組みが、依存症からの回復に
非常に効果をあげています。最近では、医療機関自体が、12 ステッププログラム
をはじめとしたさまざまな回復に向けて効果的な方法を組み込んだプログラムを
開発し、依存症治療を行う取り組みも少しずつ増え、回復への道の選択肢も広が
りつつあります。

禁煙の方法

　喫煙者もやはり、禁煙しようと一人で努力するには限界があると言われていま
す。喫煙者のうち、ニコチン依存症と医師から診断された場合、医療保険で禁煙
治療を受けることができます。禁煙治療は概ね 12 週間のプログラムで、5 回の
受診で行います。その間に、ニコチンパッチやニコチンガムといった薬が処方さ
れ、ニコチン切れ状態を解消するニコチン代替療法が行われます。また、タバコ
による満足感を得られなくする薬などの内服を行います。同時に、まわりからタ
バコに関わるモノをなくす、吸いたくなったときに別の行動をする、などの工夫
をしながら禁煙をつづけていきます。

レッツチェック　ニコチン依存症スクリーニングテスト

		1点	0点
1	自分が吸うつもりよりも、ずっと多くタバコを吸ってしまうことがありましたか。	はい	いいえ
2	禁煙や本数を減らそうと試みてできなかったことがありましたか。	はい	いいえ
3	禁煙したり本数を減らそうとしたときに、タバコがほしくてほしくてたまらなくなることがありましたか。	はい	いいえ
4	禁煙したり本数を減らそうとしたときに、次のどれかがありましたか。（イライラ、神経質、落ちつかない、集中しにくい、ゆううつ、頭痛、眠気、胃のむかつき、脈が遅い、手のふるえ、食欲または体重増加）	はい	いいえ
5	上の症状を消すために、またタバコを吸い始めることがありましたか。	はい	いいえ
6	重い病気にかかって、タバコはよくないとわかっているのに吸うことがありましたか。	はい	いいえ
7	タバコのために健康問題が起きていることがわかっていても吸うことがありましたか。	はい	いいえ
8	タバコのために精神的問題が起きているとわかっていても吸うことがありましたか。	はい	いいえ
9	自分はタバコに依存していると感じることがありましたか。	はい	いいえ
10	タバコが吸えないような仕事やつきあいを避けることが何度かありましたか。	はい	いいえ

合計点が 5 点以上でニコチン依存症の可能性が高い

Kawakami N, Takatsuka N, Inaba S, et al. Development of a screening questionnaire for tobacco/nicotine dependence according to ICD-10, DSM-III-R, DSM-IV. Addict Behavi 1999; 24: 155-166

（7） 知り合いに薬物依存の人がいたとき

　薬物をやめるときに重要なことは、使用者自身が薬物を使い続けるメリットとデメリットを冷静に判断することと言われています。こうした冷静な判断力を持つことを通じて断薬できた人も多くいるようです。ただし、薬物の使用をやめることは自分一人だけでは非常に難しく、薬物とは関わりがない、支援してくれる知人・家族が必要であることがわかっています。特にわが国では集団で薬物使用する機会が多く、薬物使用者は、薬仲間など薬中心の人間関係に偏るようになり、薬を使用しない友人をつくることが難しく、いっそう回復が難しくなると言われています。

　もし友人や身近な人が薬物使用をしている、あるいは、アルコール、買い物やギャンブルなどの依存症になっていることを知ってしまった場合、一人では悩まず、次にあげる機関には相談窓口が設けられていますので、迷わず電話等で相談をすることが大事です。

　1．各都道府県にある「ダルク」（ドラッグ・リハビリテーション・センター）
　2．アルコール・薬物問題全国市民協会 ASK
　3．全国薬物依存症者家族連合会
　4．全日本断酒連盟
　5．AKK アディクション問題を考える会
　6．（各都道府県の）精神保健福祉センター

〈考えてみよう〉

問1　一般用医薬品は 2009 年の改正薬事法により分類が規定されました。新しい分類にはどのような考え方が反映されているでしょうか。
　　【医薬品の種類と買い方を参照】

問2　インフルエンザの予防接種のメリットとデメリットについて、個人的観点と社会的観点から考えてみよう。
　　【感染症の予防接種とワクチンを参照】

問3　薬物依存はどのようにできあがっていくのでしょうか。整理して説明してみよう。
　　【薬物の乱用と依存への道を参照】

問4　薬物の使用はなぜ「ダメ」なのでしょうか。その理由を具体的に説明してみよう。
　　【薬物依存と全体を参照】

〈コラム〉感染症の基礎知識

感染症の話題は、多岐にわたり複数の章で取り上げています。たとえば、第1章では若者の結核、人獣共通感染症、第5章では感染症の予防接種ならびにコラムでトピックを紹介し、第6章では、感染症としての歯周病、第8章では人の国際移動と新興感染症を取り上げました。さらに第10章では性感染症、母乳と免疫を取り上げています。感染症を理解するために、このコラムは感染対策の基本的ポイントをまとめました。

感染症予防の三原則

感染症の発生には、①病原体、②感染経路、③宿主の感受性（免疫力・抵抗力）の三つの条件がそろっていることが必要です。したがって、感染症予防の三原則は、感染源（病原体）対策、感染経路対策、（免疫力向上のための）予防接種となります。

①病原体対策としては、病原性（病原体が疾病を起こす力）、感染力（宿主内で増殖する力）、伝染期間（まわりにうつす期間）、潜伏期間（感染から発病まで）に対応します。感染者の隔離・治療、消毒・滅菌が有効な方法です。伝染期間は、隔離入院や登校停止、学級閉鎖期間の根拠になります。エボラ出血熱は現在のところ有効な治療法がなく致死率40％と高い感染症ですが、潜伏期間が2日から21日と短いため制圧が可能です。

②感染経路は病原体の種類で概ね決まっています。経路の種類には、妊娠中の母体から児に感染する垂直感染（梅毒、風疹、B型肝炎、HIV、トキソプラズマなど）と、くしゃみや咳などの飛沫感染（インフルエンザ、百日咳など）・空気感染（風疹、結核など）・媒介動物（マラリア〈蚊〉など）などによる水平感染があります。ヒト―ヒト感染を直接起こす飛沫感染や空気感染は予防対策上重要です。病原体の侵入を遮断するために、マスク・手洗い・うがい・ガウン装着・コンドーム使用が有用です。

③宿主の感受性は病原体に対する免疫だけでなく、栄養状態や体力などで規定される非特異的な抵抗力も重要です。生後母乳から自然に母親の免疫抗体を受けとります（数カ月程度持続）。免疫という言葉は、個体に対してだけではなく、集団に対しても用いられます。ある病原体に対する免疫をもつ者が一定の割合以上いると、流行は起きません。予防接種は、個人を守る免疫獲得だけでなく、集団免疫としても大きな意義があります。

感染症法による対策

1970年以降、エボラ出血熱や鳥インフルエンザ、重症急性呼吸器症候群（SARS）など30以上の新たな感染症（新興感染症）が出現し、克服されると考えられてきた結核やマラリアなどの感染症（再興感染症）が再び問題となっています。1996年にWHOは、「われわれは、今や地球規模で感染症による危機に瀕している。もはやどの国も安全ではない」と警告しました。日本では、患者の隔離や届け出による管理によってハンセン病患者に対する偏見・差別を助長してきた「らい予防法」が1996年に廃止され、伝染病予防法、性病予防法、エイズ予防法の三つを統合し、1998年に「感染症の予防及び感染症の患者に対する医療に関する法律」が制定され、患者や家族の人権に配慮しながら、感染拡大を防ぐ対応が進められるようになりました。

この法律には、一般法には珍しい前文がありますがその前文（抜粋）には次のように記されています。「わが国においては、過去にハンセン病、後天性免疫不全症候群等の感染症の患者等に対するいわれのない差別や偏見が存在したという事実を重く受け止め、これを教訓として今後に生かすことが必要である。」

現在は、この法律のもと感染症対策では十分な説明と同意にもとづき、入院勧告等の必要な措置はリスクに応じて最小限にとどめ、人権やプライバシーを守りつつ、治療を確実に終える積み重ねが行われています。そのための第一線機関が保健所で、都道府県や指定都市、中核市、特別区に設置されています。

2019年末に中国の武漢市で発生しパンデミックを引き起こした新型コロナウイルス感染症に対し、各国でさまざまな対策がとられました[14]。日本では緊急事態宣言が発令され、感染拡大防止策と医療提供体制の整備、学校の臨時休業のほか、複数の患者に共通する感染経路が把握された場合に当該クラスターに十分な対策をとる策がとられました。クラスター対策には、いつ、どこで感染機会があったかを明らかにすることがたいへん重要です。しかしクラスター発生した集団に対する極端な忌避や差別的な対応が全国で見られました。2020年2～3月に寄せられた帰国者・接触者相談センターへの相談でもからだの相談ではなく患者はだれかを詮索するものが少なくなくありませんでした。

この新型感染症は2020年2月にCOVID-19と命名されました[15]。COは'corona'、VIは'virus'、Dは'disease'の意味で、特定の地域・場所や動物、個人や集団を表さないよう考慮されています（COVID-19は発熱などの感染症を指し、原因ウイルスはSARS-CoV-2です）。

第6章
心と身体の病気、口腔保健と医療・健康サービス

　私たちは、人類がこれまで経験したことのない物質的に豊かな社会、同時に複雑化した社会を生きています。皮肉なことに、その現代社会に適応することで、私たちの生活様式は大きく変容し、心・精神と身体、そして口腔・歯の健康にも影響を受けています。では、豊かな社会であるからこそその病気を防ぎ、また、上手に付き合うにはどうしていくのがよいのでしょうか。この章では、現代社会を生きる私たちの健康とかかりやすい病気について、理解を深め、これからの時代の生き方を探っていきます。

1. 身体の病気とその予防・つきあい方

（1）　日本人のおもな生活習慣病

　感染症による死亡が減少し、がんや循環器疾患など生活習慣が関係していると考えられる「生活習慣病」による死亡が増えてきました。これらの「生活習慣病」の多くは遺伝的な素因と生活習慣の相互作用により、かかりやすくなると考えられるため、若いときからの健康的な生活習慣の確立と維持はとても重要です。

　ところで、なぜこの「生活習慣病」による死亡が増えてきたのでしょうか。それは日本が豊かになり、飢えから解放されたこと、そして長生きできる社会になったからにほかなりません。長い間、人類の歴史は飢えとの戦いでした。飢餓をくぐりぬけ、命をつなぎとめるためにはからだに効率よく脂肪を蓄えることのできる能力が必要だったのです。この脂肪を蓄える能力は、必要以上の食料が簡単に手に入るようになり、その一方で電気などのエネルギーを利用することでからだを動かす必要が減った現代の生活において、脳血管疾患や心疾患を引き起こす要素、「メタボリックシンドローム」の増加につながっています。また、感染症に対する医療の進歩により感染症の多くが治癒し、寿命が延びたことで、年齢とともにかかる割合が高くなるがんの患者さんはどんどん増えています。

　これらの「生活習慣病」は特にその人自身が十分に情報を得て、適切に予防し、またそれでも病気になった場合には必要な治療を受け、そして長期につきあっていく必要もあります。また生活習慣病と聞くと、「中年になってからなるもの」というイメージが強いかもしれませんが、生活習慣は若い時からの生活の積み重ねです。また、第1章のコラム「エピジェネティクス」にもあるとおり、子どもを産み育てていく若い世代は、子どもの将来の健康を守るためにも自分の健康に

がん情報サービス

循環器病に
ついて知る

糖尿病情報
センター

気を配る必要があるのです。国民向けに広く情報を発信する機関として、国立が
ん研究センターがん対策情報センターが運営する「がん情報サービス（http://gan
joho.jp)」や、循環器病情報センターの運営する「循環器病について知る
(https://www.ncvc.go.jp/hospital/pub/knowledge/)」、糖尿病情報センターのウ
ェブサイト（http://dmic.ncgm.go.jp/index.html）が情報を発信しています。豊か
な社会であるからこその病気を防ぎ、また、上手につきあうにはどうしていくの
がよいのでしょうか。現在の日本で死因の上位を占める「がん」、そして心疾患
や脳血管疾患である「循環器病」、さらに循環器病の大きな原因と考えられてい
る「メタボリックシンドローム」について見てみましょう。

がん

　がんは 1981 年以来、死因の 1 位となっています。2021 年にがんで死亡した人
は約 38 万 1,000 人、2019 年に新たにがんと診断された人は約 99 万 9,000 人です。
現在、2 人に 1 人は生涯のうちにがんになり、3 人に 1 人はがんで死亡する時代
となりました。がんによる死亡率は、男女とも、おおよそ 60 歳代から増加し、高
齢になるほど高く、60 歳代以降は男性が女性より顕著に高くなりま
す[1]（図6.1）。ただ、若い人でもがんになることは珍しくなく、がんに罹
患する割合は 30 歳代後半から 40 歳代では女性が男性よりやや高くなっ
ており（図6.2）、その年代の女性では乳癌、子宮がん、卵巣がんの罹患
が多くを占めます（図6.3）。若い世代では自殺や不慮の事故に次ぐ死因
です。

　がんは、正常な細胞の遺伝子に傷がつき、異常な細胞ができ、異常な
細胞が増殖し、さらに悪性度の高い細胞ができて広がっていくことにより進行します。基本的に、がんはすべての臓器、組織に発生することがあり、生活習慣によりある程度なりにくくする（予防する）ことはできますが、完全に防ぐことはできません。

循環器疾患

　がんに次ぐ死因（2021 年時）は、2 位が心疾患、3 位が老衰、4 位が脳血管疾患となっており、2017 年に心疾患で死亡した人は約 21 万

図 6.1　がん死亡率の年齢による変化

年齢階級別死亡率（全部位 2018 年）
人口 10 万人対

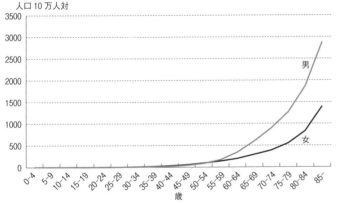

資料）　国立がん研究センターがん対策情報センター

図 6.2　がん罹患率の年齢による変化

年齢階級別罹患率（全部位 2017 年）
人口 10 万人対

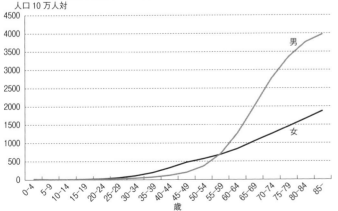

資料）　国立がん研究センターがん対策情報センター

図6.3 男性と女性の年齢別がん罹患割合

年齢部位別がん罹患数割合(40歳以上)(男性2017年)

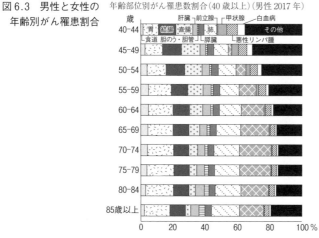

年齢部位別がん罹患数割合(40歳以上)(女性2017年)

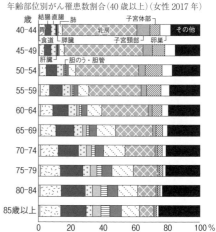

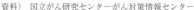

資料)国立がん研究センターがん対策情報センター

5,000人、脳血管疾患で死亡した人は10万5,000人で、2位の心疾患、4位の脳血管疾患が含まれる「循環器」の病気が死因の3分の1を占めます。心疾患の代表的なものとしては、狭心症、心筋梗塞で、どちらも心臓の筋肉を動かすために酸素と栄養を供給している心臓の冠動脈が動脈硬化によって狭くなったり、詰まったりするために起こり、総称して虚血性心疾患といいます。狭心症は、冠動脈の血流が悪くなって心筋が酸素不足になった状態を言い、冠動脈が詰まった結果、血流が壊死してしまうと元に戻ることはありません。脳血管疾患は、脳の血管に障害が生じたために脳細胞のはたらきに支障が出る病気の総称です。脳の血管が詰まる脳梗塞、脳の血管が破れる脳出血、動脈瘤が破れるくも膜下出血などがあります。循環器の病気は、直接の死因になるだけでなく、後遺症をもたらす点でも非常に影響の大きい病気であり、予防が不可欠です。

メタボリックシンドローム

　皆さんも「メタボ」という言葉を耳にする機会は増えていることと思います。メタボリックシンドロームとは、日本語にすると「代謝に関係した(メタボリック)症候群(シンドローム)」という意味で、肥満、特に「内臓脂肪型肥満」をもとにして、境界型糖尿病、脂質代謝異常、高血圧、脂肪肝などの病気が、ひとりの人に重なり合って起こってくる疾患のことをさします[2]。ウエスト周囲が男性85センチ以上、女性90センチ以上であることに加えて、(1)

中性脂肪が高いことや善玉コレステロールが低いこと、(2)血圧が高いこと、(3)空腹時の血糖が高いことのうち2項目を満たす場合にメタボリックシンドロームと診断されます。メタボリックシンドロームは、動脈硬化を引き起こし、心筋梗塞や脳梗塞などの循環器病を引き起こしやすくなります。メタボリックシンドロームそれ自体で命を落とすというよりは、重篤な循環器病の引き金となるために予防が必要な病気（症候群）なのです。

（2）　まずは病気にならないために

　まず、病気にならないようにすること、予防が大切ですが、先にあげた生活習慣病は、生活習慣によって病気になりにくくすることが可能です。

　心筋梗塞や狭心症の予防としては、「禁煙する」「塩分・糖分・脂肪分を取り過ぎない」「バランスのよい食事をとる」「適度な運動をする」「ストレスを避け、規則正しい生活を送る」「血縁者に心筋梗塞の患者がいれば生活習慣に注意を」「高血圧・糖尿病・高脂血症の早期発見を」「強い胸痛を感じたらすぐ病院へ」があげられています[7]。脳卒中の予防としては危険因子である高血圧、糖尿病、脂質異常症、心房細動（不整脈）、塩分や脂質の過剰摂取を避けることなどがあげられます[8]。これらは循環器病の"予防10ヶ条"（https://www.jcvrf.jp/general/yobou.html）、がんの予防法（科学的根拠に基づくがんの予防法、https://ganjoho.jp/public/pre_scr/cause_prevention/evidence_based.html）とも共通するもので、がんについては太りすぎだけでなく、痩せすぎもまたリスクを高めるため、「適正体重」を保つことも重要です。歳をとっても元気で過ごしていくために若いときからの生活習慣として自然に身につけたいものです。

　日常生活での予防を「一次予防」と言いますが、それに加えてもう一つ欠かせないのが検診（「二次予防」）です。がん検診は20歳から始まるものもあることをご存じでしょうか。現在、国が推奨しているがん検診は胃がん、肺がん、大腸がん、乳がん、子宮頸がんの5種類ですが、そのうち子宮頸がんは20歳から対象となっています（胃がんは50歳、その他のがん検診は40歳から）。子宮頸がんは進行すると子宮を摘出しなければなりませんが、早期のうちに治療をすれば、多くの場合、子宮を温存した治療法が選択できます。子宮頸がんと診断される人は20歳代後半から増加します[9]。女性は20歳になったら2年に1回は必ず受診しましょう。特定健診・特定保健指導はメタボリックシンドロームに着眼した健診と、その結果にもとづく生活習慣の改善指導です。メタボリックシンドロームの早期の発見と指導による症状の改善により、重篤な循環器病などを防ごうというもので、2008年度から開始され、40歳以上が対象です。

（3）　もし病気になったら：上手な病気とのつきあい方

　いわゆる生活習慣病であっても、生活習慣だけで完全に防ぐことはできません。どんなに気をつけていても病気になってしまうことはあるのです。もし、自分が、

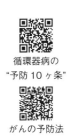

循環器病の
"予防10ヶ条"

がんの予防法

もしくは近しい人が病気になったら、どうしたらよいのでしょうか。再びがんを例に考えてみましょう。

「がん」と聞くとどのようなイメージがあるでしょうか。死んでしまう病気？　もう治らない？　学校にいけない、働けない？

そんなことはありません。たしかに現在でも簡単な病気、すぐに治る病気、とは言えませんが、今ではがんと診断された人の6割以上は治る病気になってきました。また、完全に治すことはできない場合でも、治療を続けながら上手に病気とつきあい、仕事や家事育児などの役割を果たし続けている人は多くいます。施策としてもがんになってもその人らしい生活を続けていくことの重要性があらためて意識され、そのための制度や医療体制の整備が進められています。

がんだと診断されたとき、またはがんかもしれない、と言われたとき、多くの人は「頭が真っ白になった」と表現しています。その大きな事態に直面したとき、何をしたらいいでしょうか。まずは冷静に情報を集めることが大切です。そのときに気をつけなければならないのが、情報を集めるときの姿勢です。現在はインターネットにさまざまな情報があふれ、かえって信頼できる医療情報が見つかりにくい事態となっています。

がんの情報を探すときに心にとどめておきたいこととして、「いま必要な情報が何であるのか整理すること」「主治医から十分に話を聞く必要があること」「別の医師の意見を聞くセカンドオピニオンも選択肢の一つであること」「看護師や薬剤師など、医師以外の医療者からも情報を得られること」「がん診療連携拠点病院に設置されているがん相談支援センターも活用できること」「得た情報が本当に正しいか吟味すること」「健康食品や補完代替医療は利用する前に慎重に考えること」「周囲の人の意見を聞くこと」などがあげられています（がん情報探しの10カ条)[10]。

若い世代の皆さんは、娘や息子として、また友人として、患者さんの代わりに情報を探す立場になることも多いでしょう。インターネット上の情報を見るさいには、インターネット上の医療情報について見極める必要があります。そのさいHONcode（2022年12月に活動停止）が用いていた考え方が参考になります。HONcodeでは、医療資格のある人による情報提供であるか、医師と患者の関係を支援する内容になっているか、情報を更新した日付が明示されているか、掲載されている情報の情報源が明示されているか、特定の治療や商品、サービスに根拠なく誘導するものとなっていないか、問い合わせ先が明確になっているか、そのサイ

〈コラム〉eHealth literacy[11]

皆さんはわからないことがあったとき、どのように調べますか？　スマホに単語を入れてポンと検索、という方は多いことでしょう。いまやインターネット上には膨大な医療や健康の情報が掲載され、簡単に多くの情報が手に入る時代になりました。しかし、その情報がほんとうに信頼できるものなのか、あなた自身がほんとうに活用するには、「読み書きの力」「その情報がどのようにつくられているのかを見極める力」「そのメディアがどのような社会的・政治的な文脈のなかで発信しているのかを見極める力」「ヘルスリテラシー（第2章参照）」「コンピューターを使う力」「情報の元となっている科学的な知見を読み解く力」が必要と言われています。これは本文で触れているHONcodeで示されている内容と重なります。情報が溢れている時代だからこそ、インターネット上の情報は玉石混交であることを前提として、情報を鵜呑みにするのではなく、その真偽を見極めていく力を養っていくことが重要なのです。

トの資金源が明示されているかなどを含め8項目あります。日本のサイトでは HONcode を取得したサイトは十分には普及しておらず、情報化社会のなかでこれらのポイントを自ら見極めていく力はますます重要となっていくでしょう（第2章も参照）。

（4） 社会の一員としての上手な医療資源の使い方

　いざ自分や家族が病気になったとき、「いい医療を受けたい」と思う人は多いでしょう。がんのように重篤な病気であればなおさらです。ただ、「一番よい治療」というのはその人の生活背景や考え方によって異なること、また、医療には限界もあること、「最新治療」は必ずしも「最善の治療」とは限らないことは、心にとどめておく必要があります。

　がん治療の場合、告知しないことが一般的であった時代とは異なり、患者さんが治療の選択肢を医師とともに選ぶ時代になってきています。その際、勧められた治療の選択肢のよい点、わるい点について理解し、それが自分に合っているのか、自分はどう思うのかを確認することが重要です。たとえば、高齢の患者さんの場合、「身体に負担のかかる治療はしたくない」と思うかもしれません。それがご本人にとっても、その方を大切に思う身近な人にとっても納得できる選択である場合、その意向をきちんと担当の医師に伝えて相談することが重要です。働きながらがん治療をしたい、という方もいるでしょう。その場合には、治療のために入院が必要な時間がどれくらいなのか、その後の治療スケジュールはどのような見通しであるのか、近くの医療機関で受けられる治療法はどのようなものか、などを確認しながら選択することが必要です。

　専門的ながん医療を提供できる施設として全国に約400カ所の「がん診療連携拠点病院」が指定されています。これらの病院では、がんの標準治療を実施することができ、「がん相談支援センター」が設置されています。どのように選択したらよいかわからない、家族内で意見がまとまらないなど困ったときには相談窓口を利用することも一案です（がん診療連携拠点病院などを探す、https://hospdb.ganjoho.jp/kyoten/kyotensearch）。

がん診療連携
拠点病院

　「医療の限界」とは、同じ治療がすべての人に同じように効くとは限らないことです。治療の可能性は常に「○％」という確率でしか表すことができません。つまり、どの治療を選んでも「絶対に」治すことは難しいのです。だからこそ、重篤な病気であればあるほど、一つひとつの治療法のよい点、わるい点について十分に説明を受け、理解し、自分の生活や考え方と照らし合わせて判断し、納得するプロセスが大事になります。また、「最新治療」という謳（うた）い文句はしばしば目にしますし、魅力的にも映ります。しかし、「最新」というのは、必ずしも最善ではありません。まだ効果を検証中のものもあります。既存の治療法に比べて最も効果があると科学的に検証された治療法が「標準治療」で、その標準治療を上まわる治療法が確認されたとき、それが新しい「標準治療」になります。

　そして、最後にもう一つ、医療資源には限りがあることも頭の片隅に置いてく

ださい。救急車や救急外来の利用の仕方について啓発ポスターを見かけたことがあるでしょうか。ほんとうに必要なときにはもちろんこれらを利用することが必要ですが、不必要なときにも利用する人が多数に上るために本当に必要な人のところに救急車が出動できなかったり、救急医が負担に耐えかねて次々と離職するという事態が発生しています。ちなみに、2019（令和元）年度版消防白書の傷病程度別搬送人員の状況（2018年中）では、596万295人の搬送人員のうち、傷病程度が入院加療を必要としない軽傷による利用件数が48.8%と約半数を占めていました（https://www.fdma.go.jp/publication/hakusho/r1/47787.html）。

消防白書

一方、地域住民が協力して地域の医療を守ろうとする活動もあります。兵庫県丹波市の唯一の小児科であった、県立柏原病院の小児科が閉鎖される可能性があることが地方紙で報道され、記者の呼びかけで地域の母親たちの座談会が行われました。そのなかで最初は不満を述べていた母親たちが医師の勤務のたいへんさを知るとともに自分たちができることをしなければならないとの意見でまとまり、「コンビニ受診を控えよう」「かかりつけ医を持とう」「お医者さんに感謝の気持ちを伝えよう」という三つのスローガンのもとに活動を始めました[12]。会では「できることを、できる範囲で」と呼びかけています。

今後、日本は2025年に高齢者人口のピークを迎えることが予想されています。高齢化に伴い、医療を必要とする人はますます増えてきます。だれもが必要なと

〈コラム〉高額ながんの治療薬

「高額ながんの治療薬」の話題が日本のなかで上るようになってきました。治療薬のなかには、ひと月に数百万円から1,000万円を超えるものも出てきました。医療革新はめざましいものです。そしてこのような高額な薬剤は、がんをはじめ多くの疾患でこれからも増えてきます。「いい薬があるのだから、どんどん使えばいい」私たちは、そんなふうに言えるのでしょうか。

値段の高い新薬が登場する。それは、開発に莫大な時間とお金がかかっているからです。医療技術は、長い時間をかけて進化していきます。新しい薬が世に出るまでには、およそ25年かかります[13]。薬の候補となる合成化合物が見つかり、さまざまな試験管やマウスなどの動物での基礎的な研究や、実際に人体への投与を行う臨床試験を経て安全性や効果が確認され、実際に承認申請までたどり着くのは、日本製薬工業協会のデータによれば、61万ほどの化合物のうち24[14]。つまり2万5,000分の1の確率です。そして適応されるがんの範囲にもよりますが、国内で100億から300億円、世界に展開しようとすると1,000億から1,500億円の経費がかかると言われています。

承認のための申請が行われたあと、日本の規制当局である医薬品医療機器総合機構（PMDA）で、新薬が世に出る前の最終チェック（承認審査）が行われたのち、保険償還というプロセスを経て、日本の国民皆保険のなかで使われる薬の値段が決められます。現在日本では、高額療養費制度といって、高い治療費がかかったとしても、収入に応じて支払うのは1カ月あたり8万から12万円くらいの間です。これは数千万円の治療費がかかったとしても同じです。

このような高額な薬剤が増えてきた場合に、すべての人にすべての疾患で、すべての医薬品について同じように国民皆保険で認められたらどうなるでしょう。高齢化が進み、これからさらに保険を支える年代に比べて病気の人が増えるわけですから、国の医療財政はすぐに破綻することは容易に想像できます。このような状況に対して、保険の中で対応する程度を決めようという議論がようやく進み、日本でも2016年4月から一部の対象品目で試験的に導入されることになりました[15]。アメリカやイギリスではすでに、高額ながん治療薬は大きな社会問題になっています。

もう一つ知っておく必要があるのは、多くのがんの新薬は、その薬を使うことで延びる生存期間は限られたもの（例：1カ月程度）であるということです[16]。10日間生き延びるために数百万円の費用。これをどう考えるかは、個人の価値観によって全く異なることです。自分が病気になったときどんな治療を受けたいか、どう生きたいか、そしてどう命を終えたいか、社会のなかで生きている私たちは、自分だけではなくまわりの、そして将来生きる人たちのことも考える責任があるのです。

きに医療資源を利用できるよう、すべての人が節度をもった利用の仕方を身につけていくことが必要です。

2. お口の健康と医療・健康サービス

　人が生きていくうえで「食べる」ことは不可欠です。「何を食べるか」に加え、「食べるための機能」すなわち、歯、嚙むこと（咀嚼）、のみこみ（嚥下）を健康に保つことによって、私達は楽しく食べ、味わうことができるのです。特に「自分の口で食べること」は、また、人とのコミュニケーションを円滑にしたり、楽しみや生きがいを感じたり、生活にリズムをつくるなど、生活そのものであり、生きることにつながります。歯の健康は外見にも影響するため、精神的な問題とも関わっています。食べる機能の健康を維持できれば、全身の健康も良好に保てることも明らかになってきており、健康長寿とQOLを支える要であるとの認識が広がっています[17]。

虫歯と歯周病

　歯は未完成な状態で生え始め、歯茎から完全に出たあとも数年かけて完成します。未成熟な歯は虫歯になりやすいため、乳歯から永久歯に生え替わる小学生から中学生は虫歯が口のなかの最大の健康問題となり、その後は歯周疾患の割合が増えていきます。

　虫歯は、虫歯菌（ストレプトコッカス・ミュータンス）による感染症です。この細菌は空気中や口のなかにごく普通に存在していて、口のなかに取り込まれた糖分を餌として歯の表面で繁殖し、プラーク（歯垢）を形成し、バイオフィルムですみかを守ります。歯の表面は、エナメル質という非常に硬い組織で覆われています（図6.4）が、虫歯菌が出す酸によって溶かされ（脱灰）（CO〈シーオー：要観察歯〉）、虫歯（う蝕）に進行します。虫歯菌が好む糖分の摂取が多く、歯磨きなどのケアが十分にされなければ、虫歯菌は活性化し増殖するため、う蝕が進行します。さらに、エナメル質内にとどまっていたう蝕（C1）が象牙質を経て（C2）歯随まで侵され（C3、C4）、痛みも増します（図6.5）。一度う蝕が始まった歯は自然治癒することはありません。治療はう蝕した部分をすべて除去し、樹脂や金属などを充塡する「処置」をします。充塡部分と歯の接合部は歯垢がたまりやすいため、定期的なケアが必須です。

図6.4

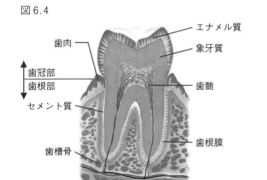

歯肉
エナメル質
象牙質
歯冠部
歯根部
歯髄
セメント質
歯根膜
歯槽骨

図6.5　虫歯（齲歯）の進行

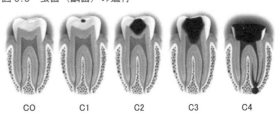

CO　C1　C2　C3　C4

〈コラム〉歯のメンテナンス

皆さんは1日に何回歯をみがきますか？　歯みがきには何分かけますか？

虫歯・歯周病予防としては、特に夜寝る前にプラークをしっかり除去し、増殖を抑えること（プラーク・コントロール）が大切です。プラークは白く多少ねばねばしており、歯ブラシを適切にあてて掻き取るように動かすことで除去することができます。歯の表面、歯と歯のすき間、歯と歯茎の境目（歯周ポケット）、補綴（詰め）物との境目、噛み合わせの溝などを入念にみがきます。歯と歯の境目のプラークの除去には、デンタルフロスや歯間ブラシなども有効です。このようなていねいな歯みがきには歯みがき剤は使わず、1本ずつブラシを軽く当ててこすります。

プラークの除去ができたらフッ素入りの歯みがき剤をたっぷりつけて、フッ素が歯の表面に行き渡るように仕上げ磨きをします。

プラークがたまりやすい場所には歯石が着きやすいので、自分の歯みがきの癖やみがき残しがないかどうか、かかりつけ歯科医に定期的なチェックと歯石除去をしてもらうのが「適切なメンテナンス」です。

歯周病は、数種の細菌が歯と歯肉の間にプラークを形成して毒素を出し、炎症を引き起こす感染症です。歯と歯茎の境目が腫れて歯周ポケットができ、歯と歯槽骨との付着が失われていきます。進行すると歯槽骨が破壊され、歯がぐらぐらして噛めなくなり、抜歯を余儀なくされます。早期発見・早期治療とその後の適切な受診とメンテナンスによって、進行を抑えることができます。

歯周病は生活習慣病であり感染症でもあるので、免疫力が低下すると進行します。免疫力を低下させる喫煙や糖尿病、加齢は歯周病の進行を早め、歯周病が悪化するとさらに糖尿病などを悪化させるという悪循環を起こします。

また、心疾患や妊婦の場合は早産や子宮内感染との関連もあります[18]。

虫歯も歯周病も、どちらも細菌がつくり出すプラークをコントロール（確実な除去と増殖防止）することが、予防においても治療においても重要です。歯ブラシやデンタルフロスなどを使った日々の口腔内清掃をていねいに行うほか、定期的な歯科受診により、適切なメンテナンスを受けることが効果的です。虫歯・歯周病の早期発見・早期治療につながり、治療にかかる時間もお金も痛みも少なくてすみます。

歯を失うことと8020（ハチマルニイマル）

歯を失う原因は、大きく分けて歯周病と虫歯による抜歯で、全体の9割を占めます。虫歯は全年齢を通じて、歯列矯正のためや智歯（親知らず）の抜歯は比較的若い時期にあり、歯周病を原因とするものは中高年になると増えます[19]（図6.6）。

歯の数は、子どもの場合、乳歯列は上下左右5本ずつで計20本、成人は各8本ずつで合計32本です。智歯を抜歯したり、歯列矯正による抜歯で28本の歯で

図6.6　抜歯の主原因（全体）と抜歯の主原因別に見た抜歯数（年齢階級別、実数）

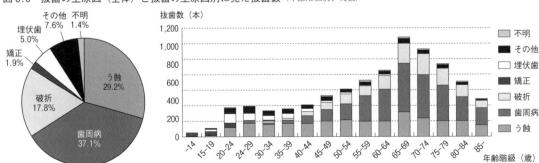

出典）https://www.8020zaidan.or.jp/pdf/Tooth-extraction_investigation-report-2nd.pdf

---

〈コラム〉唾液のはたらきとキシリトール

　私たちの口のなかは、唾液によって弱酸性に保たれています。食べ物を食べるとpHが下がり、歯のエナメル質の表面が溶ける「脱灰」を起こします。通常は、唾液の緩衝能によって弱酸性に戻され、溶けた歯の表面も「再石灰化」します。だらだら食いや間食の回数が多いほど、pHが下がった状態が長く続くために虫歯が増える傾向があります。また、歯みがきをせずに寝てしまったり、ストレスやドライマウスなど、唾液の分泌が抑制される状態が続くと、虫歯が進行します。細菌類にとって棲みにくい環境を整えることが虫歯や歯周病予防に有効です。規則正しい食生活やストレスマネージメント、夜の歯みがきを確実に行うことに加え、プラークを取り除いた歯の再石灰化を促すために緩衝能の高い唾液の分泌を促すことも効果的です。そのような唾液は噛むことによって分泌されますので、キシリトールガムやキャンディを用いてもよいでしょう。キシリトールはシラカバからとれる天然甘味料で、細菌類の餌にはなりません。プラークを落としやすくし、細菌類の活性を下げる効果があるとされています[23]。

生活をしている人も多くいます。また、生まれつき歯が数本少ない場合もあります。

　歯を失った場合は、義歯（入れ歯やブリッジなど）を補い歯列を維持する必要があります。補わないでいると歯列が変わってしまい、噛み合わせが悪くなったり、分散されていた荷重が一部の歯に偏ってしまい、他の歯が悪くなることがあります。また、義歯を支える歯にも同様のことが起こり、次々と歯を失うことにもつながりかねません。

　噛み合わせが悪くなると、食べ物をしっかりと噛むことができなくなり、栄養が偏り栄養状態が悪くなる場合があります。だれかと食事をしたり外出したりする機会が減る傾向にあるとも言われています[20]。また、力がしっかりとはいらなくなるために体力が低下したり、顎関節症や腰痛、肩こり、頭痛などの症状が出ることもあります。噛むことによって、脳への血流量が増し、脳が活性化することも知られています。うつ傾向にある人の食事を調べてみると、しっかり噛む必要のない、軟らかいものやスナック菓子などばかりだったとの報告がメディアで取り上げられています。認知症高齢者の入れ歯の調整をし、自分の口で噛んで食事ができるようになると痴呆症状や日常生活行動が改善することも知られています[21]。

　厚生労働省は、残存歯数が多いと健康度も高いことから、健康寿命を延ばすためにも、「80歳になっても20本以上自分の歯を保とう」という8020（ハチマルニイマル）運動（https://www.e-healthnet.mhlw.go.jp/information/teeth/h-01-003.html）を展開しています。20本の歯があれば、たいていのものは噛み砕くことができ、おいしく食べることができます。厚生労働省の2016年の歯科疾患実態調査[22]によると「20本以上の歯を有する者の割合の年次推移」（図6.7）では、すべての年齢層で改善されており、特に中高年以降ではその傾向が顕著です。2011年の調査では8020達成者の割合が初めて40%を超えましたが、2016年ではさらに改善し半数を超えました。しかし、4 mm以上の歯

8020運動

図6.7　20本以上の歯を有する者の割合の年次推移

8020達成者（80歳で20本以上の歯が残っている人の割合）は51.2%であり、2011年の調査結果40.2%から増加している（8020達成者は、75歳以上85歳未満の数値から推計）。

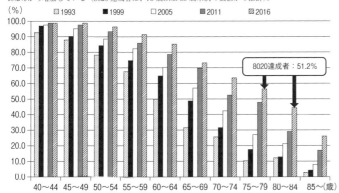

資料）　厚生労働省「歯科疾患実態調査」
出典）　https://www.mhlw.go.jp/toukei/list/images/62-28-01.gif

周ポケットを有する人の割合は、全年齢層で増加傾向（15歳〜24歳では8.5%
〈2011〉→17.6%〈2016〉）です。若いうちから定期的に歯科受診をするなど、よ
り積極的な予防への取り組みが必要であることがわかります。

歯の健康と美しさ

　歯並びが美しく、虫歯や歯周病がなければ健康な歯といえるのでしょうか。歯
並びは美しくても、上下左右の噛み合わせが良好な状態でなければ噛む機能に支
障が出ます。発語や全身の健康にも影響を及ぼすことがあります。歯の色や歯並
びについては、美容上の問題からホワイトニングや歯列矯正を行うことがありま
す。審美的な治療は保険診療が適応されないので費用も多額になりがちですが、
治療によってかえって噛み合わせが悪くなったり、虫歯になりやすくなってしま
うといった機能面でのデメリットが生ずる場合があります。多少のデメリットが

〈コラム〉よく噛むことの効用

　現代人は軟らかいものを好んで食べるために、顎の発
達が昔ほどではなくなり、顎が小さくなる傾向がありま
す。現代人はほっそり顔が多いとも言われています。そ
のため32本の歯が生えるスペースが足りなくなると、
歯並びがわるくなる、噛み合わせがわるく咀嚼がうまく
できない、顎関節症などになる、一部の歯に負担がかか
り破折の原因になる、歯列矯正などの治療に多額の費用
がかかるなど、私たちの健康や生活に大きな影響を及ぼ
します。

　「咀嚼」という機能は、成長の過程で時間をかけて学
習し、獲得していく機能です。顎の発達を促し、噛むこ
とを学習するための第一歩は、赤ちゃんのころに母親の
乳房から母乳を吸わせることです。乳房から母乳を吸い
出す動作は咀嚼の基礎になります。さらに、離乳食を過
程をふまえ根気よく与えることで、私たちは「噛む」機
能を獲得していくのです。そして、よく噛んで食べる習
慣を身につけるには、「よく噛む必要のあるもの」を子
どもに食べさせることが必要です。大きめに切って調理
したゴロゴロ野菜、白米には玄米や麦などを混ぜる、繊
維のしっかりとした野菜を取り入れる、噛み応えのある
食材を選ぶなど、日々の食事で噛む習慣を身につけてい
くのです。また、噛み応えのある食材を薄味で調理する
ことで素材の味を感じられる味覚が発達し、食材の繊維
により歯の清掃にも役立ち、薄味で糖分が少なければ虫
歯にもなりにくくなるなど、一石三鳥にも四鳥にもなる
のです。

　噛む効用について、学校食事研究会が次の「卑弥呼の
歯がいーぜ」という標語をつくっています[24]。弥生時代
の人々は、現代人に比べて噛む回数が何倍も多かったと
考えられているからでしょう。

ひ：よく噛むと脳の満腹中枢が働いて食べ過ぎを防止し
　ます

み：よく噛んで味わうことで食べ物の味がよくわかりま

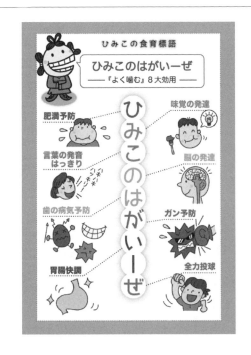

す

こ：口のまわりの筋肉を使うので表情が豊かになり口を
　しっかり開けて話すときれいな発音ができます

の：噛む運動は脳細胞のはたらきを活発にし、子どもの
　知育、高齢者には認知症予防につながります

は：よく噛むと唾液がたくさん出て口のなかをきれいに
　します。唾液は虫歯や歯周病を防ぎます

が：唾液中の酵素には発がん性物質の発がん作用を消す
　働きがあります

い：よく噛むと消化酵素がたくさん出て消化吸収を助け
　ます

ぜ：全身の体力向上と全力投球　歯がしっかり食いしば
　れると力がわきます

あったとしても、治療によって、自分に自信を持てるようになることもあり、一概に審美治療の善し悪しを語ることはできません（第1章も参照）。治療においてはメリットとデメリットをよく理解したうえで、納得のいくものを選ぶことが重要です。

3. こころの健康と病気

　日常生活のなかで、ときにこころが弾んだり、逆に気分が落ち込んだりすることは、おそらくだれにでもあることだと思います。「こころが健康」と言うときに、こうしたちょっとした気分の落ち込みもなく、いつも明るく朗らかに過ごしている状態を考えているわけではありません。一方、その落ち込みが長引き、通常の日常生活、たとえば仕事や学校に行くといったことに、ある程度の期間支障をきたす、あるいは支障をきたし続けていては、こころが健康とは言えないでしょう。厳密な、そして積極的な定義ではありませんが、ここでは多少の気分の凸凹があっても、それにとらわれることなく日常生活を継続していける状態をひとまず「こころの健康」と考えることにします。

（1）　こころの病

　ここではやはり厳密な定義ではなく、上で述べた「こころの健康」を脅かす何ものかを「こころの病」としておきます。
　「仕事や学校に行く」という日常的な行為も、たとえば、自分の生活圏で大きな災害が発生する、戦争状態に陥る、大不況のために個人や一企業の努力ではどうしようもない状態に陥ることになれば、当然「仕事や学校に行く」という行為も持続することはきわめて困難になります。そういう意味では、ここで例示したできごとは、実は「健康」にとって大きな「脅威」であることは第1章でも述べられているとおりです。
　もっとも私たちの日常生活のなかでこころの健康にとって「脅威」となる課題はもう少し身近なものであり、たとえば、過剰な仕事や人間関係の軋轢、イジメや孤独・孤立、そしてアルコールや薬物あるいはギャンブルなどへの依存、そしてうつ病や統合失調症などの精神疾患などがあります。これらはその当事者・個人から見れば大きなできごとだと思います。しかし、先ほどの災害や戦争などと比較すれば、より「ありふれた」事柄で、しかも「個人的」な（社会的な背景などとはひとまず切り離して、生物学的な単位としての1人の人のうちに起こる）できごとだと言えます。ここでは、こうしたより「ありふれた」、「個人的な」脅威のことを考えていきます。
　ところでこれら、特にうつ病、統合失調症、双極性障害などの代表的な精神疾患や睡眠障害、認知症や発達障害あるいはアルコール依存症等については今日すでにインターネット上に豊富な情報があるので、そのいくつかを紹介します。一

つひとつの病気や障害の詳しい説明はそれらを参照してください。

　精神科医療の専門職ではない私たちが、自己対処やまわりの人の「こころの病」を気にかける場合に、重要な視点は日常生活を軸として考えることだと言えます。「眠れず、食欲がなく、簡単な作業や家事さえできなくなってしまった」[25]としたら自己判断を避け、精神科や神経内科への受診（専門的な判断と支援を受けること）を勧めます。

インターネットで情報を得るさいの注意

　はじめにインターネット上で情報を得るさいの留意事項に簡単に触れておきます。現代の情報化社会での基本的なリテラシーの一部と言える事柄ですので、すでにご存じかもしれません。

　ここで紹介するようなサイトで情報を得る場合は、おそらく自分自身や大切な人の健康や病気に関することを調べるときだろうと思います。つまり、皆さんがとても大切な事柄に関与する場合です。ですから、普段以上にインターネット上の情報はあくまでも「参考」にとどめておくべきだということを十分に理解しておいてください。できる限り公的なあるいは社会的に信用がおけると考えられる機関・組織のサイトを活用しましょう。そして更新日のわかるサイトを重視し、できるだけ最新のものを探しましょう。この分野も日々情報が新しくなっています。この本を読まれている時点でも、すでにいくつかの情報は古くなっていたり、更新されている可能性があります。

　そして一つのサイトだけに頼らず、いくつかのサイトで確認することを心がけてください。最後に、結局は地域の信頼のおける医療機関や専門家に尋ねることが重要です。インターネットでの検索は、さまざまな事情でこれが難しい、今すぐにはできないといったさいの補助的な手段であることに留意してください。

　なお、ここで紹介したサイト以外にもいくつもよいサイトがあると思います。また、ここに紹介したものがすべて、適切であると保証するものではありません。あくまでも参考と考えてください。

インターネット上のサイト紹介

　ここでは三つに絞って紹介します（最終アクセス日は 2020 年 12 月 12 日）。

厚労省サイト

・厚生労働省の「知ることからはじめよう　みんなのメンタルヘルス　総合サイト」（http://www.mhlw.go.jp/kokoro/）は、こころの健康や病気、支援やサービスに関する総合的なウェブサイトを標榜しており、この分野に関してかなり網羅的に示されていて役に立ちます（以下、「厚労省サイト」と略します）。

　トップページの上のほうに「心の病気を知る」というコーナーがあります。ここをクリックすると左のほうに「症状から知る」と「病名から知る」の二つのコーナーが出てきます。心の病気を症状からたどれるのは、とても便利だと思います。

　さらに、「治療や生活へのサポート」というコーナー（やはりトップページの上のほうにある）は、単なる知識を得るためではなく、困ったときにどうしたらよいのか、だれに・どこに相談したらよいのかといった事柄にある程度応えるものとなっています。

ぷるすあるは

・**NPO法人ぷるすあるは**（https://pulusualuha.or.jp/）は、「情報コンテンツの力で、精神障がいを抱えた親とその『子ども』へ安心と希望を届けること」をミッションとしたNPO法人で、「精神科の看護師、細尾ちあきと、医師で代表の北野陽子」が立ち上げた「プルスアルハ」から発展した法人です。

このサイトはそのミッションのとおり、「必要だけどこれまでなかった」試みだと感じます。トップページの下のほうにある「子ども情報ステーション by ぷるすあるは」は、「精神障がいやこころの不調、発達凸凹をかかえた親とその'子ども'の情報&応援サイト」で「ヤングケアラーのみなさんへ」「コロナ禍と病気と子どものそだちとくらし」といった新しいトピックが取り上げられています。

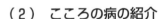
ライフリンク

・**NPO法人「自殺対策支援センター　ライフリンク」**（http://www.lifelink.or.jp/）が取り上げている「自殺」は、こころの健康と病いを語るときに欠かせないテーマです（第12章4.(6)自殺・自死を参照）。そして、日本で「自殺」について語るのであれば、はずせないと思う団体がここです。自殺を考えたら、まずはこのトップページの上のほうにある、「いのちのつながり」というコーナーをクリックしてみることを勧めます。多くのリンクが貼られて、ダイレクトな「救い」にはなっていないかもしれませんが、それでもきっと役に立つところにたどり着けると思います。

（2）　こころの病の紹介

こころの病について「一つひとつの病気や障害の詳しい説明はそれらを参照」と書きましたが、そこで触れたサイトを活用しながら、いくつかのこころの病を少し説明することでサイトの中身の紹介も兼ねたいと思います。おもに、大学生が当事者あるいは友人として出会うかもしれない障害や疾病を取り上げたいと思います。

文字だけの説明ですと複雑に感じるかもしれませんが、実際のサイトは文字の印象ほど難しくはありません。サイト紹介ではQRコードを載せておきましたので、是非アクセスして確かめてください。

〈コラム〉「自死」と「自殺」

「自死」と「自殺」の二つの表現を見かけるようになりました。「『自殺』という文字には犯罪を想起させるものがあり、亡くなった人に対しても、また遺族に対しても偏見や差別を助長する」ということから遺族を中心に「自死」を使ってほしいという動きが出てきたものです（http://www.izoku-center.or.jp/images/guideline.pdf、最終アクセス2016年11月13日）。

「NPO法人全国自死遺族総合支援センター」が「『自死・自殺』の表現に関するガイドライン～『言い換え』ではなく丁寧な『使い分け』を～」というガイドラインを出しています。これらの表現に関する「丁寧な『使い分けを』」という考え方はとても参考になると感じました。是非、参照してほしいと思います。

アルコール依存症

厚労省「みんなのメンタルヘルス総合サイト」の「こころの病気を知る」のなかの「病名から知る」では、①アルコール依存症、②うつ病、③解離性障害、④強迫性障害、⑤睡眠障害、⑥摂食障害、⑦双極性障害（躁うつ病）、⑧適応障害、⑨統合失調症、⑩認知症、⑪パーソナリティー障害、⑫発達障害、⑬パニック障害・不安障害、⑭PTSD、⑮薬物依存症、⑯性同一性障害、⑰てんかんの17が説明されています。

たとえば「アルコール依存症」をクリックすると、最初に「大量のお酒を長期にわたって飲み続けることで、お酒がないといられなくなる状態が、アルコール依存症です」から始まり、「否認の病」と呼ばれることなどが書かれており、「ですから、本人が治療に対して積極的に取り組むこと、家族をはじめ周囲の人のサポートがとても大切です」とこの病の概略が述べられています。その後に、「アルコール依存症とは」、「アルコール依存症のサイン・症状」、「アルコール依存症の治療法」という三つのバナーが置かれていて、それぞれでより詳しく説明される構成となっています。

　次に、「ぷるすあるは」です。ここの「子ども情報ステーション」をクリックすると、「情報をさがす」に「イラストで学ぶ病気や障がい」というコーナーがあります。そこをクリックすると、さらに「精神疾患（せいしんしっかん）Q&A」、「親がこころの不調になったときの子どものケアガイド」、「精神科の受診を考えている方へ」そして「それぞれの病気や障がいのページ」などのコーナーが現れます。病気や障がいを紹介しているコーナーに、現時点（2020年12月12日）では発達障害、知的障害、高次脳機能障害、ギャンブル依存、アルコール依存、薬物依存など15種があります。

　「インターネット上のサイト」で紹介したように「ぷるすあるは」は精神障害のある親とその「子ども」がターゲットです。具体的にアルコール依存症のところを見ると、まず「アルコール依存症は、いろいろな問題が起きていても、自分の意志だけではお酒をやめられなくなる病気です。治療やさまざまなサポートによって、回復できる病気です」と出てきます。その下にイラストがあって、「ひとりで抱えずに」と「回復できる病気です」と添えられています。さらに「大人も子どももいっしょに見れて、基本的な知識を学べるページです。およそ小学校中学年〜大人の人向けです。もっと詳しい情報を知りたいときは、参考サイトがページの下の方にあります」と記されています。

　その下のほうには、01．どんな問題が起きるの（症状と経過）？、02．回復のサポートになることは？／相談先情報、03．原因は？、04．（親が依存症のとき）子どもの安心のためにできることは？、05．よくある質問Q&A、06．関連コラム／関連ページ、07．もっと詳しい情報を知りたいときの参考サイト＆図書、という七つのコーナーがつくられています。

　厚労省のサイトと基本的な内容は共通していると思われますが、その書きぶりが異なっています。厚労省のほうは「本人が治療に対して積極的に取り組むこと、家族をはじめ周囲の人のサポートがとても大切」と最初に強調されているのに対し、ぷるすあるはのサイトは、いろいろな問題があること、自分の意志ではやめられなくなることに触れながらも「治療やさまざまなサポートによって、回復できる病気」という点が最初に強調されています。その他、イラストが多く使われていることや、子ども（しかも、未成年で小中学生ぐらい）の立場への目線がアチラコチラに出てくる点も異なります。どちらがよりよいかではなく、それぞれの狙いやおもなターゲットが異なるので、それをふまえて利用するのがよいでしょう。

　続いて、それぞれのサイトから発達障害の説明を見ていきます。

　厚労省のサイトからそのまま引用すると、まず「発達障害は、生まれつき脳の発達が通常と違っているために、幼児のうちから症状が現れ、通常の育児ではうまくいかないことがあります」と記されています。そして「成長するにつれ、自分自身のもつ不得手な部分に気づき、生きにくさを感じることがあるかもしれません」と述べられていました。

　ぷるすあるはのサイトでは「『発達障害』とは『発達』の進みかたに早いところや遅いところ（発達の凸凹と表現することがあります）があって、そのせいで苦手なことや上手くできないことが増えて、生活や仕事で困ってしまうことを言います」とあります。

　そして、厚労省サイトでは先の記述のあと「発達障害はその特性を本人や家族・周囲の人がよく理解し、その人にあったやり方で日常的な暮らしや学校や職場での過ごし方を工夫することが出来れば、持っている本来の力がしっかり生かされるようになります」と続き、はじめの概説が終わっています。一方、ぷるすあるはのほうの冒頭説明は上に引用したものだけです。

　厚労省のサイトでは、このあとに「発達障害」とは、というコーナーがあり、まず「生まれつきの特性で、『病気』とは異なります」とあって、いくつかのタイプに分類されることや、これらのいずれもが脳の一部の機能に障害がある共通点があることや個人差がとても大きいといった事柄が述べられています。その後は「自閉症スペクトラム障害」、「注意欠如・多動性障害（ADHD）」、「学習障害（LD）」の三つに絞って順に「発達障害のサイン・症状」、「治療について」が語られていきます。

　ぷるすあるはではこうした種類別の事柄はほとんどなく、「01. どんなことが起こりやすいの？（特性）」では、本人の年代別（小さいころ、学校の時期、大人の時期の三つ）に起こりやすいことの例が一部イラストも交えながら述べられています。たとえば学校の時期では、・落ち着きがなく注意力散漫、・読み書きが苦手、・片付けや整理が苦手、忘れ物が多い、・友人とのトラブルが多い、・空気を読まない発言が多い、・身なりを気にしない…といったことが書かれています。

　このあと、「02. どうしたら生活しやすくなるの？」（その人にあったオーダーメイドの生活の仕方を考える等）、「03. 障害がある人はどれくらいいるの？　原因は？」（100人に6～7人ぐらい、脳の働き方の問題と言われているけれど、今のところハッキリしない等）、「04.（親が発達障害のとき）子どもの安心のためにできることは？」（子どもは自分がわるいからなどと思ってしまうことがあるので、説明が必要等）、「05. よくある質問Q&A」（どこに相談したらよいか、種類があるか、知的障害との違いは？など）、「06. 関連コラム／ページ」、そして最後に「07. もっと詳しい情報を知りたいときの参考サイト&図書」が続きます。ちなみに図書では4冊紹介され、参考サイトでは9サイトが紹介されています。

　なお、上で02から07までのコーナー紹介で（　）内に書いたことは、そのコーナーで書かれていることの、ごく簡単な紹介であり、変更されていることもあ

るので必ず本サイトを見て、確認してください。

うつ病

　もう一つ、うつ病を取り上げます。現代日本でこころの病を話題にする際、無視できない「こころの病」だと考えるからです。ただし、ぷるすあるはでは「制作中」になっていますので、厚労省サイトでどのように書かれているのか簡単に紹介しておきます。

　やはり最初に概括的にこの病気のことが紹介されています。つまり、「眠れない、食欲がない、一日中気分が落ち込んでいる、何をしても楽しめないといったことが続いている場合、うつ病の可能性があります。うつ病は、精神的ストレスや身体的ストレスが重なることなど、様々な理由から脳の機能障害が起きている状態です」とあります。このあと、うつ病の人が否定的な見方になることや、普段なら乗り越えられるストレスもつらく感じることなどが続き、そしてごく簡単に治療のことが述べられ、「早めに治療を始めるほど、回復も早いといわれていますので、無理せず早めに専門機関に相談すること、そしてゆっくり休養をとることが大切です」で最初の概説は終わっています。このあとには、「『うつ病』とは」、「うつ病のサイン・症状」、「うつ病の治療法」の三つのコーナーが配置され、それぞれのなかはさらにいくつかの項目に分けられています。

　すべての疾病・障害に設けられているわけではないのですが、厚労省サイトの特徴の一つが、「私の場合」、「家族、友人として」というバナーがあり、そこに実際の経験者（当事者、家族等）の体験談とその人によるアドバイスが書かれていることです。うつ病の場合であれば、病気の本人は「私の経験　48歳主婦」とあり、アドバイスとして「うつ病かな？と思ったらどうすればいい？」、「身近にも相談相手を持ちましょう」、「信頼できる主治医を持ちましょう」、そして「自殺はしないでください」となっています。同様に「家族や友人がうつ病になったとき」として「夫がうつ状態を示した妻の経験（夫36歳会社員、妻37歳会社員）」という例が載っています。アドバイス関連では「気づく」、「自殺をほのめかす言葉を無視しない」、「無理に外出させる、趣味など気晴らしになりそうなことを強制しない」、「自分自身を追いつめないで」（これは本人ではなく、まわりにいる家族や友人などへのメッセージ）、「困った時の相談先」が書かれています。

　それぞれ気になる項目もあると思いますので、是非、実際のHP等を見てください。

　また、現在、こころの病についても（疾病や障害による凸凹はあるけれど）、多くの研究や実践がなされていますし、フォーマル、インフォーマルな支援のしくみ・組織・体制等もかなり充実してきましたし、これからもますます充実していくでしょう。ですから、たとえ専門書であっても、本は出版された瞬間から陳腐化が進んでいきます。それだけに頼らず、積極的に各種情報を得る努力をすることは決してわるいことではないと思います。ただし、こころの病についても適切な「ヘルスリテラシー」（第2章、第6章コラム：eHealth literacyを参照）を持って臨んでいくことがとても大切です。

（3）　こころの健康

　次に、「こころの健康」について考えていきたいと思います。

　よく知られているように、WHO の健康の定義（日本 WHO 協会[26]）は「健康とは、病気でないとか、弱っていないということではなく」となっています。そのとおりだと認めつつ、一方で現実的には、先に述べたさまざまな精神疾患や障害が「ない」ことを、決して軽く扱っていい事柄だとは言えないと思います。これらの疾患や障害の悪化・重症化の防止も含めて「予防」を考えることも、それらの「治療」を考えることも、疾患や障害の「ない」状態をめざす努力であることは確かなのですから。ただ、それらが「ない」だけが（こころの）健康のすべてであるとか、すでにそれらの疾患や障害を持ってしまった人には「健康」を考える意味がないなどと考えるのは、やはり極端すぎると言えるでしょう。

　ところで、「ない」という表現は、積極的あるいは肯定的とは言えません。では、あらためて「こころの健康」とはどういったものなのでしょうか。

　この節の最初に書いたように、気分や気持ちの凸凹はだれにでも訪れることです。しかし、それが度を超して日常生活を侵食し始めたとしたら、それは少なくとも放っておいてよい状態であるとは言えません。逆に言えば、ある程度の凸凹に出会っても、それに大きな影響を受けずにやり過ごせる「強さ」、「頑健さ」があればよいとも言えます。この本の旧版[27]では「精神的な健康とは、現実をあるがままに受け止め、それに対して積極的に対応し、生きるために理性的な手段を開発することのできる能力のこと」と表現されていました。基本的には同じことを言っていると思います。

　この「強さ」や「頑健さ」は、その人の「個人的な」強さの部分もありますが、それだけではなく、その人の生きる「環境」による部分もあると言えます。「自殺は、人の命に関わる極めて『個人的な問題』である。しかし同時に、自殺は『社会的な問題』であり『社会構造的な問題』でもある」[28]という考え方は、こころの病、こころの健康全般に言えることだと考えます。つまり、こころの健康は私たち 1 人ひとりの個人的な問題・課題であると同時に、私たちが生きるこの社会、あるいは社会構造の問題・課題であるとも言えます。この点については、あとで再度触れます。

個人レベルでのこころの健康のために

　こころの病と言われると、何か特別なことのように感じる方もいますが、「脳」という器官のはたらき（機能）がうまくいかなくなることによって生じるもので、基本的には他の（器官の）病気と変わりません。ただ、脳のはたらきはとても複雑で、まだ十分にわかっていない部分もたくさんあるのは確かです。そして、そのはたらきのなかに、自分自身や他の人、あるいはこの世界をどのように理解するか、どのように感じるのかなどが含まれ、その機能自体に支障をきたすのが「こころの病」であるため、戸惑いや怖れ、不安や混乱などを感じることがあるのも事実だと思います。

　ところで、自分の（身体の）健康を守るため、あるいは増進するために日頃皆

さんが行っていることにはどんなことがあるでしょう。規則正しい生活を心がけ、食事や睡眠に気をつけ、過度ではない適切な運動を定期的に行うなどがすぐに思いつく事柄でしょうか。これらは、こころの健康を保つために個人の努力で実行可能な事柄の多くと共通します。

　こころの健康を考える場合に、よく触れられるものとして「ストレス」があります。日常語としての「ストレス」はしばしばストレスのもととなるもの（ストレッサー、ストレス因）を指している場合もあり、詳しい話は第2章を参考にしてください。ここでは、自分のストレス状態や自分にとってのストレッサーを知ること、そしてそれらとうまくつきあっていくコツをつかむことは大切なことであることを確認しておきたいと思います。先の規則正しい生活・食事・睡眠・運動などを心がけるのは、まさにストレスマネジメントの重要な一部です。

　先に紹介した厚労省サイトに「メンタルヘルスへのとびら」というコーナーがあります。そこを参考にしながら、もう少し「個人レベルでできること」を考えていきましょう。このコーナーには「こころの病気について理解を深めよう」、「セルフケアでこころを元気に」、「こころの病気と上手につきあうために」そして「ともに支えあう社会づくり」の四つの事柄に分けて説明されています。最後の項目を除いた三つが「個人レベル」の事柄と考えられます。

　①　こころの病気についての理解を深める

　最初の「こころの病気について理解を深めよう」は、理解するのは確かに個人レベルの話ですが、同時に（地域）社会の課題でもあります。こころの病は誰にでも可能性のあるものです。一方で、その多くで適切な対応・治療をすることで進行が抑えられ、あるいは回復（もしくは寛解：病気の症状が、一時的あるいは継続的に軽減した状態。または見かけ上消滅した状態：デジタル大辞泉より）することが可能なものです。自分自身に対しても、またまわりの人に対しても、誤解によって不適切な対応をしてしまったり、治療が遅れたり、避けられる生きづらさを感じてしまったり、感じさせたりすることのないようにするため、まずできることが、こころの病について理解を深めることです。この本や先に紹介した各種サイトなどを是非有効に使ってください。

　②　ストレス対処

　先にうつ病の紹介のなかで「精神的ストレスや身体的ストレスが重なることなど、さまざまな理由から脳の機能障害が起きている状態」と書きました。厚労省サイトの「セルフケアでこころを元気に」の冒頭に書かれているのが「こころの病気の予防には、ストレスと上手につきあうことが大切」でした。

　では、ストレス対処のために何が大切でしょうか。厚労省サイトでは、まずストレスは「日常の中で起こる様々な変化＝刺激が、ストレスの原因になる」ことを説明し、「進学や就職、結婚…」といった通常であればプラスイメージの事柄もストレスの原因になることを示しています。そのうえで重要なことは、自分のストレスサインを知っておくことだとしています。気持ちが不安定になる、食欲がない、眠れない夜を過ごすなどが例としてあげられています。こうした症状があるからといって、即こころの病というわけではないけれど、サインが出ている

にもかかわらず「これまでと同じようにストレスを受け続けていると、こころも体も悲鳴をあげて、さらに調子を崩してしまい」、やがてはこころの病気にかかってしまうこともあると述べています。ですから「ストレスサインに気づいたら、早めのセルフケアが大切」となります。総括的には「自分特有のストレスサインを知っておくことも大切です。そして、気づいたときには、十分に休息をとり、気分転換をするなど、早めにセルフケアをするようにしましょう」ということになります。

　厚労省サイトでは、もう少し先のことにも触れています。それが「ストレスをためない暮らし方」です。ここでは大きく三つのコーナーが設けられ、「ライフスタイルはこころの健康にも大切」、「アタマを柔らかくしよう」、そして「困ったときは誰かに相談してみよう」となっています。順に見ていきます。

　まず「ライフスタイルはこころの健康にも大切」です。ここでは「こころの健康にも」ですから、からだの健康でもしばしば言われる、「毎日の生活習慣を整えること」「バランスの取れた食事」「良質の睡眠」「適度な運動の習慣を維持すること」といった事柄が述べられます。この節の最初に述べたことと同じですね。ただ厚労省サイトではもう少し具体的に、ぼんやり窓の外を眺める、ゆったりお風呂に入る、好きな音楽を聴くなどの「リラックスできる時間を日常生活の中に持つことが大切」だと指摘しています。なお、お酒でつらさを紛らわせるのは逆効果となることも書かれていますので、要注意です。

　そして「アタマを柔らかくしよう」では、「必ず、○○をしなければならない」など「物事を固定的に考えてしまう」と強いストレスにつながることを述べ、問題点やダメな点ばかりに注意を向けず、できていることやうまくいっていることに注意を向けることなどを提言しています。

　ただ、こうしたことが1人で十分にできる人は、もともと問題が少ないのではないかと思います。上記のことは訓練等でだれにでもある程度できるようになると思いますが、多くの人にとっては自分1人で取り組むのはなかなか難しい課題だとも考えます。

　そこで「困ったときには誰かに相談してみよう」です。「困ったときやつらいときに話を聴いてもらうだけでも、気持ちが楽になることがあります」し、そうしている間に自然と解決策が浮かぶこともあります。また相談に乗ってもらえたというだけでも安心感につながり、気持ちを落ちつかせるものとなると述べられています。ですから「日頃から気軽に話せる人を増やしておきましょう」となります。ただし、やはり「こころと体の症状が続くときは早めに専門家に相談」することが大切です。

③　こころの病気と上手につきあう

　この点について厚労省サイトは冒頭で「こころの病気は、多くの場合、少しずつ病気のサインが出ています。そのサインに気づいたとき、早めに専門家に相談することが大切です。あなた自身や、あなたの身近な人のことが心配なときなど、こころの病気について知っていることが役立ちます」と説明しています。ということで①に戻ってしまう部分がありますが、ここではもう少し「こころの病気の

初期サイン」について紹介されています。これも、これまでに述べてきたことと重なる部分がありますが、気になる症状、たとえば「気分が沈む、憂うつ、何をするのも元気が出ない、イライラする、怒りっぽい、理由もないのに不安な気持ちになる……などが続くときは専門機関に相談しましょう」とあります。

同様に、「周囲の人が気づきやすい変化」もあげられていて、そのポイントは「その人らしくない行動が続いたり、生活面での支障が出ている場合」です。より具体的な例としては「服装が乱れてきた」「急にやせた、太った」「感情の変化が激しくなった」「表情が暗くなった」「一人になりたがる」などがあげられています。こうした「以前と異なる状態が続く場合」は「早めに専門機関に相談するよう勧めてください」と述べられています。

ただ、自分でもまわりの人の場合でも「続く場合」の具体的な目途が示されていないので、実際の判断で迷うのではないかと感じました。これについては同じく厚労省が開設している「こころの耳　働く人のメンタルヘルス・ポータルサイト」(https://kokoro.mhlw.go.jp/) のうつ病の「周りの方の注意も大切」では、これらの「サイン」が10日から2週間以上続く場合は、要注意とありました。このあたりの期間を機械的に受け止めてしまうのは危険かもしれませんが、参考にはなるでしょう。基本的には、「普段から接している身近な人たちのささいな変化や違和感といった『いつもと違うな』『何か変だ』『なんとなくおかしいな』という第六感を大切にしましょう」というあたりが大切な指針だと思います。

こころの耳

社会・地域レベルでのこころの健康のために

こころの健康あるいはこころの病は、「個人的な問題」であると同時に、「社会的な問題」であり「社会構造的な問題」でもあると先に述べました。本書の第1章、第7章、第15章等でもこれに関連したことが述べられています。さらに言えば、2013年度から始まった健康日本21（第2次）でも「社会生活を営むために必要な機能の維持・向上に関する目標の一つとして「こころの健康」が取り上げられており、「こころの健康を守るためには、社会環境的な要因からのアプローチも重要である。様々なライフステージに応じたこころの健康対策に社会全体で取り組む必要がある」と述べられています[29]。その取り組みは「メンタルヘルスに関する措置を受けられる職場の割合の増加」（2007年33.6%→2020年100%）といった数値目標として具体化されました。

ところで、先に触れた厚労省サイトにあった「ともに支えあう社会づくり」では、次のようなことが書かれています。まず「こころの病気になったとき、大きな支えになるのが周囲の人たちです」とあります。これはいわゆる互助に該当する部分です。そして「必要なときにあなたの周りの人を支えるためにも、こころの病気への理解を深め、相談機関、支援のための制度やサービスを知っておくとよいでしょう」と、再び①の個人レベルでの対応に戻ってしまう感があります。しかし、これは逆に個人がキチンと理解しておくことがいかに大切かを示しているとも言えます。しかも、単にこころの病のことだけではなく、地域社会における相談機関や支援のための制度やサービスを知っておくとよいとしている点が大切です。実際には、人生におけるリスクに関連するあらゆることをあらかじめ

〈コラム〉健康日本21 第2次[29]

健康日本21 は 2000 年から厚生省（当時）が行った一連の国民健康づくり政策のことです。10 年間の計画でしたが、途中で医療制度改革があったために 2012 年までとなりました。第 1 次は生活習慣の改善など一次予防中心でした。また数値目標をおいたことが大きな話題となりました。

右の図は、厚労省が 2012 年 7 月に発表した「健康日本21（第 2 次）」の全体像を示した図です。近藤（2014）によれば、健康日本21 第 1 次はこの図の左側にある生活習慣をよくすることで健康寿命を延ばそうと頑張ってきたのですが、期待したほどうまくいっていません。そこで、第 2 次の 10 年間は図の右側を強化することになりました。それは「社会参加の機会の増加などで、社会環境の質を高め、健康格差を縮小する」ことです。

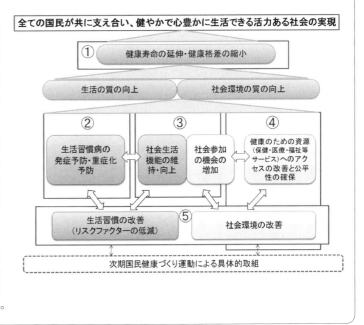

「知っている」というのは非現実的です。こうしたことをあまり思いつめるのは、柔らかい「アタマ」とは言えないと思います。

厚労省サイトでは四つの項目（身近な人たちと支え合う、地域にある公的な相談窓口、家族会や当事者組織など、こころの病気への支援や制度など）が書かれています。ただし、これらの一つひとつについては必ずしも詳しくなく、数行程度の説明になっていて、詳しいことは「関連リンク」から探すことになる仕組みです。

先にも書きましたが、生きていくなかで押さえておいたほうがよいだろうという事柄は数多くあります。「必ず、○○をしなければならない」などと考えず、必要に応じてそのときそのときに検索するのでよいと思います。ただ、こういう支援があるのだ、専門的な相談を受けることはけっしてわるいことでも、恥でもないのだということを理解しておいていただければと思います。とは言うものの、こころの病に関して（それ以外でも役に立つ）公的な相談窓口を頭の片隅に置いていただければと思います。それは地域の保健所や市町村保健センターです。保健所は中核市以上の都市にあり、その他の市町村では都道府県が設置していますので、身近にない場合もあります。これに対して市町村保健センターは今日多くの保健所を設置していない市町村に設置されるようになりましたので、比較的身近ではないかと思います。なお、大学の保健室（保健センター等名称はさまざま）や学生相談窓口でも相談に乗ってくれて、必要に応じてより専門的な機関や窓口も紹介してくれます。

話が少しそれましたが、社会地域レベルで考えると、各種の相談機関や支援の

ための制度やサービスがいかに充実しているか、充実させるのかが、一つ大切な見方となります。政治の課題でもありますし、地域のいわゆる市民による草の根活動の課題でもあります。

　この後者のほうに関係するものとして、注目されている概念の一つに「ソーシャル・キャピタル」があります。日本語では「社会関係資本」と訳されています。「社会における相互信頼の水準や相互扶助の状況を意味するソーシャル・キャピタルや人間関係を通した支援を意味するソーシャルサポートと健康との関連」[30]は直感的には想像できるのではないでしょうか。厚労省サイトで最初に触れられている「大きな支えになる周囲の人」もソーシャル・キャピタルの一つでしょう。個人レベルで触れた「親しい人との交流」を考えてみると、「親しい人」との出会いをもたらす趣味活動等のグループが地域にたくさんあることは重要そうに思えます。実際に、そうしたグループへの参加率と抑うつ尺度の関係が報告されています[30]。この例で考えると、グループに参加する点では個人的側面が強調されます。しかし、そうしたグループが自分の地域になければ参加のしようもありません。この点では社会的側面が強調されます。しかし、もしこうしたグループがなければ自分（たち）でつくることも可能なわけですから、やはり個人的な側面とも言えます。さらに言えば、まわりの人たちの後押しや、グループ活動をしやすい環境（たとえば、公的な機関が活動場所を貸してくれるなど）があるとつくりやすくなります。このように個人的レベル、社会・地域レベルと分けようとしても、実際的には個人と社会・地域を切り離すことはできず、両者は相互に関連し合っている、あるいは相補的な関係にあると考えられます。特別なこととしてではなく、個人と（地域）社会のどちらも大切に考える必要があります。

　ところで、こうした個人に内在する側面と社会的側面の両方に関わるものとして、最後にもう一つ、健康生成論に触れておきたいと思います（第2章も参照）。特にその中核をなすSOC（首尾一貫感）は、山崎らによってストレス対処能力、「健康への力」と紹介されています[31]。SOCは能力とされていますが、信頼のおける他者や環境、社会のあり方などへの「依存性の高い、拡大された自己概念」（山崎ら2008、p.18）であり、単純な個人に内在する能力とはやや異なります。このSOCは健康一般に重要な概念ですが、もちろん「こころの健康」にも大いに関係すると考えられます。この点について坂野は看護職・福祉職のバーンアウトとSOCの関係を先行研究の踏査によって次のようにまとめています。「これらの結果はいずれも、SOCがソーシャルワーカーや看護師のバーンアウトおよび精神健康度を説明あるいは予測することを示唆している」（山崎ら2008、p.205）と。

　ところで、このSOCは自分が生きている世界に対する把握可能感、処理可能感、有意味感の3要素からなり、さらに「第一に、共有された価値観やルールや習慣に基づく経験のように一貫性のある、したがって一貫性が感じ取られやすい人生経験、第二に、負荷が過小でも過大でもなく、バランスのとれた、適度な負荷のかかる人生経験、第三に、好ましい結果が得られたことに自分自身も参加・参与したという人生経験」からなる「良識な人生経験」がSOCの形成を促進すると言われています（山崎ら2008、p.21）。この人生経験は単にその人個人の努力でなさ

れるものではなく、その人の生きてきた世界、まわりの人々や社会制度、あるいは社会的な習慣なども関与し、さらに言えば「個人的資質と運」までも交えながら形成されるものと考えられます。ですから、社会・地域レベルでの豊かなソーシャル・キャピタルはストレス対処能力とされる SOC 形成によい影響を与え、それは結果的に個人のこころの健康へもプラスにはたらくと言えます。一方で、先に見たように、個人と（地域）社会はつながっていて、より高いソーシャル・キャピタルの形成はその地域社会に暮らす人々個々人の活動なしにはありえません。SOC の高い人が多い地域は結果的により高いこころの健康を持った地域となり、そうした地域のあり方は個々人のこころの健康にもプラスにはたらくと予想されます。

　SOC やソーシャル・キャピタルの詳しい説明は、第2章、第7章などを参照してください。SOC やソーシャル・キャピタルはまだ新しい分野であり、今後も新しい知見が増えていくと思います。つまり、皆さん自身がこの分野の開拓者になることも十分に可能です。挑戦していただければと思います。

〈考えてみよう〉

問1　あなたの普段の生活は、生活習慣病を予防する習慣となっているでしょうか。長い一生の健康を考えたとき、改善が必要と感じる生活習慣がありますか。あるとしたら、どのような点でしょう。
　　　【まずは病気にならないためにを参照】

問2　いざ、あなたやあなたのまわりの人が病気になったとき、あなたはどのようにして必要な情報を得ようとしますか。そのとき、どのようなことに気をつけたらよいでしょうか。
　　　【もし病気になったら：上手な病気とのつきあい方、〈コラム〉eHealth literacy を参照】

問3　高齢化社会の中で、今後ますます日本の医療を必要とする人が増え、医療費は全体として多額になっていくと予想されています。あなたはどんな医療の受け方が望ましいと感じますか。それはなぜでしょう。
　　　【社会の一員としての上手な医療資源の使い方、〈コラム〉高額ながんの治療薬を参照】

問4　プラーク・コントロールがなぜ重要なのでしょうか。
　　　【虫歯と歯周病、〈コラム〉歯のメンテナンスを参照】

問5　噛めることのメリットや重要性をまとめてみましょう。
　　　【〈コラム〉よく噛むことの効用等を参照】

問6　ストレスが「全くない」ということはありうるでしょうか？　そして、もしあったとしたら、それは「しあわせ」なことでしょうか？
　　　【個人レベルでの心の健康を参照】

問7　あなたがストレスを感じたとき、あなたは今までどのように対処してきましたか？　たとえば、気分が落ち着かない、イライラしているときは？　あるいは、落ち込んで、普段なら何でもないことが手につかない、できないときは？　それぞれについて具体的に書き出してみてください。

【ストレス対処を参照】

問8　WHOの健康の定義に出てくる「社会的にも良好」（社会的健康）とはどのようなことをさすのか、予想を立てながら、調べてみてください。

【心の健康、社会・地域レベルでのこころの健康を参照】

問9　次に、では「健康な（地域社会）社会」とはどんな社会でしょう？　具体的に今あなたが生活している「社会」を念頭に置いて考えてみてください。そして、そうした社会にするためには何が必要でしょう？　あるいは自分にできることは何でしょう？

【社会・地域レベルでのこころの健康を参照】

〈コラム〉上手な病気との付き合い方：
治療と生活・職業の両立

　私たちが生きていくなかで、社会と接点を持ちながら生きることは大切です。病気になっても働き続けることが可能な社会をめざして、現在日本では、さまざまな社会的な整備が進められています。がんの領域では、がん対策推進基本計画（2012年）から働く世代のがん対策の充実に関する研究や具体的な施策の検討が進められ、そのなかで、有職者の約3割の人ががんの診断時に離職することがわかってきました[32-33]。治療に専念したいという思いから離職してしまう場合もあるかもしれません。けれども、がんに関わらず、医療の進歩によって今や治る病気も増えています。治療が終わってからの人生も長く続きます。病気によって治療や療養関連の支出の機会は増えます。仕事は、収入確保など経済的な面での安心感のみならず、私たち生活者にとっては、生きがいになったり、社会との関わりを継続することで病気からの回復を早めたり、気持ちの安定につながったりもします。

　病気の診断時など気持ちが安定していないときに、離職をはじめとする重要な決断はしないことは大切です。

医療機関で医師とよく話をすることで、仕事を継続できるように、治療の内容やスケジュールを変更することや、職場への伝え方や職場との調整をどう行っていくかといった相談を受けられるようになってきました。病気や治療による影響や後遺症などでこれまで通りに働けなくなることもあるかもしれません。その場合にも、どのような支援があれば継続が可能なのかを相談したり、一緒に考えてくれる相談窓口もできています。厚生労働省から2016年に出された「事業場における治療と職業生活の両立支援のためのガイドライン」[34]では、広範な疾患（がん、脳卒中、肝疾患、難病、心疾患、糖尿病など）、労働者（患者）を対象として、医療の現場や企業等の事業者の間でも広がりはじめています。治療と仕事の両立を支援することは、事業所にとっても人材確保や生産性の維持・向上、会社のイメージアップにつながったり、医療機関にとっても治療中断の防止や疾病の重症化を予防するために、私たちの社会にとって大切なものなのです[35]。利用できる支援や資源を知っておくことで、病気になっても、置かれた状況の中で自分らしく生活できるようにしていきたいものです。

———第**7**章———

生活の場〈大学、職場、家庭、地域〉と健康

　私たちが生活や活動をする「場」は、健康を守り、つくる「場」ともなるし、逆に健康を害する「場」ともなりえます。この章では、若者の健康を守り、つくる「場」ともなり、健康を害する「場」ともなる学校、職場、家庭、地域を取り上げます。それぞれの「場」において、どのような要因が健康に関連するのかを、いっしょに考えてみましょう。

**健康に生きていく場、
健康を阻害する場**

1. 大学生活と健康

（1） 大学生活の特徴

自由という落とし穴を乗り越える：自立（律）のトレーニング期

　大学は、小学校から高等学校とは異なる特徴を持っています。大学では、学部や専攻によっては多くの授業が選択となり、授業の科目や曜日・時間帯は自分で決められる自由度が高くなります。さらに、部活動やサークル活動、アルバイト、交友関係、資格取得や就職活動など授業以外の活動の種類が多くなり、これらの組み合わせも1人ひとり自由に決められて多様になります。

　生活の自由度が高いのは嬉しいことですが、その反面、自分で計画を立てることが苦手な学生や生活のコントロールが苦手な学生にとっては、上手に大学生活を送ることが難しくなります。取得単位や成績が思わしくない、アルバイトと授業の両立ができない、部活やサークル活動に偏りすぎた生活になる、生活のリズムが崩れて起きられない、といったことが起こりがちです。バランスを崩した大学生活を自分の力では改善できずに留年したり、過度なアルバイトで通学できなくなったり中途退学する学生もいます。やる気や自信を喪失し、就職の希望や可能性を失って精神的に不安定になったり、健康を損ねたりする学生もいます。このような状況を見ると大学生活では、小学校から高等学校のような時間的拘束や教師や学校による管理の強さは軽減し精神的圧力から解放される一方で、生活の自由度が高くなるために、計画的に生活することの難易度が高くなるという落とし穴があることがわかります。この落とし穴を乗り越えていければ、自立（律）した社会人になるための多様な能力を培うことができ、乗り越えられなければ大学生活からドロップアウトしてしまう危険性があります。

　皆さんは、この大学生活の課題を、どのように乗り越えていきますか。危険性

を回避して落とし穴に落ち込まないことよりも、失敗を恐れず挑戦し、失敗をしても失敗から学び、類似の失敗を繰り返さない能力を培い、社会人として自立（律）して、将来遭遇するさまざまな困難を乗り越えていける経験と自信を重ねていけたらよいですね。そのために困難に遭遇したときに相談できる人・場所・方法を持てること、困難に打ちのめされない対処方法をとれることが大切です（第2章も参照）。それが可能であれば、大学生活で経験するさまざまな困難によって心身の健康を害することも予防できるでしょう。

いつ大人になるの？：長く続く不安

　皆さんは、何歳で大人になると思いますか。すでに、大人になったと感じていますか。大人になるとは、どのような条件を満たすことでしょうか。

　筆者のゼミで行った「大人になろうプロジェクト」の調査で、高校卒業後の18歳以上の対象者517名に「既に大人になったと感じているか」とたずねたところ、267名（51.6％）が「既に大人になったと思う」と回答しました。逆に言うと、高校卒業後の対象者の約半数が、「まだ大人になっていない」と認識していることがわかりました。さらに詳しく見ると、22歳以下の対象者（おもに大学生）は「大人になった」27％、「まだ大人ではない」73％と回答していました。それが23歳以上では、「大人になった」77％、「まだ大人でない」23％であり、「大人になったと思う」人の多くが大学卒業を転機に「大人になった」と考えていることがわかりました。このことから、大学を卒業し、就職をして経済的に自立できると「大人になった」と自覚でき、経済的にも精神的にも安定して自信を持って生きていける可能性を見出せます。

　一方で、「まだ大人ではない」と感じている18歳以上の対象者に注目すると、「親元（実家）を離れた（1人暮らしを始めた）」、「就職（社会人になった）」、「結婚」、「子どもの出生（出産）」というライフイベントを通過しないと大人になる条件を満たさないと考えているために、これらのライフイベントを通過できないといつまでたっても「大人になった」と感じられないと推察されます（第1章〈コラム〉エマージング・アダルトフッド参照）。この大人観には男女差が見られ、男子では「普通に就職して、普通に結婚して、普通に子どもを持つことになり、なんとなく大人になっていく」というイメージを抱いている者が少なからずいました。ここで「普通」という言葉には、従来どおりという意味が包含されていて、自分たちの親までの世代の一般的なライフコースを、自分たちの世代もくり返していくというイメージを持っていることが理解できます。しかしながら、現代は未婚率も離婚率も高くなり、結婚年齢も上昇し、子どもを持たない夫婦も増え、子どもの数も減っています。もはや、従来の「普通の就職、結婚、出産」を通して大人になることは、現代では「普通」ではなくなっています。したがって、大人になる条件を意識的につくり変えていかないと、いつまでも大人になれないと感じて精神的な不安定さや不健康を招くことが予想されます。

　一方で、女子は意識して努力しなければ一生仕事を持ち続けることは難しく、そのためには結婚や育児は必ずしも有利な条件にはならないことを認識せざるをえません。人生計画をしっかり立てて生きていかなければ、従来どおりに「普通

に大人になること」はできないという現実を理解している傾向が女子には強く見られました。女子は、男子よりも現実的に自分の人生を考えなければならない状況に立たせられており、ライフコースを自らつくっていかなければならない重圧や不安を感じていることがわかります。そのため、女子学生は男子学生よりも不安感が強く精神的に落ち込んだり、やがてそれを乗り越えて精神的に強くなっていくなど、大学時代は大きく精神的に揺さぶられる時期となっているようです[1]。

（2） 大学生の健康と生活問題

大学生の健康

皆さんは、普段自分は健康だと思っていますか。表7.1の質問に、答えてみてください。健康だと思えない場合、心とからだのどのような症状や不調が気になりますか。この質問で把握できるのは、本人が自分の健康度をどのように捉えているかという主観的な評価で、健康度自己評価と呼ばれています[2]。

この質問を筆者が関わっている複数の大学の学生に尋ねてみると、多くの学生は何らかの不調や健康面での不安を訴えます。大学生が口にする不調の多くは、「睡眠不足」「疲れ・だるさ」「摂食障害」「低血圧」「よく風邪をひく」「生理不順・強い生理痛」「頭痛」「不眠」「精神的な落ち込み・うつ（傾向）」「朝、起きられない」「昼夜逆転」といったものです。大学生の年代は、概して死亡率や有病率が低く、比較的健康な時期と思われています。ところが、健康度自己評価を尋ねると、必ずしも自己評価が高い学生ばかりでないことがわかりました。皆さん自身も周囲の学生も、何らかの不調を感じることが多いのが、現実ではないでしょうか。このような状況で見落とされがちなのが、若年層では有病率が低いがんのような重篤な疾病です。

表7.1　健康度自己評価

あなたは、普段ご自分で健康だと思いますか？
①非常に健康だと思う ②まあ健康なほうだと思う ③あまり健康ではないと思う ④健康でないと思う

⇩

健康でないと思う理由・症状
○ ○ ○ ○

乳がんセルフチェック：まわりの女性にも教えよう

筆者は大学の授業で毎年、乳がん患者の会の元・現患者さんを招いて乳がん予防と早期発見・早期治療の重要性を話してもらっています。そうすると女子学生の30人に1人程の割合で乳がんが疑われる学生があらわれて、患者会の方に相談し受診に結びつくことがあります。男子学生でも同様の割合で、母や交際相手に授業の話をしたら乳がんの疑いのある人があらわれてきます。大学生のがんは身近に感じにくい人が多いかもしれませんが、軽視しがちで予防を意識せず、早期発見・早期治療にも結びつきづらいという盲点があります。

乳がんは、セルフチェックをしやすい点が特徴です。そのため毎月1回、セルフチェックをしてみてください[3]（図7.1）。自分のからだの変化に一番気づきやすいのは、いつものからだの状態を知っているあなた自身です。皆さんは、皆さんの心とからだの持ち主で、だれよりも自分の健康の専門家です。

インターネット情報：振り回される危険性

健康上の問題に限らず1人で問題を解決できなさそうであれば、自分のまわり

図7.1　乳がんセルフチェック・検診（毎月、生理が終わった後4〜5日に実施するのが適当です）

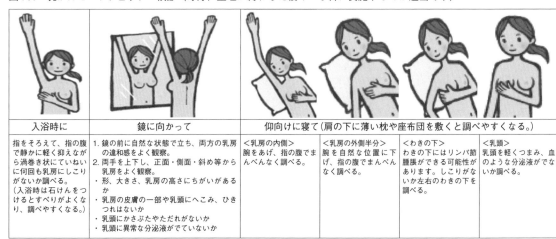

入浴時に	鏡に向かって	仰向けに寝て（肩の下に薄い枕や座布団を敷くと調べやすくなる。）
指をそろえて、指の腹で静かに軽く抑えながら渦巻き状にていねいに何回も乳房にしこりがないか調べる。 （入浴時は石けんをつけるとすべりがよくなり、調べやすくなる。）	1. 鏡の前に自然な状態で立ち、両方の乳房の違和感をよく観察。 2. 両手を上下し、正面・側面・斜め等から乳房をよく観察。 ・ 形、大きさ、乳房の高さにちがいがあるか ・ 乳房の皮膚の一部や乳頭にへこみ、ひきつれはないか ・ 乳頭にかさぶたやただれがないか ・ 乳頭に異常な分泌液がでていないか	＜乳房の内側＞腕をあげ、指の腹でまんべんなく調べる。　＜乳房の外側半分＞腕を自然な位置に下げ、指の腹でまんべんなく調べる。　＜わきの下＞わきの下にはリンパ節腫脹ができる可能性があります。しこりがないか左右のわきの下を調べる。　＜乳頭＞乳頭を軽くつまみ、血のような分泌液がでないか調べる。

の人や情報を上手に利用することが大切です。その場合に陥りやすいのは、インターネット情報の真偽を確かめることができず、振り回されたり不安を募らせる状況です。インターネットの情報を利用する場合は、その情報を発信しているのはどの組織に所属するだれで、どのような立場で何を主張したいと考えているのかを見極めなければなりません。インターネットの情報は、問題解決の目途を立てるとっかかりとして利用するには便利ですが、できるだけ早い時点で専門家に相談し、偏った情報を補正して客観的に状況を判断することが大切です（第2章ヘルスリテラシーとは何か、第6章〈コラム〉eHealth literacy も参照）。

社会資源とサポーティブ・ネットワーク

　皆さんは、健康と思えない症状や不調があったらどうしますか。表7.2の「A. 活動の制限」と、「B. 問題解決のための対処行動」の二つの側面で、どのような判断や行動をするか、考えてみてください。

　皆さんには、困ったときに相談できる人や場所はありますか。相談できる人・専門家・方法・機関・制度等は、社会資源と呼ばれます。複数の社会資源が相互

表7.2　心身の不調時の行動

こんな症状があったら、あなたはどうしますか（該当欄に○印）	A. 活動の制限			B. 問題解決のための対処行動								
	いつもどおり活動	学校・バイトを休む		調べる	相談する					服薬・受診		
		ひとまず様子見	1日休む決意	インターネット	家族	友人	交際相手	保健センター	学生（心理）相談	薬局で買う薬	診療所	専門外来
普通の日に、37.5℃の熱がある												
普通の日に、38.5℃の熱がある												
試験の日に、38.5℃の熱がある												
インフルエンザの疑いがある												
何週間も、咳が止まらない												
減量ではない、急激な体重減少												
辛い胃痛が、長く続く												
胸に、しこりを見つけた												
眠れない日が続いている												
精神的な落ち込みが激しい												

表7.3　困りごとチェック表

自分								家族								交際相手／親しい友人							
学力	経済	健康		発達	性格	行動	その他	学力	経済	健康		発達	性格	行動	その他	学力	経済	健康		発達	性格	行動	その他
		身体	精神							身体	精神							身体	精神				

◎著しい困りごと　○困りごと　△不安

数あることが望まれます。表7.2の「B．問題解決のための対処行動」に○がつく場合には、その数も記入してみてください。相談できる人が何人もいて、状況によって相談する相手を選んだり、複数の人から情報を得られたりすることは、問題解決の有効な鍵となります。サポーティブ・ネットワークがあまり思い浮かばない場合は、少しずつネットワークを増やすように普段から意識してみるとよいでしょう。

大学生の生活問題

　サポーティブ・ネットワークを利用することと並行して、自分の身に起きている問題を整理して、解決課題の優先順位をつけることも重要です。大学生がかかえている悩みや不安は、健康面だけでなく、さまざまな問題が複数重なっていることがよくあります。また、自分の問題だけでなく、家族の問題や、交際相手、親しい友人の問題からも大きな影響を受けることが少なくありません。そのような場合は、今、自分がどのような問題で悩んでいるのか、どの問題を先に解決しなければならないのか、必要以上に影響を受けすぎている問題はないか、どのように対処したら問題解決に近づくか等を、冷静に客観的に判断することが有効です。現在の悩みごとや不安を、表7.3に記入してみましょう。

　記入したら、どの問題を優先的に解決しなければならないかを考えてみましょう。そして、その問題解決にはどのようなサポーティブ・ネットワークを利用したらよいか想像してみてください。サポーティブ・ネットワークは、自分のネットワークだけでなく、家族や交際相手、親しい友人等のネットワークも利用可能です。このように、目に見えやすい形にして問題を整理し、一つずつ着実に解決しようとすれば、混乱したり落ち込んで八方ふさがりになったりすることを避けられます。

　大学生は、このように現状を客観的に分析したり、支援の方法を探したり、適切な対処行動をとったりする能力を培うことが求められる時期です。皆さんがさまざまな問題で困ったら、サポーティブ・ネットワークを利用しながら、問題を整理して解決に向かっていってください。

あなたの健康保険の種類は何？

　ところで、社会資源である重要な制度の一つに健康保険制度があります。あなたが持っている健康保険証は、どのような保険制度のものでしょうか。保護者の会社の健康保険組合の家族としての保険証なのか、保護者が自営業等のために自治体の国民健康保険の家族としての保険証なのか、一度自分の健康保険証を確認してみてください。日本は全国民が何らかの健康保険制度に加入する国民皆保険

に連携して存在すると、問題を解決するときに有効ですし、問題が深刻にならないときでも普段からも安心です。問題解決や問題の予防にとって有効な社会資源のネットワークは、サポーティブ・ネットワークと呼ばれ、種類や数が複

制度をとっていますが、健康保険料が未払いで健康保険制度の利用資格を失っている場合があります。それが保護者の問題の場合もありますし、アルバイト料を多く稼いだために扶養家族から外れてしまい、自分で保険料を納付しなければならないのに未払いになっている場合もあります。その場合に困るのは、病気になって医療機関にかかりたいときに、健康保険制度を利用できず、医療費を全額自己負担で支払わなければならないことです。そのような場合は、アルバイト先の健康保険制度に加入できないか確認したり、自治体の国民健康保険課に相談してください。利用できるはずの社会資源が使えないのは、社会で生きていくためのセーフティネットが壊れた状態であり、深刻な問題です。

（3） 大学生の困り感と発達障害

発達障害の定義

大学生がかかえる問題の原因として、発達障害が存在することが少なからずあります。発達障害、またはその傾向があると言われたり、周囲にそのような人がいる、いたという人も、いるかと思います。

2005（平成17）年4月から「発達障害者支援法」が施行され、「発達障害は自閉症、アスペルガー症候群その他の広汎性発達障害、学習障害、注意欠陥多動性障害その他これに類する脳機能障害であってその症状が通常低年齢において発現するもの」

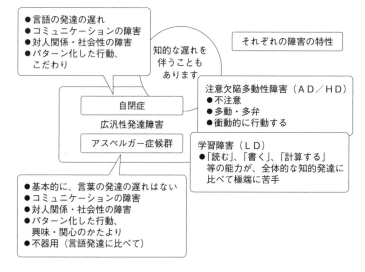

図7.2　発達障害の定義（発達障害者支援法）

- 言語の発達の遅れ
- コミュニケーションの障害
- 対人関係・社会性の障害
- パターン化した行動、こだわり

知的な遅れを伴うこともあります

それぞれの障害の特性

自閉症

広汎性発達障害

アスペルガー症候群

注意欠陥多動性障害（AD／HD）
- 不注意
- 多動・多弁
- 衝動的に行動する

学習障害（LD）
- 「読む」、「書く」、「計算する」等の能力が、全体的な知的発達に比べて極端に苦手

- 基本的に、言葉の発達の遅れはない
- コミュニケーションの障害
- 対人関係・社会性の障害
- パターン化した行動、興味・関心のかたより
- 不器用（言語発達に比べて）

と定義されています（図7.2）。この法律が成立して以降、大学でも発達障害の学生への支援が義務づけられています[4]（第6章3．こころの健康と病気、第14章も参照）。

2013年に発表されたアメリカ精神医学会の定義では、これまで自閉症、アスペルガー症候群、特定不能の広汎性発達障害と診断されてきた症状は、今後は「自閉スペクトラム症／自閉症スペクトラム障害」と診断されることとなり、注意欠陥多動性障害は、注意欠損多動性障害と呼ばれるようになりました[5]。

スペクトラム（spectrum）とは、連続体や分布範囲という意味で、軽度から重度まで一つの連続的な症状ととらえ、どこかで意図的に線引きをして異なる障害名をつけることが難しいという考え方です。この考え方にしたがうと、私たちだれもが、長いスペクトラムの上のどこかに位置しており、思考や行動傾向にバランスの良し悪しを持っていたり、苦手なことがあったりするわけです。そう考えれば、診断基準によって発達障害と診断される人と診断されない人との間に明確で分断された溝があるのではなく、1人ひとりの発達の課題や傾向の特徴がだれ

にもあって、それらをよく理解して、苦手を克服したり失敗を予防する工夫をすることが重要であると理解できます。すると、学習や生活で困り感が強い人を差別することは不合理であると理解できると思います。1人ひとりが他者の苦手な部分を支援したり、支援を求めたりして助け合って生きていくことができる社会や大学は、だれにとっても居場所があり、自分らしく生きていきやすい場となるでしょう。

発達障害かなと思ったら

大学生のなかには、「時間を守れない」「いつも遅刻する」「課題の提出に間に合わない」「忘れ物が多い」「学生証を忘れて出席がとれない、試験を受験できない」「財布、鍵、だいじな物を頻繁になくす」「計画的にお金を使えない」「コミュニケーションが苦手」「空気がよめない」「感情のコントロールが苦手」「予定の変更に対応できない」「物事の優先順位をつけにくい」「特定のことや特定の人に、こだわってしまう／のめり込みすぎる」といったことに悩んでいる人が多くいます。

このような学習面や生活面で困り感（表7.4）がある学生には、発達障害やその傾向が背景にある場合も考えられます[6]。発達障害かどうか気になったら、大学のなかで障害学生を専門に支援する組織（障害学生支援室など）、学生相談室、保健管理センターなどの健康管理部門に相談してみてください。相談窓口がどこなのかわからなかったら、学生（支援）課等の学生生活全般の支援や手続きを担当している事務窓口に相談してみてください。自分が発達障害だと判断されたくない人もいると思いますが、専門家に相談してさまざまな困りごとの原因を明らかにし、同じ失敗をくり返さないようにすることが大切です。

発達障害やその傾向がある人で問題となるのは、二次障害です。これは、障害や行動傾向そのものが原因ではなく、失敗や周囲とのズレが親や教員、友人から適切に理解されずに、不適切な関わりや言葉かけが行われることにより、起こる障害です。家族や教員から叱られたり、周囲から誤解されたりすることが多くなり、これが続くと自分に自信がなくなる、苦手意識が強くなる、孤立する等の状況に陥ります。余計に問題となる行動を引き起こしたり、落ち込んでうつ症状が出たりする場合があります。

したがって、自分の苦手なこと、行動傾向を理解して、類似の失敗をくり返さないように工夫できるようになったり、二次障害を予防できる能力を培うことができれば、大学生活はその後の人生を積極的に過ごす準備期間としてきわめて有用です。

表7.4　大学生の困り感

学習場面
履修の方法がわかりません
教室がどこかわかりません
大教室だと集中して講義が聞けません（視線・音）
ノートをうまくとれません（書字・整理）
どこが大切なところかわかりません（焦点化・集中力）
レポート課題を提出できません（期日・内容・書式・整理）
表現がうまくできません（書字・作文・発表）
遅刻や欠席をしてしまいます
グループ活動が苦手です
何度も単位を落としてしまいます

大学生活
掲示板の見方がわかりません
だれに聞けばいいのかわかりません
メールでくる情報がうまく活用できません
どこで食べたらいいのかわかりません
空き時間にどこで何をしたらいいのかわかりません
サークルでの人づきあいが苦手です
将来したいことが見つかりません
〜以外の職業は考えられません
面接試験がうまくいきません

（4） 大学生の性

異性との性の問題

　大学生の性の問題は、他の年齢層にも増して本人にとっても周囲にとっても大きな問題です。異性間の性の問題では、望まない妊娠をすることが少なくありません。デート DV や、ストーキング、複数の相手との交際、性感染症の危険、それらから派生する人間関係のトラブル等、悩みは頻繁に聞こえてきます。異性間の問題は、なかなか周囲に相談しにくいでしょうが、問題が深刻になる前に早いうちから複数の信頼できる他者に相談することが、心とからだ、生活を守るために有効です。問題が深刻になる前に軌道修正することもできるし、自身の状況を冷静に見つめるためにも役立ちます。大学の相談室等での相談は、原則的に大学の教職員に対して相談者の個人名は報告されません。安心して相談してください。また、デート DV やストーキングのようなケースでは、早目に大学内の相談室やハラスメント委員会等に相談したり、学外の相談窓口（女性相談、セクハラ 110番、法テラス等）に連絡してください。だれかに相談したことが相手に知れて、いっそう怖い目にあうのではないかという恐怖心が先に立って相談できない人が多いことが、深刻な事態を引き起こすしくみとなっています。悩んでいるうちにどんどん時間が経ってしまって、心身ともに傷が深くなることが多いため、早目に周囲に支援を求めることを最優先しましょう。

LGBT の人の悩み

　最近多くの大学で直面している性の問題の一つに、LGBT の学生への対応があります。日本における LGBT 人口はおよそ 13 人に 1 人という調査結果も出ています[7]。あなたが知り合いからカミングアウトを受けたら、ショックを受けるかもしれませんが、あなたを信頼して勇気を出して打ち明けてくれた気持ちを大切に受け止めてください。そのさいに重要なことは、本人の了解なしに他人に秘密を伝えてしまう「アウティング」をしてはいけないということです。第三者によるアウティングが原因で、自殺に追い込まれたケースもあります。カミングアウトをしても、カミングアウトをできずにいても、LGBT の人の多くは学校や社会や家庭でさえ、自分が安心できる居場所がないと感じています。「生きづらさ」を感じていることが多く、うつ症状をかかえていたり、自傷行為や自殺を考えたりすることも少なくありません。LGBT と自殺に関する調査研究は数多く行われていますが、過去 20 年間の文献をレビューした結果、米国の高校生全体の自殺企図率が 7〜13％程度と推定されるのに対し、思春期の LGBT の自殺企図率については一貫して 20〜40％程度の数値が報告されています。日本でも、LGBT の自殺念慮や自殺未遂については調査研究があり、欧米同様に日本も深刻な状況にあることがわかります[8]。

　LGBT の人が認識する性や状況を、すぐに理解することは難しいかもしれません。それでも、LGBT の人が自分らしく生きることに希望を持つことが難しいという、深い悩みや苦しみをかかえている状況は理解できると思います。まずは、そこから理解を進めてみましょう（第 10 章〈コラム〉LGBT も参照）。

あなたがLGBTであるならば、所属する学校や組織で、LGBTの人に対する何らかの配慮やルールがあるかを確認してみてください。もしもそのような工夫がされていなかったら、他の学校や組織で実践されている具体例を調べて、希望する配慮をしてもらえないか自分の学校や組織に相談してみてください。現在では、LGBTの学生に対する配慮を実践している学校が増えてきています。今あなたが所属している学校や組織にそのような配慮がないとしても、あなたが勇気を持って発言していくことが、あなたの居場所をつくっていく一歩となり、社会の多くの場所にLGBTの人を受け入れる可能性が広がっていく原動力になるはずです。あなたがLGBTで配慮を求めていることを伝えることで不当な扱いを受ける場合には、性的マイノリティに限らず何らかの理由によるマイノリティの権利を保護する各種の相談団体に相談して、支援を求めてください。あなたがLGBTを理由に健康を害したり、生きづらさを感じなければならない理由は、どこにもありません。

（5）　大学生の労働と就職準備

ブラックバイト

　大学生が働く場合には、ほとんどの労働形態がアルバイトです。アルバイトで大きな問題になっているのが、いわゆるブラックバイトです。ブラックバイトの広義の定義は、学生の無知や立場の弱さにつけ込む形での違法行為があたりまえとなっているアルバイトのことです。違法行為として、残業代不払い、休憩時間の不付与、不合理な罰金の請求、パワハラ・セクハラの放置などがあげられます[9]。学生であることを尊重しないアルバイトは、フリーターの増加や非正規雇用労働の基幹化が進むなかで登場してきました。低賃金であるにもかかわらず、正規雇用労働者並みの義務やノルマを課されたり、学生生活に支障をきたすほどの重労働を強いられたりすることが多くあります[10]。

　なかには、巧妙な手口で学生のやる気を煽り、過重な労働や不正な労働条件を感じさせないように誘導して、学生自ら過酷な労働を進んで行うような雰囲気をつくっている企業も見受けます。細かい昇進制度をつくり、ノルマや条件を満たすと次のステップにランクアップするというしくみをくり返し、やりがいや達成感、ランクアップに伴う責任感、充実した職場を感じるために起こる高揚感を理由に、アルバイト中心の生活になり大学に登校できなくなる学生もいます。本人が満足してアルバイトをしているのに、その働き方はおかしくないかと問いかけても、なかなか聞く耳を持ちません。あなたはアルバイトで、このような状態に陥ったり、このような兆しを感じたりしていませんか。もし疑問に思うことがあったら、一度冷静に現状を分析してみてください。アルバイトが原因で大学に登校できない、生活リズムが狂ったり寝不足や疲労が起こったりしている、課題や予習・復習する時間を取れない、成績が下がる、単位を順調に取得できない、といった状況にあるならば、アルバイトの条件を修正するとか、アルバイト先を変えるとか、勇気を持った決断と行動が必要です。あなたの周囲にこのような人が

いて、自分からは気づきにくい状況に陥っていたら、本人が気づくきっかけをつくってあげてください。

　大学生にとって、アルバイトはさまざまな経験や学習の機会となり、小遣いや生活費、場合によっては学費を得るために重要度の高い活動ですが、大学生活や健康に悪影響を及ぼすようであれば、早目に見直しが必要です。1人で見直すことが難しければ、ブラックバイトの相談にのる団体もあるので、調べて相談してみるとよいでしょう。ちなみに、何かに依存したり夢中になっていると安心だと感じやすい人、発達障害やその傾向があってこだわりが強く、一度パターンにはまると軌道修正がしにくい人等は、ブラックバイトから抜け出しにくいという特徴があります。そのような点も、検討してみてください。

自分を売るアルバイト

　アルバイトのなかには、自分の生活や心やからだを売るアルバイトがあります。少しでも時間単価の高いアルバイトを探して、深夜や徹夜のアルバイトが選ばれることがあります。深夜までアルバイトをしてから家に帰り、シャワーを浴びてちょっとゆっくりすると朝になってしまう学生もいます。そのようなアルバイトを続けると、自ずと日中の大学の授業には出席できなくなってきます。どんなに体力があっても、昼間中心と夜間中心の二つの生活を両方とも活動的に生きることはできません。

　心を売るアルバイトとは、不本意な働き方や客からのいわれのないクレームの多い仕事、上司や先輩からの人権を無視した言葉かけや指示等によって、自分の尊厳を維持できないようなアルバイトです。そのようなアルバイトを続けると、自尊心が傷つき、自暴自棄になったり、心身の健康を害することがあります。

　からだを売るアルバイトとは、客との援助交際や、不特定多数との身体的接触が多いいわゆる水商売に属する仕事です。風俗業、キャバクラ、ガールズバー、ホストクラブ等は、店内でのサービスも心理的に消耗することが少なくありませんが、店外でもサービス営業が伴うことがあります。時間や場所で勤務を限定することができなかったり、客との個人的関係が店外でも続いたりするために、心身ともに休まる時間が持てなくなります。メイドカフェや、タレント事務所も、自分を売るバイトに準ずる傾向が見られる場合もあります。しかもタレント事務所は、所属するために会費を払ったり、トレーニングや指導を受けるためにレッスン料を収めたり、順調に収入を得る前に支出のほうが多くなっている場合も少なくありません。

　このように、自分を売るアルバイトの類は、心身を守ることが難しいため、興味本位で近づいたり、友だちに誘われたという理由で安易に始めたり、給料が高いということだけに魅力を感じることで、失うものや自身が支払う代償もたいへん高いことに気づけるようになりましょう。

違法・危険なアルバイト

　大学生のなかには、違法なアルバイトに手を出してしまう人もいます。からだを売るアルバイトとして売春をする、振り込め詐欺に加担する、違法な客引きをする、マルチ商法を行う、覚せい剤や麻薬等を運んだり売ったりする大学生が後

を絶ちません。稼ぎがよい仕事があると言われたときには、必ず裏があると思ってください。人がよくて頼まれたことを断れないタイプの学生も、このようなアルバイトに巻き込まれやすいです。これらは、アルバイトという呼び方で誘われても、アルバイトではありません。犯罪です。

違法スレスレのアルバイトも、あります。法外な受講料を要求するセミナーに友だちを勧誘したり、法外な金額の教材を売りつけたりする仕事も、まっとうな仕事とは言えません。

ほかにも、アルバイトやボランティアという名目で学生を集めている宗教団体や、非合法な組織に売り上げが流れるしくみの商売や寄付金集め等に騙されてしまう学生もいます。1日限りのアルバイトサイトでの募集に見られる例では、労働法規を無視したり軽視した危険な労働もあります。

どのようなアルバイトでも、自分を守ることができるのは最終的には自分自身です。可能であれば保護者に相談しながらアルバイトを選んだり、社会的に信頼度が高い企業や業種のアルバイトをしたり、安全や信頼を選択基準に含めてアルバイトをする視点を持ってください。始めたアルバイトがおかしいと感じたり、危険やルール違反だと思ったら、ただちに辞める勇気も大切です。周囲にそのようなアルバイトで不安を感じている人がいたら、勇気を持って辞めたほうがよいと言える本当の思いやりを発揮してください。

見えにくい家庭内労働：シャドウ・ワーク

大学生の労働で見落とされがちなもう一つの側面は、家庭内の労働です。報酬が得られず、社会的に評価を得にくいために、シャドウ・ワークと呼ばれるものです[11]。1人親家庭で家事を親と分担したり、おもに学生が家事を担っている家庭もあります。共働きの両親が多忙なために、やはり多くの家事を任されている場合もあります。祖父や祖母の介護を任されていたり、場合によっては病気の親の看病や介

<コラム> シャドウ・ワーク（shadow work）

イヴァン・イリイチの造語で、専業主婦などの家事労働など報酬を受けない仕事だけれど、だれかが賃労働に従事できる生活の基盤を維持するために不可欠なものを指しています。妊娠出産、子育てなどの再生産労働もこれに含まれます[11]。

護、受診の付き添いを行っている学生もいます。ブラックバイトであれば相談できる窓口や団体がありますが、家庭内の労働は、相談できる場が少ないです。また、家の経済状況が思わしくないために、家計を助ける目的で家庭の内外で過重な労働をしなければならない場合もあります。

このような場合には、自治体の社会福祉事務所や法テラスのような相談窓口等に相談して、世帯として何らかの支援を受けられないか探ることも必要です。大学生では、世帯として支援を受けるという発想が浮かびにくく、家族とともに貧困、借金、過重労働に陥りやすく、大学生活が両立できなくなることもあります。

就職準備と就活

大学生の多くは、3年次後半から就職準備を始めます。それに先立って筆記試験の勉強、インターンシップ体験、自己分析・業界研究・企業研究、エントリーシートや履歴書の書き方の練習、個人面接や集団面接の準備を始めます。大学の4年間は長いようで、2年次が終わって半分を折り返すころには就職活動（就

活）が気になる時期に入ります。就活が大きなストレスとなって、精神的な健康度が低下する学生も少なくありません。人生で初めての大きな挑戦のために、未知なことに対する不安感は大きく、いわゆる新卒採用は一生で1回限りのため失敗できないという重圧を感じます。

　内定を得られずに就職活動が長引くことによる動揺、内定を得られてもいつまで就活を続けたらよいかわからない不安、複数の内定を得てからどの企業に就職を決定したらよいかわからず迷う、内定企業に就職を断る心理的負担、内定決定後の研修の厳しさやブラックバイト的研修、内定式後の心の揺れによる「内定ブルー」というように、就活が順調でも不調でも、何度もの不安が訪れます。不安に次ぐ不安の連続です。

　このようななかで、就活に潰されないためには、就職後の先輩を訪問して就職後にどのような生活が待っているのかを確認したり、1年〜数年後の自分の目標を立てたり、残りの大学生活でやっておきたいことを見極めて力を注いだりしていくとよいでしょう。失敗が許されないとか、1回限りの勝負だと思うと不安は尽きませんが、キャリアを積んで転職することも一般的な時代になってきましたから、将来他の企業に転職しても通用する自分づくりをめざして成長していくことを目標とするとよいでしょう。変化していく自分や環境に不安を感じるのは当然ですが、変化を受け入れ、変化に対応できる自分をめざしていければ、大学卒業後何年経ってもそのときの状況に対応できる柔軟性のある社会人となっていけると思います。

（6）　大学生と家族・家庭

サポーティブ・ネットワークを使おう

　大学生と家族の関係は、家庭によっては複雑な場合もあります。親子関係が良好でない、親の離婚・再婚、継父・継母とその子との複雑な兄弟関係、結婚した兄姉が離婚して家に戻ってきた、親からの虐待（性的虐待を含む）、親の病気等、家族や家庭が毎日の悩みの原因になっていたり、家に居場所がない状況が起きたり、家に帰れないといった状況に置かれている学生もいます。あなたがそのような状態に置かれていたら、大学の相談室や、自治体の社会福祉や生活の相談窓口に相談してください。親と離れて1人暮らしをして世帯を分離したり、保護施設を利用したりする方法もあります。大切なことは、あなたが何に困っているかを、第三者、特に公的な相談窓口に伝えて問題の整理を手伝ってもらうことです。これは、前述のサポーティブ・ネットワークの活用の一つです。

セルフアドボカシー

　自分の不利な状況を伝えたり、自分が置かれた困難な状態を改善するために声を上げることを、セルフアドボカシーと言います。アドボカシーとは、権利擁護のことです。権利擁護を支援してくれるさまざまな相談窓口に相談して権利を守ってもらう場合には、その権利を代弁して守ってくれる人や団体がアドボカシーを実行してくれます。そのように社会資源を利用してアドボカシーを実現するの

と同時に、大学生の時期はさまざまな困難に出会いながら、それらの困難を乗り越えるためにセルフアドボカシーの能力を身につける、社会での自立のトレーニング時期です。学生生活のなかで、セルフアドボカシーと、サポーティブ・ネットワークをつくり利用できる能力を培っていってください。それが、あなたの自立の底力となっていきます。

（7） インターネットと健康

バーチャルライフ

　大学に登校できなくなる学生のなかには、昼夜逆転していて朝起きられなかったり、日中に活動できなかったりする人がいます。夕方以降に起きて夜から朝にかけてインターネットゲームをしたり、投稿サイトに意見や画像や音楽をアップしたり、それに対する反応を見て楽しんだりしているうちに、朝になるというパターンです。大学でリアルな友人と会って話しているよりも、ネットのなかのコミュニティの知り合いのほうが心理的距離が近く、ネットを介する関係ではあっても関わっている時間が長く、自分の活動の場も生きがいもネットのなかの世界で充実しているタイプもいます。好きになる人も2次元の世界のキャラだったり、使うお金もビットコインだったり、もう太陽の下で生身の人間が集まる社会に存在がなくなってしまったような生き方をしていることもあります。

　このような場合、ネット依存症やゲーム依存症といった病名がつけられて精神科の治療対象となるような症状です。精神的健康状態を崩しているととらえることができるのですが、インターネットの世界では生き生きとしているのです。1日中生き生きとできずにうつ状態に陥っている人と比べたら、生き生きとできる場や時間帯があるだけ健康的だと考えられるのでしょうか。当面だれかに迷惑をかけることもなければ、社会的に悪影響は及ぼしていないように見えます。しかし、このような生活を重ねることで、社会のなかで生きていくためのどのような能力が培われるのでしょうか。限定的に伸びる能力はあるでしょうが、社会のなかで生きる人間として生涯かけて活かしていける能力を培うのは難しいです。バーチャルな世界とリアルな社会の双方のバランスを取った生活ができて、はじめて健康的な生活と言えるのではないでしょうか。

SNS

　パソコンや携帯によるインターネットを介したいじめは、年齢が上がるにつれ増えていじめの主要な内容となっていきます。大学生でも、SNSによる悩みや不快な事象、傷つけたり傷つけられたりする経験は日常茶飯事です。それは学生同士でも起こりますし、学生と交友関係にある学外の人との間でも起こります。SNSに誹謗中傷や脅迫的な書き込みをする例は、学生から教職員、あるいはその逆でも起こります。心の動きや心のなかのつぶやきをSNSに書き込んだ時点で、それはもはや単なるつぶやきではありません。暴力の道具としての、言葉による凶器となります。凶器は人の心を傷つけます。精神的に侵襲されれば、精神的健康を害しますし、その影響が身体に及ぶこともあります。私たちは、特にSNSに

よって傷つけられないためにはどうしたらよいか、SNS によって傷つけられてしまった場合にはどうしたらよいかという、新しい時代の健康被害への対処方法を学んでいかなければなりません。

（8） 大学生の事件・事故

皆さんのまわりに事件や事故にあった学生はいませんか。大学生は、他の年齢層と比べて相対的に健康な年齢ですが、事件や事故に巻き込まれる危険が多い年齢です。どのような事件や事故が多いか、推測してみてください。

不注意による事故とケガ

筆者が大学生に関わっていて、特に注意欠損多動性障害やその傾向にある学生に重要だと考えている点があります。それは、不注意のために起こる事故やケガです。自転車のスピードの出しすぎや不注意による事故、自分の体調管理が苦手だったり、広い視野で状況判断をすることができなかったりするために起こる海や山などで起こる事故、工事現場や危険な場所への誤った侵入や転落等をくり返す学生がいます。これは単なる不注意やうっかりミスの範疇を超えていて、健康障害を引き起こすだけでなく命の危険にもつながります。場合によっては同伴者も危険にさらす可能性があります。このような事故やケガを複数回くり返している場合は早目に一度、発達障害の専門家に相談して、同様の失敗をくり返さない工夫を真剣に考える必要があります。自分の健康と命を守るために一念発起して、不注意を予防できる自分になりませんか。

犯罪被害

2012（平成 24）年犯罪被害者白書によると、20〜24 歳の犯罪被害件数は 12 万2,890 件で、種類別の割合は殺人 0.04％、強盗 0.5％、強姦 0.3％、暴行 3.3％、傷害 2.6％、窃盗犯 91.7％、わいせつ 1.5％です[12]。どのような犯罪の被害にあっても精神的に傷つきますが、強姦、暴行、傷害、わいせつ等の犯罪の被害にあうと、身体的にも傷つくし、のちのちまでその後遺症や心的外傷（トラウマ）を残すこともあります。

ケガ入院

大学生協の共済金・保険金支払い状況[13]（2019 年度）を見ると、大学生のケガ、死亡、賠償事故は、ケガによる入院は年間 3,202 件で、そのうちスポーツ事故が多く 68.1％、次いで交通事故 19.0％です。スポーツ事故による入院全体のなかで件数が多い順に見ると、サッカー・フットサル 17.3％、アメリカンフットボール 12.8％、ラグビー 12.6％、バスケットボール 7.4％、ラクロス 5.3％です。交通事故による入院は 2 年生になると急増します。全体の割合は、自転車運転中 42.4％、自動二輪運転中 23.0％、原付運転中 18.3％、自動車同乗中 5.4％です。

死亡

大学生の死亡件数は年間 137 件で、自殺 42.3％、腫瘍 13.1％、日常生活中の事故 10.2％、交通事故 8.8％であり、自殺による死亡も、自殺以外による死亡も 1 年生から学年が上がるごとに件数が増え 4 年生では 1 年生の約 3.5 倍と最も高い

ことがわかっています。

大学生が起こす事故

　次に、大学生が起こす事故を見てみましょう。大学生の賠償事故は年間2,040件で、自転車事故56.5%、水漏れ事故8.9%、スポーツ・運動中の事故5.4%、授業・研修・実習中の事故4.1%、その他の事故24.4%です。大学生が他者に被害を及ぼす事故は、圧倒的に自転車事故が多いことがわかります。

　最近では学内や国内にとどまらず、留学や海外研修中に事件や事故に巻き込まれるケースも増えています。今後ますます、自分の身を守り、他者を傷つけないためのリスク管理の視点と能力が、大学生には求められています。

（9）　バイスタンダーになろう！

バイスタンダーって何？

　このように、大学生は事件や事故の被害者になったり、加害者になったりする可能性が低くないことがわかりました。特に、交通事故やスポーツ事故に関わる可能性は、だれにでもあります。そのような場合に、あなたが命を救える人になれることが大切です。事故や病気で倒れて心肺停止になった人がいたら、その場に居合わせた人が救命の主役です。心肺停止の人があらわれたときに、その場に居合わせて救命に携わる人をバイスタンダーと呼びます。日本では、運転免許取得時に自動車教習所で救命の講義を受けたという人は多いのですが、街で心肺停止になった人を見かけたら救命できるという人は少なく、バイスタンダーによる救命率が低い状況です。

生死を分ける8.6分：救急車到着時間

　なぜバイスタンダーによる救命が大切かというと、日本では、119番通報してから救急車が到着するまでに、平均8.6分かかります[14]。しかし、心停止から1分ごとに、救命率は7〜10%下がります[15]（図7.3）。救急車が到着するまでにバイスタンダーが救命できれば、多くの人の命が救われる可能性があるのに、その可能性が捨てられてしまっているのが、現状です。

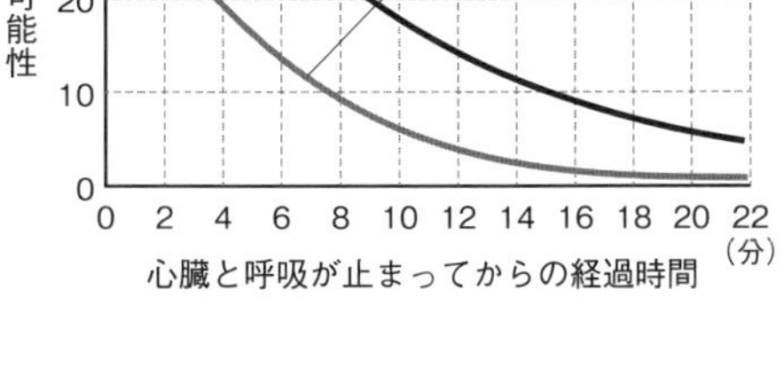

　実は、AEDや119番通報の力を借りれば、救命方法に自信がなくても、あなたはバイスタンダーになることができます。

　2004（平成16）年から法律で、一般の人でもAEDを使用することができるようになりました。AEDの操作手順は、すべて機械が音声メッセージを出してガイドしますので、音声メッセージのとおりに行えば一般の人でも簡単に操作

〈コラム〉世界一救命率が高い都市：
シアトル（アメリカ）

　世界一救命率が高い都市として注目されているアメリカのシアトル市では、「救命率」は年間平均30〜40%と言われ、驚異的な数値を示しています。救命率とは、心肺停止となった人をバイスタンダーが目撃して救命してから1カ月以上生存した症例の率です。それに対して日本の救命率は5%未満と低く、バイスタンダーの割合が大きな要因となっています。シアトル市総人口約60万人の約半数が救命講習の受講者であり、2人に1人の市民が応急手当を実施できる有資格者です[16]。

図7.3　応急手当と救命曲線
・時間の経過で低下する救命のチャンス
・応急手当てが救命のチャンスを高める

命が助かる可能性（%）／心臓と呼吸が止まってからの経過時間（分）

居合わせた人が救命処置をした場合

救急車が来るまで何もしなかった場合

第7章　生活の場〈大学、職場、家庭、地域〉と健康　119

ができます。AED の電源を入れれば、救命方法も音声メッセージで指示してくれます。また、119番通報すると、救急車が到着するまでの処置について、電話でスタッフが指示してくれます。

筆者のゼミで実施した調査では、大学生や高校生がバイスタンダーとして蘇生をした複数の例が確認されました。大学生がサッカーの試合中に胸でボールを受けた瞬間に心肺停止になって、チームの仲間が救命して蘇生した例がありました。高校野球の全国大会予選試合で、バッターが打った球がピッチャーの胸に当たって心肺停止になり、たまたま居合わせた観客に蘇生された例もありました。家族で万国博覧会に出かけたときに、入場直後に心肺停止になった父を家族が AED で蘇生した例も見られました。このように、皆さんの身近でもいつだれが心肺停止になるかわかりません。そのときに、皆さんがだいじな人の命を救うバイスタンダーになってください。

救命方法に自信がなかったら、消防署や日本赤十字社等で実施している救命講習を受講するとよいです。筆者のゼミが、小学生や保護者、教員、住民を対象とする救命講習で用いる救命方法のイラストを見てください（図7.4）。

〈複数で救命する場合〉

倒れている人を見かけたら、助けてくれる人に大きな声で呼びかけ「④119番通報」と「⑤ AED を運ぶ」役割を頼みましょう。

〈1人で救命する場合〉

まわりに助けてくれる人がいなかったら、1人で救命しなければなりません。その場合には、「①意識の確認」、「②普段通りの呼吸の確認」を行い、「普段通りの呼吸」をしていなかったら「③胸骨圧迫（両方の乳首の真ん中を両手の掌を重ねて押す）」を行います。

【胸骨圧迫】

間を空けずに連続して、1分間に100〜120回を目途に、「しっかり押す→押す手を緩めてしっかり胸が戻る→しっかり押す……」を繰り返します。

次に、「④119番通報」をしましょう。通報している間も「③胸骨圧迫」を続けることが必要です。

【AED ファースト】

近くに AED があれば、AED を最初に繋ぐことが重要と言われています。AED は、できる限り早く使いましょう。

まず、自分が事故を起こしたり、事故にあったりしないように予防や防止を念入りにしましょう。また、もし事故に遭遇したら、事故にあった人、心肺停止に陥っている人を助けられるバイスタンダーになってください。あなたの助けを必要としている人は、社会にたくさんいます。

図7.4 救命方法

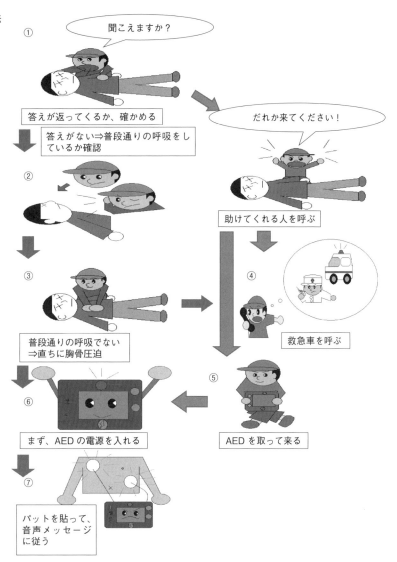

① 聞こえますか？

答えが返ってくるか、確かめる

答えがない⇒普段通りの呼吸をしているか確認

だれか来てください！

②

助けてくれる人を呼ぶ

③

普段通りの呼吸でない
⇒直ちに胸骨圧迫

④ 救急車を呼ぶ

⑤ AED を取って来る

⑥ まず、AED の電源を入れる

⑦ パットを貼って、音声メッセージに従う

2. 職場と健康

（1）「働くこと」の意味

　ライフステージから見た場合、60〜65歳を定年とするならば大卒者では約40年の長きにわたり、生活時間の大半を「働くこと」に費やします。「働くこと」の意味を大別すると、生計維持の手段としての側面と、社会参加や自己実現の手段という側面があります。しかし、ときとして「働くこと」が労働と余暇の不均衡を生み、人の心身の健康を害し、過労死や自殺といった深刻な社会問題にまで発展することがあります。「働くこと」が人の健康や命までも脅かすにいたるには、

職場や仕事の要因だけでなく、「働き方」の背景にある社会問題と関連した職場以外の要因も影響します。したがって、あらためて「働くこと」の意味について考えることは、健康的な生活を送り、より自分らしく生きるための「働き方」、さらには幸福を享受するための「生き方」について考える機会になります。

（2） 労働職場環境と労働者の現状

　「働くこと」の意味を考えるうえで、労働職場環境の理解は必要不可欠です。労働職場環境は、社会情勢や産業構造等の影響を受け、時代とともに変化します。日本国内が好景気に沸いた 1980 年代までの高度経済成長期には、長時間労働が当然のように行われていましたが、一方で労働者の給与も確実に増えていました。しかし、1991 年のバブル経済の崩壊後、日本経済の低成長が続き、労働者の給与が伸び悩むなか、長時間労働の実態はさして改善されない状況が続きます。今なお先進諸国のなかでも日本の長時間労働者の割合は高く、週 49 時間以上働く人の割合はドイツやフランスの約 2 倍と報告されています[17]。

　翻って、産業構造と企業の経営環境に目を移すと、1990 年代以降、技術革新により情報通信産業をはじめ第三次産業が急速に発展しました。同時に、国際化に伴い市場経済の競争が激化し、日本の代表的な大企業ですら経営不振により海外企業に買収される等、国内企業の経営環境の厳しさは増すばかりです。多くの企業は生き残るために、安価な労働力と将来性のある未開拓の市場を求め、生産拠点ごとに途上国に生産の場を移すようになりました。かつて先進国を中心に一部のエリートサラリーマンに限定されていた海外赴任は、非正規雇用者にまで見られるようになりました。このことは、テロ攻撃をはじめ安全対策やメンタルヘルス対策が十分でない外国の職場で働く可能性のある労働者が、格段に増えていることを意味します。

　さらに、契約社員や派遣社員、パート社員といった非正規社員を採用し、人件費を抑えて効率化を図るとともに、年功序列や終身雇用制度といった伝統的な日本企業の制度から、成果主義制度などの新たな人事制度へ転換する企業も増えています。つまり、これまでのような安定した雇用や給与の上昇、安全が確保された職場環境が必ずしも見込めない時代になりつつあるのです。2020 年春以降は、新型コロナウイルス感染症の拡大の影響で、企業の雇用情勢が急激に悪化しました。2021 年 9 月現在の国内の完全失業者数は 192 万人まで増加し[18]、早急の経済回復が強く望まれています。

　一方，2021（令和 3）年度 9 月現在の雇用されている職員・従業員のうち、非正規の職員・従業員が占める割合は 37% と報告とされ、うち 69% が女性であると報告されています[19]。正規雇用者に比べ非正規雇用者は、企業の経営状況が悪化したさいに煽りを受けやすいことから不安定労働に従事しているといえ、雇用不安や経済不安をより抱きやすいといえます。未婚の男女を対象とした調査結果では、「結婚相手に求めること」で女性の半数以上において「経済力があること（52.5%）」があげられるなか[20]、年間収入で 500 万円以上の者は男性の正規雇用

者では 45.1％に対し、非正規雇用者の者は 5.3％と格段に低く[21]、晩婚化や非婚化に拍車をかける一因と考えられています。実際、30 代前半の男性労働者では、正規雇用者の 60％が既婚者であるのに対し、非正規雇用者は 27％に留まります[22]。

　一方、30 代、40 代の男性の長時間労働が目立ち、30 代男性の約 6 人に 1 人は、時間外労働時間数が週 60 時間以上と報告され[23]、正規雇用者はより長時間労働の傾向にあります。男性の子育ての関わりが十分でない理由として、父親自身および配偶者の双方で「仕事が忙しすぎる」が最も多く[22],[23]、長時間労働は父親の育児参加を妨げる一因と考えられます。また、男性の子どもの産前・産後の休暇取得の促進のために必要なことで最も多かった回答は「休暇が取りやすい職場（51.4％）」と報告されています[24]。このように労働時間や職場環境を含め「働き方」を見直すことは、将来の働き手となる次世代の育成にも関わる点で、今まさに必要なことなのです。

（3）　労働災害とハラスメント・いじめ

　「過重労働」は "自宅への仕事の持ち帰り残業を含む、時間外労働や予定して

〈コラム〉ディーセント・ワークと若者の過労自殺

　1999 年に世界労働機関（ILO）は、「Decent Work for All（すべての人にディーセント・ワークを）」を活動の主目標として位置づけました。ディーセント・ワーク（Decent Work）とは、「働きがいのある人間らしい仕事」を意味しますが、その概念では権利、社会保障、社会対話が確保されていて、自由と平等が保障され、働く人々の生活が安定する、人間としての尊厳を保てる生産的な仕事のことをさします[28]。

　日本国内ではバブル経済の崩壊やリーマン・ショック以降、多くの企業が人件費を抑えるなどにより経営の立て直しを図ってきました。正社員を減らし賃金の低い非正規社員で代替し、少ない正社員に長時間労働をさせて残業代を削るなどの違法行為を行う企業も認められます。

　こうした企業はブラック企業と呼ばれ[29]、類似の造語にブラックバイトがあります。ブラックバイトは学生の無知や立場の弱さにつけ込むような形で正社員並みに学生を働かせ、学業にまで支障をきたすようなアルバイトのことです[29]。ブラック企業やブラックバイトでは、長時間労働や残業代の不払い、休憩時間の不付与、不合理な罰金の請求、ノルマの未達成を理由に商品を買い取らされる、上司によるパワハラ・セクハラの放置、などの違法行為が当然のように行われています[29],[30]。

　ブラック企業では過重な労働を強いられた若い従業員が過労自殺にまで追い込まれるといった事例も認められ、大きな社会問題となっています。例をあげると、広告大手「電通」で 1991（平成 3）年に入社 2 年目の男性社員（当時 24 歳）が、長時間労働が原因で自殺し、最高裁で会社側の責任が認定されました。2015（平成 27）年に再び入社 1 年目の女性社員（当時 24 歳）が、長時間労働が原因で自殺し、2016（平成 28）年 9 月 30 日に労災認定され、雇用者の刑事責任が問われる可能性も出てきています[31]。居酒屋大手「和民」の過労自殺をめぐる訴訟では、当時 26 歳の女性従業員が入社後、連日の深夜勤務とともに月 141 時間を上回る残業を行う等、入社 2 カ月後に自殺しています。最終的に会社側は 1 億 3,365 万円の賠償金の支払いを命じられましたが、使い捨てるかのような労働を従業員に強いる職場の背景に、「24 時間、死ぬまで働け」（当時社長の渡辺美樹元参議院議員）といった歪んだ経営者の労働観による劣悪な労働実態があります[32]。

　2019 年度の自殺を含む精神障害による労働災害の請求件数および支給決定件数で 20 代以下は全体の約 2 割を、30 代以下では全体の半数を占め[33]、このような若者の精神障害や過労自殺の防止の点からも、ブラック企業やブラックバイトの根絶が望まれます。国は労働時間の規制や会社への指導の強化を早急に行う必要があるでしょう。一方、個別紛争については、迅速かつ適正な解決を図るため、2001（平成 13）年に「個別労働関係紛争の解決の促進に関する法律」が施行され、全国の労働局で無料の解決援助サービスが提供されています。ブラックバイトやブラック企業については、ブラックユニオン[34]や日本司法支援センター（通称：法テラス）[35]で無料法律相談や経済状況に応じて弁護士費用の立替え等の支援も行っています。

いた休日の勤務といった、疲労の蓄積をもたらす重要な要因と考えられる長時間の過重な労働”と定義されます[25]。かつて「過重労働」による循環器疾患の発症で死にいたる状況は、「過労死」という言葉で大きな社会問題となり、国内外にも衝撃を与えました[26]。このことを受け、国は根拠となる長時間労働と脳や心臓の疾患などの健康障害の発症との関連性をふまえ、「過重労働による健康障害のための総合対策」にもとづく対策の推進を法律の改正とともに進めてきました[25]。

　しかし、2020（令和2）年度に「過重労働」等で脳や心臓の疾患を発症したとして労働災害補償の支給が決定された件数は194件と、前年より22件減少したものの依然、後を絶ちません。さらに昨今では、うつ病などの精神障害による労働災害が新たな社会問題となっています。2020年度の請求件数は2,051件で前年度比9件の減少であった一方、支給決定件数は608件と前年度比99件増加しました。決定件数をできごと別で分類した結果では、「上司等から、身体的・精神的攻撃等のパワーハラスメントを受けた（99件）」、「悲惨な事故や災害の体験、目撃をした（83件）」の順で多く報告されています[27]。つまり、「過重労働」に加え、職場のいじめやハラスメントといった組織の倫理に起因した人間関係の問題が、労働者の強い心理的負荷となり健康障害を生じさせる実態が表面化しつつあるのです。しかしこういった事例は氷山の一角であると考えられます。2019（令和元）年6月には労働施策総合推進法の改正により、パワーハラスメント防止対策が事業主に義務付けられましたが[25]、労働災害の未然防止の点からも労働者と組織の協働による健全な組織運営がいっそう、求められています。

（4）　労働者における健康のセルフマネージメント

　昨今の変化が著しく先行きが不透明な労働職場環境では、労働者が自分の健康を自分で守る必要性がいっそう、増しています。なかでも健康の自己管理（以下、セルフマネージメント）において、心理的負荷に関連するストレスへの適切な対処は非常に重要です。一般に私たちが「ストレス」という用語を用いる場合、多くは心身に悪影響を与えるストレス（distress）を意味して用います（第2章参照）。実際には、生体にとって有益となるストレス（eustress）もあり[36]、心身の鍛錬と成長に欠かすことのできないスパイスのような存在で、仕事への張り合い等、職業人としての成長を促します。しかし、過大な量的負荷や、ノルマや責任、プレッシャーといった質的負荷、仕事上の低い裁量権や自由度といった職業性ストレスは、持続的にさらされることで慢性的な高ストレス状態となり、心身の健康にまで影響を及ぼします[37]。

　その一方で、家族や同僚、友人による社会的支援は、職業性ストレスの影響を緩衝する効果があると報告されています[38]。当然、年齢や性別、性格などの個人要因の影響も受けるため、職業性ストレスの影響の程度は個人によって異なります。そのことを考慮したとしても労働と休息や睡眠、余暇とのバランスとともに、仕事や私生活での人間関係を通じて築かれる信頼関係を基盤とした社会的支援は、心身の健康の維持において非常に有益なのです。昨今の急速に変化する労働職場

環境であればなおのこと、社会的支援は健康のセルフマネージメントの要になると言えます。

（5） 労働者、組織、社会の互恵をめざした「働き方」

国内の経済成長と労働参加が適切に進まない場合、2030（令和12）年の就業者数は5,449万人となり、2012（平成24）年の6,270万人と比較して821万人減少すると試算されています。もし経済成長が実現し、女性、若者、高齢者、障害者などの労働市場への参加が適切に進む場合であっても、167万人の減少が見込まれます[21]。つまり、全員参加型社会の実現とともに外国人労働者の積極的な導入を図り、早急に少子化対策を進めなければ、日本経済はたちゆかなくなるでしょう。その対策で切り離せない取り組みが「仕事と生活の調和（ワーク・ライフ・バランス、以下WLB）」です。

女性の年齢階級別労働力率を図7.5に示すと、先進国では子育て期も一貫して就労を続けるため、ほぼ台形型ですが、日本人女性の場合は未婚期でのフルタイム就労と子育て後のパートタイム就労との二峰性を示すM字型となっています[39]。

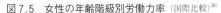

M字型は以前に比べて浅くなっていますが、女性の求職していない理由は「出産・育児のため」が最も多く、全体の約3割（70万人）を占めています[20]。

一方、2019年度の厚生労働省の調査結果[40]では、18歳未満の子どもを育てながら仕事をしている母親の割合は72.4%とこれまでの調査で最多となりました。また、2021年10月現在の15～64歳の女性の就業率は71.4%と、男性83.7%との差が縮小しています[19]。しかし、女性の就業者数のうち、非正規雇用者の占める割合は53.5%と、男性の21.9%に比し2倍以上の割合で、女性が非正規の働き方を選択した理由で最も多かった回答は順に「自分の都合のよい時間に働きたいから（31.2%）」、次いで「家計の補助・学費等を得たいから（21.9%）」と報告されています[41]。このことは、男性は外で就労、女性は家事労働という日本の伝統的性役割分業は薄れているものの、今なお出産・育児・介護などの多重役割が女性の職業と家庭の両立を困難にしている状況があり、同時に男性の非正規雇用者の増加と世帯収入の減少等の経済的理由の影響があると推察されます。

日本の夫婦と子ども世帯での育

図7.5 女性の年齢階級別労働力率 （国際比較）[38]

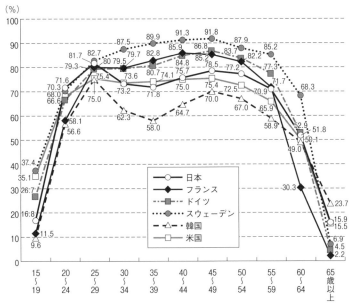

備考） 1．日本は総務省「労働力調査（基本集計）」（2016年）、その他の国はILO"ILOSTAT"
より作成。いずれも2016（平成28）年値。
2．労働力率は、「労働力人口（就業者＋完全失業者）」/「15歳以上人口」×100。
3．米国の15～19歳は、16～19歳の値。

児・家事分担の現状は、妻が専業主婦・共働きの別を問わず圧倒的に妻の負担が大きく、育児分担だけに絞ると妻の全就業形態平均では妻が約8割、夫が2割と報告されています[42]。男性の育児休暇取得率は、2020年度は12.65％と、初めて1割を超え、過去最高となったものの[43]、依然低水準で推移しています。

WLBは「仕事、家庭生活、地域生活、個人の自己啓発などの様々な活動について、自らが希望するバランスで展開できる状態」[44]と定義されるように、子育て世代の男女に限られた問題ではなく全世代の労働者に関わる問題です。WLBの多くの研究の知見をまとめた総説論文は[45]、WLBが取れない状況は、仕事での役割と家庭での役割（多重役割）が相互にぶつかり合うことで発生する役割葛藤（ネガティブ・スピルオーバー）を生じさせ、抑うつなどの精神的健康と関連すると報告しています。しかし一方で、仕事生活や家庭生活など複数の役割を持つことで相互の役割によい影響を及ぼし合い（ポジティブ・スピルオーバー）、心身の健康によい影響を及ぼすことも報告されています。つまり、WLBが取れる環境下では、労働者は介護や育児等の家庭役割と仕事役割といった複数の役割を通じて、それぞれの場で活躍するだけでなく、心身の健康へのプラスの効果も期待できると言えます。

さらに昨今、「仕事に誇り（やりがい）を感じ、熱心に取り組み、仕事から活力を得て活き活きしている状態」を表すワーク・エンゲイジメント（Work engagement）の概念が注目されています。仕事に熱心に取り組む点ではワーカーホリック（Workaholic）と似ていますが、ワーカホリックは仕事にやらされ感を持ち、取りつかれたように働く仕事中毒といった否定的な意味で使われます。また、ワーカホリック傾向の人は、ワーク・エンゲイジメント傾向の人より不健康になりやすく、生活満足感や仕事のパフォーマンスも低いと報告されています[46]。つまり、両者は労働者と組織の双方の利益という点で大きな差が生まれるのです。しかし、ワーク・エンゲイジメントの状態はWLBが取れる環境なくして労働者に期待することは困難と言えます。

WLBが取れ、かつ健全な組織の運営下にある職場であれば、多くの労働者は社会的支援を築きながら、仕事と生活のなかでの役割を肯定的に受け止め、楽しみ、健康の維持が可能となるでしょう。このことはまた、組織や社会にも利益をもたらすことでしょう。労働職場環境が急速に変化する時代であればなおのこと、これから社会に出る若者には、こうした労働者と組織と社会の互恵を目指した「働き方」が求められているのです。

3. 家族とのこと：親元からの自立、結婚・挙児について

（1）　家族とは

皆さんにとって家族とはだれですか。とても簡単な質問のように思われますが、

家族のとらえ方は時代によって変化しています。1980年代の定義では「家族とは、夫婦・親子・きょうだいなど少数の近親者を主要な成員とし、成員相互の深い感情的包絡で結ばれた第一次的な幸福追求の集団[47]」や「夫婦を中心とし、親子、きょうだいなどの近親者を構成員とする、相互の愛情と信頼の絆で結ばれた小集団[48]」ととらえられてきました。すなわち血縁近親者や感情的紐帯、愛情・信頼で象徴されるのに対し、90年代には「自分を取り巻く人間関係のどこまでを自分の家族と考えるか、を定義するところから出発」する「家族同一性（family identity）」という考え方が認められるようになってきました[49]。家族であるかないかは、個人の認識によって、またそれを決定する権限は個々人に備わっているという考え方です。すなわち、血縁や法律婚にもとづく〈標準的〉家族だけでなく、共働き夫婦、ひとり親家族、養親子・継親子関係といった〈周縁的〉家族や、非法律婚・非婚カップル、レズビアン・ゲイカップル、シングルといった従来の定義には当てはまらなかった〈逸脱的〉ライフスタイル[50]をも、「家族」ととらえることができる考え方です。

このように家族のとらえられ方が変化する背景には、家族のあり方自体が変わってきたことが関わっています。そこで本節では、親からの独立、結婚や挙児（子どもをもうけること）、子育てについて、日本の若い世代の最近20年ほどの様子を取り上げます。あわせて皆さん自身の将来について考えてみましょう。

（2） 育った家庭・家族

あなたには兄弟や姉妹はいますか？日本では、2人ないし3人きょうだいが主流でしたが、最近は1人っ子の割合が増えてきています。また家族構成は、夫婦とその子どもからなる核家族が中心ですが、子どもの数が減ってきたこともあり、1世帯あたりの家族員数は減ってきています。また離婚や単身赴任などにより母子家庭や父子家庭で育つことも少なくありません。

加えて、かつては家族でなければ果たせなかった機能が減ってきています。W.F.オグバーン[53]は、経済、地位付与、教育、保護、宗教、娯楽、愛情という家族の七つの機能が、産業化に伴って、愛情機能を除いては衰退するという家族機能縮小論を提唱しました。家族が担ってきた衣食住や娯楽、子どもの教育が、外注化されたり外部に依存されるようになり、「家族」は、「ケアの授受や温かい人間関係のよりどころ」として存在意義があっても機能的には脆弱な集団となりつつあると指摘しています。

〈コラム〉SOGI の尊重と同性パートナーシップ証明

LGBTが、セクシャルマイノリティを指すのに対し、近年、すべての人が持つ性的指向・性自認を表すSOGI（sexual orientation and gender identity. 性的指向および性自認）という用語が使われるようになり、職場や学校でもSOGIが尊重されるようになってきました。また同性婚については、2000年にオランダが同性間の婚姻を容認して以降、ヨーロッパを中心に広がり、アジア圏では台湾やタイでも容認に向けての動きが見られます[51]。日本では同性婚は法的には認められていませんが、法務省は同性婚を法的に認める国から来日する同性婚配偶者の在留資格を認めるようになりました（法務省第5357号、平成25年10月18日）。2020年7月現在、北海道から沖縄までの51区・市町が同性婚に配慮をするようになっています[52]。その先駆けである渋谷区は、「渋谷区男女平等及び多様性を尊重する社会を推進する条例」にもとづき、同性カップルに対して、男女の婚姻関係と同じ程度の実質を備えた関係であることを証明するパートナーシップ証明を制度化し2015（平成27）年から証明書の交付をしています。

家族は、最小の基本的な社会的単位の一つですが、それを構成する家族員の数や、家族の機能が弱まってきています。子どもが少なければ１人ひとりの子どもにかける期待も大きくなりやすくなります。親の要求を子どもが満たすこと（たとえば、成績がよかった）で愛情を感じたり、溺愛と放任のような利己愛的な愛情など、子ども自身が子どもとして無条件に愛される場や温かい人間関係のよりどころとしての存在意義も危うい状況があります。

　家族の機能が縮小したとしても、親の価値観によって家族の生活は大きく変わります。子どもの学力面や習い事にどれだけの力を注ぐかや、着る物、遊ぶ場所、個室、就寝時間、ゲーム機や携帯電話を与らえるかどうかなど、生活全体に及びます。食べるものに関しては、朝食は食べるか、パンかご飯か、油物が好きかどうか、濃い味付けが好きか、家で料理をするかどうかなど、味付けや食べ物の嗜好、摂取カロリーにも影響し、将来の生活習慣病の発症リスクにも関わってきます。

　したがって、少子化の時代においては親による閉鎖的な子育てには限界がありそうです。子どもは子どもとして、選択する力をつけることや他の大人から学ぶこともだいじです。

（３）　親元からの自立

離家

　生まれ育った親元（原家族）からの自立は、結婚が理由かどうかにかかわらず、一つの大きな通過儀礼であり家族発達上の課題です。今なら、進学や就職などがおもなきっかけとなるでしょう。何らかの理由で１人暮らしをするのも親元から離れるきっかけになります。そこで、本項では、親元から離れて自立する様子の一端を若い世代の「１人暮らし」の状況から見てみましょう。

　図7.6は最近の20年の国勢調査から、単身世帯（１人暮らし世帯）の割合をその年齢階級別の人口割合で表したものです。

　20代〜30代の単独世帯の割合は、男女とも「20〜24歳」がピークでしたが、2020年の国勢調査では、男性のみピークが「25〜29歳」へシフトしました。また

図7.6　年齢階級別人口に占める単身世帯^{注)}の割合

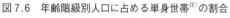

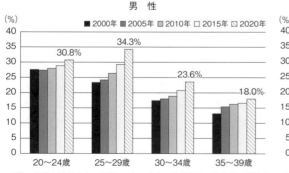

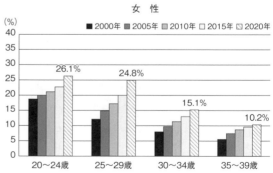

注）　世帯人員が１人の世帯のことであり、会社などの独身寮や間借り・下宿屋などの単身者を含む。
出典）　統計データ FAQ（Frequently Asked Questions）：総務庁統計局　http://www.stat.go.jp/library/faq/faq02/faq02b05.htm

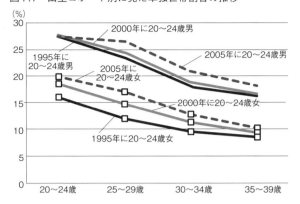

図 7.7　出生コホート別に見た単独世帯割合の推移

「25〜29 歳」の 1 人暮らしはこの 20 年の間に著しく増加していることがわかります。女性の「25〜29 歳」にも同様の傾向が見られます。男女ともこの 20 年間の 1 人暮らしは増加傾向にありますが、特に 20 代後半で変化が大きいと言えます。図 7.7 は、単独世帯の割合の推移を出生コホート別に見たグラフです。男性では、1995 年（平成 7）年〜2005 年までの「20〜24」歳の単独世帯割合はほとんど同じですが、後に生まれた世代ほど、20 代後半から 30 代にかけての単独世帯の減少が緩やかになっています。この傾向は女性にも見られます。ただ女性では 20 代前半の単独世帯が増加しており、女性のほうがより変化が大きく、生き方の選択肢が増えていることが表れています。

結婚

　親元から離れるきっかけとなるもう一つの主要なものは「結婚」です。ここでは、結婚の状況を見てみましょう。現在、日本では 20 歳からが成人ですが、その年齢を 18 歳に引き下げることが検討されています。現行では結婚できる年齢は、民法により、その下限は女性 16 歳、男性 18 歳と定められており、婚姻は、当事者同士の相互選択によって成立します。人口動態統計によれば、2015（平成 27）年に「結婚生活に入り届け出た初婚者」の平均年齢は、夫は 31.2 歳、妻は 29.5 歳（2010〔平成 22〕年の同調査では夫は 30.6 歳、妻は 28.9 歳）と晩婚化しています。そして 88％の結婚が恋愛結婚です[54]。

　ところで「夫婦」という関係は家族関係のなかでは特殊です。親子関係やきょうだいの関係のような血縁関係がなく、元は他人同士だからです。結婚して間もない時期やその間に行う旅行のことを、ハネムーン（honeymoon）といいます。「蜜」のように甘い 1 カ月という意味です。しかしまた同時に、ハネムーンは甘美で幸福な満月にもたとえられ、すぐに欠けていくことにかけた戯言的造語としても用いられます[55]。社会心理学的な研究でストレス度を評価する尺度、社会的再適応評価尺度（Social Readjustment Rating Scale）を開発した Holmes & Rahe[56] は、「結婚」のストレス度を基準に 0〜100 点の範囲で、「解雇・失業」、「妊娠」、「クリスマス」や「食習慣の変化」など 43 項目のライフイベントのストレス強度を対象者の自己評価により数値化しています[57]。この尺度では「結婚」のストレス強度に基準点として 50 点を与えています

日本国憲法

〈コラム〉日本国憲法に定められた結婚の自由や幸福追求権

　日本国憲法第 3 章「国民の権利及び義務」のなか結婚の自由や、幸福追求権が書かれています。
第十三条　すべて国民は、個人として尊重される。生命、自由及び幸福追求に対する国民の権利については、公共の福祉に反しない限り、立法その他の国政の上で、最大の尊重を必要とする。
第二十四条　婚姻は、両性の合意のみに基いて成立し、夫婦が同等の権利を有することを基本として、相互の協力により、維持されなければならない。
2　配偶者の選択、財産権、相続、住居の選定、離婚並びに婚姻及び家族に関するその他の事項に関しては、法律は、個人の尊厳と両性の本質的平等に立脚して、制定されなければならない。
（日本国憲法：http://law.e-gov.go.jp/htmldata/S21/S21KE000.html）

が、その基準となる「結婚」は43項目中の7位で上位にランキングされています。つまり結婚は人生においてストレスが大きいイベントの一つと言えます。実際のところ、それまで別々の家族で育ち、それぞれの価値観、家族観、職業観、自己表現の仕方を育んできた異なる他人と生活をともにしていくことは、夫婦として新しい家族を形成するという発達課題でもあります[58]。また結婚によって、生活リズムの規則性や睡眠時間、食生活、喫煙などのライフスタイルが健康にとって望ましい方向に改善するという研究報告もあり[59],[60]、具体的な日々の生活の仕方にも変化をもたらします。

結婚観

NHKが行っている日本人の意識調査[61]において、1993年時もすでに「必ずしも結婚する必要はない（結婚しなくてよい）」が51%と「人は結婚するのが当たり前だ（結婚するのが当然）」の45%を上回っていましたが、両者の差は6%でした。それが98年にかけて差は大きく開き、25年後の2018年には「結婚しなくてよい」は68%となり「結婚するのが当然」の27%の2.5倍となっています。この20年の間に日本社会では、ますます結婚の必要性が感じられなくなっていると言えます（図7.8）。

なお、2015年の別の調査（第15回出生動向基本調査）[62]では、結婚していない独身者において、「一生結婚しないつもり」という非婚派の割合は男性12%、女性8%で経年的には微増傾向であるもののまだ少数派です。個人の意向では、男女とも9割弱とほとんどが「いずれ結婚するつもり」だと答えています（傍点は筆者による）。

同調査によれば、結婚しない主たる理由として、結婚をする積極的理由がないことをあげています。また「25〜34歳」では「適当な相手にめぐり会わないから」と回答する割合が高くなっています。未婚者の間では異性の交際相手を持たない割合が増加しており、その割合は、男性で6割、女性で5割に上っています。

山田ら[63]は、2008年の著作『「婚活」時代』で、結婚相手を見つけるための積極的な活動（婚活）の必要性を論じ、これをきっかけに就職活動をもじった「婚活」という言葉が広く知られるようになりました。

ではなぜ結婚に価値を見出せなかったり、先延ばしにされるのでしょうか？

その理由の一つに景気の低迷があります。正規雇用として職が得られず、非正規雇用で収入が低く、かつ不安定な人たちの間に結婚も挙児もしていない人が多いという現実があります。経済的な基盤が弱い人たちが「いずれ結婚するつもり」として先延ば

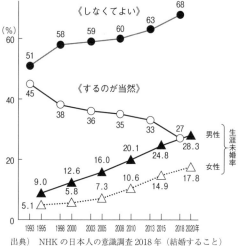

図7.8 結婚観（結婚すること）

出典） NHKの日本人の意識調査 2018年（結婚すること）
　　　 令和4年版 少子化社会対策白書（生涯未婚率）

<コラム> テレビドラマ「29歳のクリスマス」

1994年に山口智子の主演で放送された人気ドラマ。脚本は鎌田敏夫。29歳の女性の仕事・恋愛を通して自立を取り上げました。1986年に男女雇用機会均等法が施行されてから8年、女性が男性と同じように仕事をするようになり、恋愛、結婚、仕事に対する意識や価値観が変わってきた時代をとらえたドラマです。

当時、このドラマの同世代の女性たちは、クリスマス（25日）や、大晦日（31日）を年齢になぞらえて、クリスマスまでには彼氏を見つけようとか、大晦日までには結婚を…のように話し、また周囲からは「もうすぐクリスマスだねえ」のように揶揄されていました。

しにしていると考えられます。また別の理由としては、個人の多様な生き方に社会が寛容になってきたことが考えられます。具体的には女性の社会進出をはじめ、障害者や外国人、ゲイなどマイノリティの活躍の機会が広がり、離婚や非婚も個人の生き方の選択として許容するようになったと考えられます。同時に、個人の自由を束縛する「結婚すべき」という既成概念や、人との深い関わりを忌み嫌うことも関係していると思われます。

本項では原家族からの自立をとらえる事象として、離家と結婚に着目しましたが、その両方をしない人たちのなかには、「パラサイト・シングル[64]」が含まれています。すなわち、学卒後も親に基本的生活条件を依存して"リッチな生活"をしている独身者のことです。婚活の名づけ親でもある山田は、1人暮らしと比べると自由になるお金が多く、家事の負担が少なくてすむ一方で、結婚すると生活レベルが落ちるため結婚意欲が低くなりがちと説明しています。少子・高齢化の進展の背景には、このような晩婚化や未婚化、あるいは非婚化が進んでいる状況があります。

ただしその一方で、20代前半までの若い世代には、こうした傾向とは異なる結婚や挙児の様式が見られます。次項では、若年世代の結婚を見てみましょう。

（4） 若い世代に見られる結婚と挙児の特徴

図7.9は、結婚生活に入ってから第1子出生までが1年未満の母親（15歳～29歳）の年齢階級別の出生状況を示しています。ヒトの妊娠は10カ月、妊娠週数で言うと40週0日が出産予定日になっており、胎内の児が外界の生活に適応できる能力を十分に持って生まれてくる時期は、妊娠週数でいうと37週から41週（正期産）になります。また母親が妊娠に気づく時期を、妊娠届出週数を手がかりにして見ると（表7.5）、妊娠週数11週以内、つまり妊娠

<コラム> 避妊と性感染症予防

子宮頸癌の原因になるHPVヒトパピローマウイルスは、女性の子宮がんだけでなく、男性では尖圭コンジローマや陰茎癌の原因にもなります。また梅毒や性器ヘルペス、ヒトパピローマウイルス感染は、くちびるや全身の皮膚の病変にも病原体があるので、コンドームだけでは防げません。

表7.5　市区町村への妊娠届出者数
（2019〈令和元〉年度）

			n	%
妊娠週（月）数	満11週以内	（第3月以内）	854,568	（93.5%）
	満12週～19週	（第4月～第5月）	45,318	（5.0%）
	満20週～27週	（第6月～第7月）	6,482	（0.7%）
	満28週～分娩まで	（第8月～分娩まで）	3,769	（0.4%）
	分娩後		1,940	（0.2%）
	不詳		2,106	（0.2%）

出典）2019（令和元）年度地域保健・健康増進事業報告（地域保健編）

図7.9　結婚してから1年未満で第1子を出生した母の年齢階級別出生数

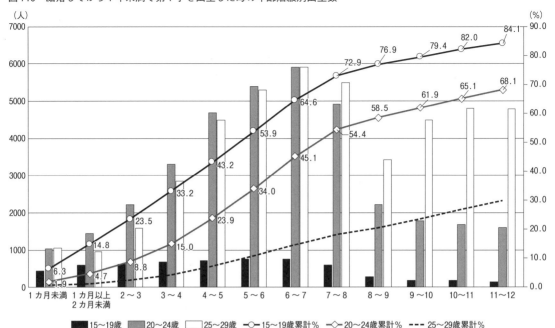

出典）　2015（平成27）年人口動態統計より

　3カ月以内に9割以上の人が妊娠届を出しています。これらをふまえると、結婚生活に入ってから第1子出生までの期間が「7カ月以上8カ月未満」より短い人は、妊娠がわかってから結婚した、いわゆる「できちゃった婚」だと言えます。

　再度、図7.9に戻って見てみましょう。母親の年齢が「15～19歳」の出生数7,071人のうち、結婚してから第1子出生までの期間が「7カ月以上8カ月未満」かそれ以下で生んだ人の割合は73%、「20～24歳」では出生数53,099人に対して54%と高い割合を示しています。つまり20代前半までに出産した若い女性の半数以上が「妊娠がわかってから結婚」しています。

　これに加えて、嫡出でない子ども（以下、非嫡出子）、すなわち「法律上の婚姻関係にない男女の間に生まれた子ども」の出生状況を表したのが図7.10です。非嫡出子の出生数を1990年と2015年の値で比べると、母親の年齢が「～19歳」では、1,635人から3,714人へ2.3倍に増加、同様に「20～24歳」では2,800人から5,330人へ1.9倍、「25～29歳」では、3,128人から4,434人と1.4倍であり、母親の年齢が若いほど増加していることがわかります。さらに嫡出子も含めた出生数全体に占める非嫡出子の割合を1990年と2015年とを比べると、「～19歳」の母親では9%から31%、「20～24歳」では2%から6%のように、母親の年齢が若いほど著しく増加しています。

　嫡出でない子どもの出生には、非婚シングルマザーや非婚カップルとなることを選択して出産に臨んだ場合もあると考えられますが、妊娠してから出産にいたるまでの間に相手との関係が破綻した場合や、不倫関係などが少なくないと考えられます。

図7.10　母の年齢階級別に見た非嫡出子の出生数と割合の推移

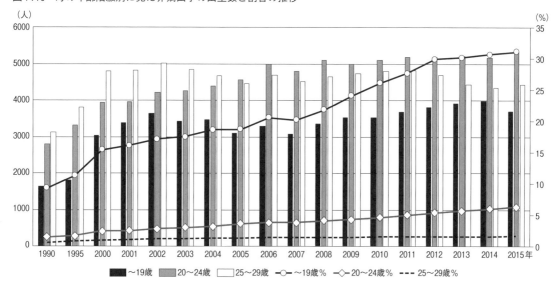

4.　子どもを育む

（1）　妊娠中の健康管理

　日本では、妊娠したことを居住地の市役所や保健センターに届け出ると、母子手帳が交付されます。また妊婦や胎児の健康状態を定期的に確認するために定期的に助産院や産婦人科での健診の受診が必要です。しかしながら、妊娠経過を通じてほとんど医療機関を受診しなかったり、分娩直前になり救急搬送要請を行う「未受診や飛込みによる出産」にいたる事例が少なくないことが問題となっています。大阪産婦人科医会が実施した「未受診や飛込みによる出産等実態調査」[65]

表7.6　妊婦健診の未受診理由 （N＝1,146 複数回答）

①経済的問題（お金がない、失業中等）	30%
②知識の欠如（妊娠に気づかず、妊婦健診の必要性を知らない、どこに行っていいかわからなかった等）	17%
③妊娠に対する認識の甘さ（どうにかなる、自覚症状がないから大丈夫等）	13%
④家庭事情（不倫、離婚、パートナーからのＤＶや不和、上の子どもの問題）	12%
⑤社会的孤立（誰に相談していいかわからない、相談相手がいない等）	9%
⑥妊娠事実の受容困難（どうしていいかわからなかった）	7%
⑦多忙（育児、仕事等）	6%
⑧受診機会の消失（精神疾患の悪化やアルコール依存症、犯罪で収監中）	6%

出典）　大阪産婦人科医会による 2009〜2013 年度調査結果より。

では、未受診の理由は表7.6のように整理されています。経済的な問題や家庭事情、知識の欠如、認識の甘さなど、未受診の理由からは社会的な問題がうかがえます。母体や胎児の健康状態に関する情報がない妊婦を急な陣痛や不測の事態が起こった場合に受け入れてくれる医療機関は限られます。妊娠の自覚がない女性が、急な腹痛で病院を受診したら 500 ｇほどの赤ちゃんを出産したというような事例もあります。幸い、今の日本の医療技術ではこうして生まれた赤ちゃんも無事に育つことができます。ただし外界に適応する力が弱いので、保育器に長く入ることになります。生まれてすぐに赤ちゃんが

〈コラム〉妊娠の届出と母子健康手帳

　月経が予定日から遅れたり、妊娠検査薬で妊娠がわかったら、医療機関や助産所を受診しましょう。妊娠週数、分娩予定日、受診した医療機関の情報、母親や父親となる人の情報などを記入した妊娠届出書を住民票がある市役所や保健センターに提出すると、母子健康手帳が発行されます。母子健康手帳には、母子保健サービスを受けたさいの記録や、予防接種の接種状況が記録されます。この手帳に記載された情報があれば、場所や時期、専門職がちがっても継続性・一貫性のあるケアが受けられます。そのため、母子健康手帳は、各市町村で作成されますが、基本的な内容は全国共通になっています。また母子手帳交付時には、妊婦健診の受診券や補助券が交付されます。

　妊娠や出産は病気ではないため健康保険がききません。医療機関によって妊婦健診や出産費用が違うのは、こうした事情によります。お産費用は少なくとも40万円（全国平均で50万円弱）ほどかかりますが、健康保険や国民健康保険に加入し、きちんと保険料を納めていれば、出産育児一時金として、相応の分娩費用相当のお金を受け取ることができます。こうした情報も母子健康手帳に掲載されています。

表7.7　10代の未受診飛び込み分娩の
　　　　事例の概要

年齢	職業	婚姻	パートナー
15	学生	—	あり
16	学生	未婚	連絡可
16	無職	未婚	連絡不可
18	学生	未婚	連絡不可
19	学生	未婚	連絡不可
19	学生	未婚	あり
19	アルバイト	未婚	連絡不可

出典）　鈴木俊治、日医大医会誌、11(2)、2015年、
　　　表1より一部抜粋。

表7.8　夫婦の完結出生児数

調査（調査年次）	完結出生児数
第1回調査（1940年）	4.27人
第2回調査（1952年）	3.50
第3回調査（1957年）	3.60
第4回調査（1962年）	2.83
第5回調査（1967年）	2.65
第6回調査（1972年）	2.20
第7回調査（1977年）	2.19
第8回調査（1982年）	2.23
第9回調査（1987年）	2.19
第10回調査（1992年）	2.21
第11回調査（1997年）	2.21
第12回調査（2002年）	2.23
第13回調査（2005年）	2.09
第14回調査（2010年）	1.96
第15回調査（2015年）	1.94

注）　対象は結婚持続期間15〜19年の初婚同士
　　の夫婦（出生子ども数不詳を除く）。
出典）　第1回〜第15回出生動向基本調査

保育器に入ると、母子関係の基盤となる愛着形成がしにくくなるという問題が生じます。結婚が先かどうかよりも、子どもを授かったら、母子にとって健やかな家庭や家族の基盤をつくること、そしてパートナーとしての男性の自覚・理解やサポートがだいじです。表7.7は、10代で妊婦健診未受診で出産にいたった鈴木の事例報告[66]を抜粋したものです。未成年の妊娠は、いわゆる「望まない妊娠」が多く、かつ貧困につながることが多いために「子どもの虐待」の潜在的なリスクがあり、社会的ハイリスク妊娠とされています。こうしたリスクへの対応は、母子手帳発行時や医療機関受診時がチャンスですが、母子手帳の交付が遅れたり、1度も医療機関への受診がないまま分娩にいたってしまうケースではサポートや支援が届きにくいという問題があります。鈴木は、そうした実情を把握することを目的に東京の1医療機関で2010〜2013年の4年間に1度も医療機関を受診することなく分娩にいたった10代の事例の特徴を整理しています。調査期間における分娩管理総数は8,117例で、このうち10代女性の分娩は144例、さらにこのうちで1度も医療機関を受診することなく分娩となったのは7例でした。事例の概要をまとめたのが表7.7です。母親はまだ学生であったり、無職やアルバイトのように生活基盤が弱く、未婚で、パートナーとの連絡がつかない事例が多いことが共通点としてあげられます。次に子育てについて考えてみましょう。

（2）　核家族で子どもを育てる

　日本が高度経済成長期に入る1970年代以降、2002年の調査まで結婚持続期間15〜19年の夫婦から生まれた子どもの数（完結出生児数）の平均は、2.19〜2.23人と2.2人前後で推移し、2人きょうだいが中心でした（表7.8）。2005年の調査では、2.09人へと減少、2015年時には1.94人とさらなる少子化の傾向が読み取れます。なおこの20年の具体的な数を見てみると、もうけた子どもの数として最も多い「2人」は、1987年には58％で、2015年は54％と大きな変化はありませんが、次いで

〈コラム〉 もうけた子ども数

　毎年、出生届や死亡届、婚姻届、離婚届にもとづいて人口動態調査が行われています。このなかで、毎年ニュースで話題になるのが「合計特殊出生率」です。これは、「15～49歳までの女性の年齢別出生率を合計したもの」で、1人の女性がその年齢別出生率で一生の間に生むとしたときの子どもの数に相当するため、少子化の関心の高まりのなかで関心が持たれています。

　ただし合計特殊出生率は、未婚の女性も含めて数値が求められている為、未婚者が増えると低くなりやすくなります。この点、完結出生数は、結婚した夫婦だけが対象になっており、未婚者は含まれていない点が異なっています。

多い「3人」は、1987年の26%から18%へ減少、それに替わって、2000年まで1割前後で推移してきた「1人っ子」は増加傾向を示し、2015年の調査では19%と「3人」の18%を逆転しました。

　子どもは周囲の人々の立ち居振る舞いや反応を見て真似をして、生活習慣を身につけ、言葉を習得していきます。夫婦と子どもからなる核家族世帯で子育てをするとき、父親は経済活動へ取り込まれ、母子関係の比重が重くなりがちです。その結果、母親の子育ての負担感の増大がもたらされています[67]。働く女性が子育てに専念するために家庭に入るというスタイルは、日本の女性の年齢階級別の労働力率がM字カーブを描いていることから読み取れます（図7.11）。2015（平成27）年の状況を1985（昭和60）年と比べると、M字カーブのくぼみは底上げされ、仕事を継続できるようになっ

図 7.11　女性の年齢階級別労働力率

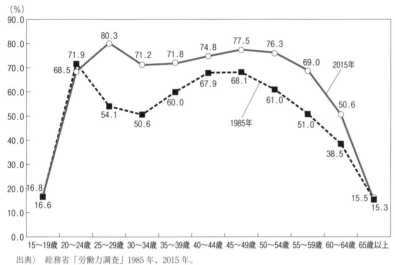

出典）　総務省「労働力調査」1985年、2015年。

たことがうかがえます。ただし、育児休業中は、やはり母親が育児に専念していることがほとんどで、女性が子育てに専念して家庭に入るスタイル自体は変わっていません。

　夫が仕事で帰ってくるのが遅いと、母子中心の生活になりがちです。夫が帰るまでに子どもに食事を与え、寝かしつけた後、父親が帰ってきてから、夫婦で食事をするというのもありがちな光景です。しかしこれでは、大人が食べる姿を子どもから見えなくしてしまいます。兄弟が大勢いたり、祖父母と暮らすことが普通だったときには、幼い子どものまわりには真似をしたい人がたくさんいました。それが子どもの成長・発達を支えてきました。すなわち、大人や年長の子どもの生活を模倣すること、「マネブ」「マナブ」機会が減ってきているということです。特別に用意しなくても日常生活のなかにあったものが、なくなってきています。

　こうして考えると、子育ては大人にとっても子どもにとってもいろいろな人との関わりのなかで行うことが望ましいと言え、母親中心での育児には限界があります。

（3）　地域住民の子育ての関心は…

　では地域の人々は、子育てについてどの程度の関心を持っているでしょうか。内閣府が 2014（平成 26）年 7 月に実施した母子保健に関する世論調査[68]によれば、地域での子育てに関して、「近所の子どもに対して、学校の登下校時などで出会ったときに、声をかけていると思うか」聞いたところ、全体では「そう思う」という割合が 58%、「そう思わない」とする者の割合が 41% となっています。ただし年齢階級別に見ると、20 歳代、30 歳代、50 歳代では「そう思わない」という割合が過半数を超えていました。さらに、「近所の人々と、子育てに関してお互いに助け合っていると思う」については、「そう思う」とする者の割合は 42%、「そう思わない」とする者の割合は 53% となっています。

　地域住民から声をかける場面を想像してみてください。子どもはどんな反応をするでしょう。知らない人から声をかけられるのは、安全や防犯上、危険と認識しなければいけない事態です。また地域住民の側には子どもの名前を呼ぶために名前を教えてもらうことすら憚られるような状況があります。そのため、どこかのだれかの子どもという程度の関係がせいぜいなのかもしれません。ただかつては、子どもがいれば、子育てを通じて、知り合いや地縁を築くことができました。たとえば幼稚園や保育園、小学校の PTA 活動のほか、祭りなど地域行事や季節の行事への参加などです。子どもが何人もいれば、子どもの学年に応じたネットワークができるので、それぞれの家族が持つネットワークは重層的になっていました。家族員が多ければ、家族員が個別に持つネットワークも多くなるので、いろいろな人と関わることができていました。

　しかし家族員が減少するとそうしたつながりは縮小しやすく、少子化によって地縁を通じた知己は得られにくくなっています。よほどの積極的な動機がない限り、地域住民の子育てに関する関心が高くないのはもっともなのかもしれません。

　子どもの健全な発育・発達を支えるためには、親だけでは限界があり、かといって地域の人々との関係のなかで育てることにも多くの課題があります。

5.　地域と健康

（1）　地域コミュニティとは

　近年、「地域づくり」「コミュニティの活性化」等、地域コミュニティという言葉を目にする機会が多くなりました。それでは、そもそも「地域コミュニティ」とは何をさすのでしょうか。学問的には諸説ありますが、ここでは「コミュニティ＝人間が、それに対して何らかの帰属意識をもち、かつその構成メンバーの間に一定の連帯ないし相互扶助（支え合い）の意識が働いているような集団」[69]とします。広がりとしては、近隣や町内会などの小さなまとまりから、学校区や商

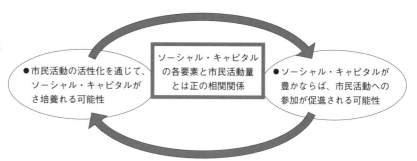

図7.12　ソーシャル・
　　　　キャピタルと
　　　　市民活動との関連

出典）　内閣府経済社会総合研究所編「コミュニティ機能再生とソーシャル・キャピタルに関する研究調査報告書」2005 年 8 月。

業圏、ネットワーク型のグループなどさまざまなものが見られます。コミュニティは困ったときに近隣や町内等で助け合ったり、共同で地域の清掃やお祭り、冠婚葬祭などを行う「相互扶助」の場です。

（2）　地域の人と人とのつながり（ソーシャル・キャピタル）の重要性

地域の住民同士のつながりは学問的にはソーシャル・キャピタル（Social Capital；社会関係資源〈社会関係資本とも言う〉）と呼ばれています。アメリカの政治学者パットナム（1993）の定義によると「人々の協調行動を活発にすることによって、社会の効率性を高めることができるとされる『信頼』『規範』『ネットワーク』といった社会的主体の特徴」、「物的資本（Physical Capital）や人的資本（Human Capital）などと並ぶ新しい概念」とされています。

わが国の政府もソーシャル・キャピタルが豊かならば市民活動への参加が促進される、同時に、市民活動の活性化を通じてソーシャル・キャピタルが形成される可能性があるというモデルを示しています（図7.12）[70]。

ヨーロッパ（OECD、英国、アイルランド）では、ソーシャル・キャピタルを、コミュニティを結束させる潤滑油、物事をとらえるレンズとして、「持続可能なコミュニティの構築や地域発展のツール」という共通認識を持ち、経済成長や社会的発展、住民の自主的参加を促進する効果があるとして、国の行政も経済・社会にとって非常に重要なものと位置づけています[71]。

ソーシャル・キャピタルと健康

これまでの研究からソーシャル・キャピタルが健康指標と関連があることがわかっています[72]。たとえば、日本の高齢者を対象にした研究では、ソーシャル・キャピタル（地域の信頼）の高い地域に住む女性はソーシャル・キャピタルが低い地域に住む女性に比べて要介護状態になるリスクが低いこと[73]が報告されています。

ソーシャル・キャピタルと出生率

さらに、内閣府の調査（2003 年）[74]では、ソーシャル・キャピタルが高いほど合計特殊出生率が上がる正の相関があると報告し、地域の人と人とのつながりが出産の意思決定への影響を示唆しています（図7.13）。

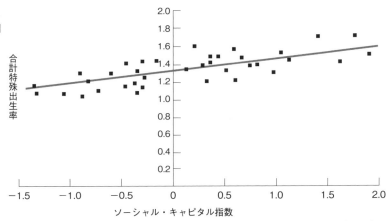

図 7.13　ソーシャル・キャピタルと
　　　　合計特殊出生率の相関

合計特殊出生率

ソーシャル・キャピタル指数

出典)　内閣府「ソーシャル・キャピタル：豊かな人間関係と市民活動の好循環を求めて」2003年および、厚生労働省「人口動態統計」2003年により作成。

図 7.14　近隣住民との行き来の程度

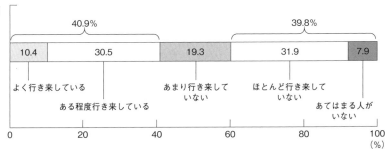

備考)　1．内閣府「国民生活選好度調査」2007年より作成。
　　　2．「あなたは現在、次にあげる人たちとどのくらい行き来していますか。（ア）から（キ）までのひとつひとつについてあてはまるものをお答えください。（○はそれぞれ1つずつ）」という問いに対し（ア）隣近所の人について回答した割合。
　　　3．回答者は、全国の15歳以上80歳未満の男女3,365人（無回答を除く）。

（3）　日本における地域のつながり

　　これまで地域の人と人とのつながりの重要性をソーシャル・キャピタルの観点から見てきました。それでは、どのようにして地域のつながりが生まれるのでしょうか。

　　内閣府が公表した平成19（2007）年度版国民生活白書[75]にある国民生活選好度調査によると、地域のつながりを①近隣関係によるつながり、②地域の地縁組織（エリア型地域活動）に参加することによって生まれるつながり、③特定の目的を果たすために設立された組織（テーマ型地縁活動）に参加するの三つに区分して、わが国において地域のつながりが生まれるきっかけを分析しています。

　　まず、近隣関係による地域のつながり（図7.14）では、近隣住民と行き来している人が全体の約4割でしたが、ほとんど行き来がない人も同程度でした。

　　さらに調査では、近隣との行き来があると答えた人に、つきあいの深さを「挨拶程度」、「日常的に立ち話する」、「生活面で協力し合う」との三段階に分けて、このような関係を持つ人が近隣に何人いるかたずねたところ、6割以上の人が、生活面で協力しあう深い近隣関係ではないことが明らかになりました。また、居住年数が5年未満、賃貸集合住宅、農村漁村地域ではない人に近隣関係が弱いと

図7.15　友人や同僚、社会的グループに属するその他の人とめったに、または全くつきあわないと回答した人の割合（1999-2002）

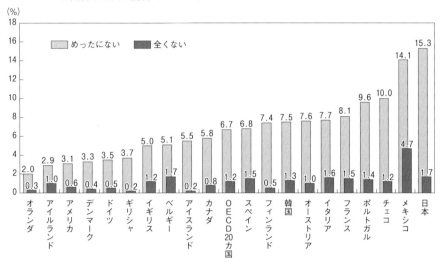

出典）　Society at a Glance: OECD Social Indicators 2005 Edition の CO.2.1 より作図した。

いう傾向が見られ、居住に関する要因が近隣との関係に影響していました。

　それでは、国際的に見て日本の地域のつながりの特徴はどうなっているのでしょうか。

　図7.15は、OECDが2005年に発表した友人や同僚、宗教・スポーツ・文化的グループに属するその他の人とめったに、または全くつきあわない人の割合の国際比較です[76]。友人や同僚などとつきあわない人の比率がOECD諸国のなかで最も高いことがわかります。この背景には、時代とともに地縁・血縁を基盤としたソーシャルサポートが希薄になっており、実際の日本人のネットワークが家族・夫婦を単位としたものに限定されていることがあげられます。

（4）　高まる社会貢献意識

　一方で日ごろ、社会の一員として、何か社会のために役立ちたいと思っているか、それとも、あまりそのようなことは考えていないか聞いたところ、6割以上の人が「思っている」と答えていました[77]。そして、社会の一員として役に立ちたいと考える人の割合は長期的に見ると増加傾向にあります。世代別では50代、40代という働き盛りに多い傾向にあります。

　震災後には、人々のボランティアに対する意識が非常に高まりました。ボランティアやNPO活動、市民活動への参加に対する意識について『平成27年度特定非営利活動法人及び市民の社会貢献に関する実態調査』（2016年度）[78]では、現在ボランティアやNPO活動、市民活動に参加しているかどうか、どのような活動に参加しているか、また、今後の活動への参加意向を尋ねています。参加している活動では、「保健・医療・福祉」、「まちづくり・まちおこし」、「子ども・青少年育成」への参加が多いようです。ボランティア活動を「したことがある」と回

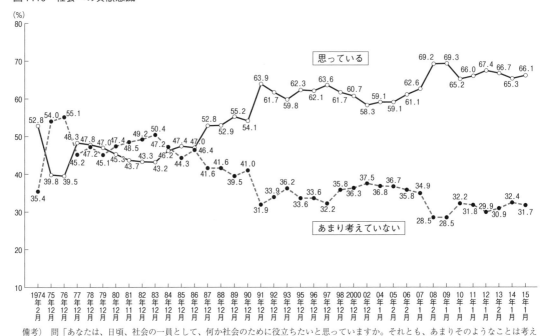

図 7.16　社会への貢献意識

備考）問「あなたは、日頃、社会の一員として、何か社会のために役立ちたいと思っていますか。それとも、あまりそのようなことは考えていませんか。」
出典）「社会意識に関する世論調査」2015（平成 27）年 3 月の図 8 を若干修正した。

答した人にその理由を聞くと「社会の役に立ちたいと思ったから」「活動を通じて自己啓発や自らの成長につながると考えるため」「自分や家族が関係している活動への支援」などがあげられており、参加することで社会とのつながりを持とうとしていることがわかります。

　これらのことから、働き盛りの世代の人が社会貢献活動を行いやすくする社会のしくみをつくることで社会活動が広がり、健康が高まる可能性を示唆しています。

〈考えてみよう〉

問1　自律した大学生活を送ることの難易度が高い背景には、どのような要因が考えられるでしょうか。

　　　【自由という落とし穴を乗り越える、大学生の生活問題を参照】

問2　サポーティブ・ネットワークをつくっていくには、どのような工夫が必要でしょうか。

　　　【社会資源とサポーティブ・ネットワーク、サポーティブ・ネットワークを使おうを参照】

問3　発達障害のある人といっしょに学校や社会で生きていくために、皆さんにはどのようなことができるでしょうか。

　　　【大学生の困り感と発達障害を参照】

問4　SNS によって傷つけられることを予防するには、どのような方法が考えられるでしょうか。

【インターネットと健康を参照】

問5　大学生の事件・事故は、どのようなものが多いでしょうか。また、事件や事故を起こしたり、巻き込まれたりすることを、どのようにして防ぐことができるでしょうか。

【大学生の事件・事故を参照】

問6　「働くこと」の意味を考えるうえで、労働職場環境と労働者の現状をなぜ理解する必要があるのでしょうか。

【労働職場環境と労働者の現状、労働災害とハラスメント・いじめを参照】

問7　労働者が自分の健康を自分で守るうえで、どのようなことが必要といえるでしょうか？

【労働者における健康のセルフマネージメントを参照】

問8　労働者が「仕事と生活の調和（ワーク・ライフ・バランス）」を保つうえで、労働者・組織・社会にどのような課題があるでしょうか？

【労働者、組織、社会の互恵を目指した「働き方」を参照】

問9　先に述べたように、結婚することは大きなストレスを伴います。成り行きでの妊娠・結婚、あるいは結婚せずに出産するような、家族としての基盤の弱いところで、子どもをもうけることについて、皆さんはどのように考えますか？

【子どもを育むを参照】

問10　地域で子育てをするためには、どんな取り組みや関わりができるか考えてみましょう。

【地域住民の子育ての関心は…を参照】

問11　あなたは、地域の人（コミュニティ）とどのようなつながりを持っているでしょうか。それはあなたの健康や幸福にとって、どのような重要性を持っているでしょうか、考えてみましょう。

【地域の人と人とのつながり（ソーシャル・キャピタル）の重要性、日本における地域のつながりを参照】

問12　社会参加することや地域の人との信頼関係を築くことが、どうして人々の健康に影響するのでしょうか。その理由を考察してみましょう。

【ソーシャル・キャピタルと健康、ソーシャル・キャピタルと出生率を参照】

—— 第**8**章 ——
国境を越える人の移動と健康

　本章では、グローバリゼーションの現象を、国境を越えて移動する人々のケースを取り上げて論じます。具体的には、国境を越えて移動する人々（移民、外国人労働者、留学生等）はどのような健康課題を抱えているのか、また、その健康に関する社会的経済的要因について学びます。

1. 国境を越える人の移動と健康

（1）　国境を越える人の移動

　グローバリゼーションは、人、情報、金の国境を越えた移動を容易にしました。国境を越えて移動する人の数は、全世界の総人口の2〜3％を占め、ここ数十年のうちに劇的に増加しています。このペースで増えつづけた場合、その数は2050年までには4億人を超えるだろうとIOM（国際移住機関）は推計しています[1]。最近の報道等で、過激派組織IS（通称「イスラム国」）の支配地域にあるシリア人が次々と国境を越え、ヨーロッパへ流入していることを見聞きしたことがあると思います。このような人々は自国で安全に生活することができないため、難民化した人々です。日本は難民をほとんど受けいれていないので、安全に生活する場所を求めて国境を越える人々について実感することはあまりありません。しかし少し周囲を見回せば、留学生や外国語教師等、日本の国内にもさまざまな言葉や文化、宗教を持つ人々が、世界中の国からやって来て日本人とともに生活していることに気づかされます。

　IOMは、International Migration（人の国際移動）という言葉を、合法か否か、自発的な移動か否か、移動の原因、移動期間の長さ（一時的な滞在か、永住か）にかかわらず国境を越えて移動する人々に対して使っています[2]。その移動は、送出し国から受入れ国へという一方向の動きではなく、移動を終えて帰国する現象も含む双方向のものです。この定義に従うと、移住者（migrant）とは難民だけでなく、さまざまな理由で移動を余儀なくされた人々（displaced persons）、出稼ぎのための外国人労働者、そして留学生や在外駐在員およびその家族も含みます。

　本章では、国境を越えて移動する人々（以下「移住者」とします）のかかえる健康課題について、その背景にあるさまざまな社会的決定要因をふまえながら学びます。次に、海外から日本に移動する外国人や日本人の海外への移動に関するデータを通して、グローバリゼーション時代の日本における移住者の健康課題と

その対処について考えてみたいと思います。

（2）　移住者と健康課題

　人間の健康は、図8.1に示すように、個人の要因（年齢・性別）など、生来その個人が持つ特性だけではなく、その背景にあるさまざまな社会的決定要因の影響を受けます。前述のシリア難民の例が端的に示すように、住み慣れた土地を離れ新たな地に移動する人々は、社会的文化的政治的にホスト社会でマイノリティ（社会的少数者）の立場となるため、ホスト社会で生活したり、働いたりするための社会的ネットワークをつくったり、利用したりすることが難しいのです。このため、健康や生活に大きなマイナスの影響を受けやすいのです[3]。このため、移住者の健康課題を考えるとき、医学的見地からのみならず、さまざまな社会経済的文化的要因を考慮した多面的な接近が必要になります。ことにジェンダーの視点を外すことはできません。ILO（国際労働機関）の最新データは、移住労働者の44.3%が女性で占められており、その割合は、非移住者の女性に比べて高いことを指摘しています[4]。これを「移住の女性化」と呼びます。複数の国の間での国際的な関係が、移住労働や（国際）結婚を生み出しますが、そのような現象のなかで女性の移住者の割合が増えてきたことをさします[5]。移住女性は、特にホスト国における市場の需要が男性に比して高い反面、多くは非合法に働き、ディーセント・ワーク[6]（働く人の権利が保護され、適切な収入が得られ、社会保障など社会保護のある、社会対話ができる、生産的で働きがいのある仕事。第7章2も参照）に就いていないと指摘されています[7]。

　また近年の移住者の定住化傾向に伴い、私たちが彼ら・彼女らの健康課題について考えるとき、移民一世のみならず、ホスト国生まれの移民二世以降の人々の問題にも着眼していく必要があります。移民二世の健康課題は、自分が移住を選

図8.1　健康の社会的決定要因

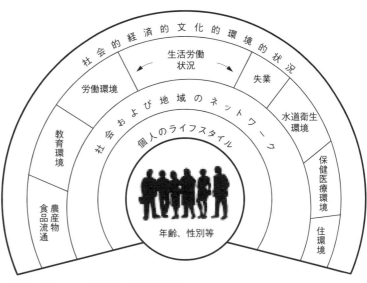

出典）　Dahlgren and Whitehead より著者翻訳。

択したわけではないにもかかわらず、国籍や教育の機会が与えられないといった、生存権に関わる問題が多いのが特徴です。最近日本でも「子どもの貧困」や「（子ども世代への）貧困の連鎖」が取り上げられており、その背景には「排除の構造」があると指摘されています[8]が、基本的にホスト国における移民に対する「排除の構造」にも共通した点があります。

2. 日本への人の移動・日本からの人の移動

（1）定住外国人数の推移と在留資格

法務省の統計（2022年6月末日現在）によると、在留外国人の数は296万1,969人[9]です。その数は日本の総人口1億2,510万4,000人（2022年6月1日（確定値）[10]）の2.36％にあたります。在日外国人数は、2011年の東日本大震災後、いったん減少しましたが、2022年6月末現在その数が過去最大となりました。在日外国人の割合を出身地域別に見ると、アジア250万1,521人（84.5％）、南米27万1,522人（9.2％）の順になっています。また国別には、中国人74万4,551人（全外国人中25.1％）、ベトナム人47万6,346人（同16.1％）、韓国・朝鮮人43万8,211人（同14.8％）、フィリピン人29万1,066人（同9.8％）、ブラジル人20万7,081人（同7.0％）の順になっています。最近伸びが著しいのがインドネシア人8万3,169人（同2.8％）であり、前年度比39.0％の増加を見ています。在留外国人数の最も多い4か国の人口ピラミッドは、図8.2のようになっています。

在日外国人が日本に滞在できる資格は、在留資格（ビザ）と呼ばれ、多い順に、永住者（28.6％）、技能実習（11.1％）、技術・人文知識・国際業務（10.1％）、特別永住者（9.9％）、留学（8.8％）の順になっています。最近では特定技能（前年度比76.1％）や介護（同40.7％）、留学（同25.5％）が増える傾向にあります。

在日外国人は、在留資格によって就労の可否が決まります。永住者、特別永住者、定住者、日本人の配偶者等には就労の制限はありません。留学生は週28時間まで就労が可能です。また技能実習生は、国際貢献のため開発途上国等の外国人を日本で一定期間に限り受け入れ、実務研修を通じて技能を移転する制度のもとで受けいれられているのですが、後述するように実質的な低賃金労働者として働かされて

〈コラム〉「永住者」「特別永住者」

「永住者」は、原則として引き続き10年以上日本に在留している（うち5年以上就労または居住資格を持つこと）という条件が課されます[14]。永住者の割合が多い国は、中国（27万3,776人）、フィリピン（13万1,933人）、ブラジル（11万2,440人）の順です。一方「特別永住者」とは、「日本国との平和条約に基づき日本の国籍を離脱した者等の出入国管理に関する特例法」に基づいた資格で、終戦前からわが国に在住し、日本国との平和条約の発効により日本国籍を離脱し、終戦後も引き続き居住している朝鮮半島および台湾出身者およびその子孫を指し[15]、その99％が韓国・朝鮮人（以下「在日コリアン」）です。在日コリアンは、今やそのほとんどが日本生まれの二世以降の人々によって占められているため、その他の来日外国人に比べて、日本語や日本文化への不適応を経験することはありませんが、ヘイトスピーチ（特定の人種・民族、性などのマイノリティに対する差別に基づく攻撃）のターゲットにされるなど、いまだにマイノリティとしての差別や排除の対象になっています。

図 8.2　国籍別在日外国人の性別年齢階級別人口構成

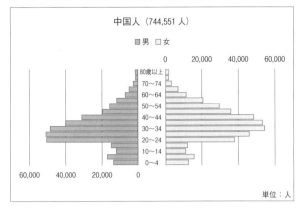

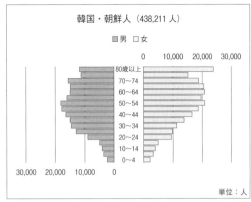

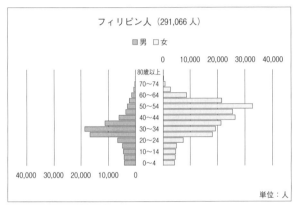

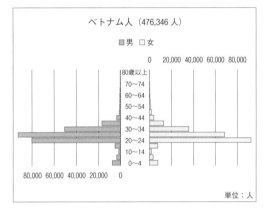

出典）　法務省「在留外国人統計」（2022 年 6 月）より作成。

　いる現実が指摘されています[11]。また 2018 年には「特定技能」という資格が新設され、介護を含む 14 分野において、より長く日本での滞在が可能になりました[12]。このように、日本では多くの外国人が労働者として働いています。一方、日本政府観光局のデータ[13]によると、訪日外客数（外国人正規入国者から日本に永続的に居住する外国人を除き、一時上陸客を加えた数値）は 2019 年末現在累計 3,188 万 2,049 人と、過去最高を示しています。その数は、同年の出国日本人数を上回っています。ただしその後、新型コロナウイルス感染症のため、その数は激減するなど、人の動きが大きく変わりました。

（2）　在外邦人の属性と数の推移

　在外邦人はこの 30 年で増加傾向にありましたが、コロナ禍のために、2020 年以降減少しました。2021 年 10 月 1 日現在の在外邦人総数は、134 万 4,990 人（前年度比 0.94％減）です。うち長期滞在者（3 カ月以上の海外在留者のうち、海外での生活は一時的なもので、いずれわが国に戻るつもりの邦人）は、80 万 7,238 人（同 2.5％減）、永住者（当該在留国より永住権を認められており、生活の本拠をわが国から海外に移した邦人）は 53 万 7,662 人（同 1.5％増）で、長期滞在者

〈コラム〉変わってきた日本人の海外移住

　永住者に見られる日本人の海外移住は、明治の開国より始まり、一部を除き日本人は日本と世界の間に存在する賃金格差によって海外に出かけていました[17]。これは21世紀の今日、開発途上国から来日し就労する外国人と同じ経済構造が、100年以上前の日本人を海外に送り出していたと言えます。しかし、今日では、日本人の従来の送出し国と受入れ国との間の経済的・政治的な格差に由来する海外移住とは異なる「ライフスタイル移住」と呼ばれる移住傾向が指摘されています[18]。たとえば、オーストラリアの日本人に見られる、かつての観光や現地駐在を通した短期滞在の経験をもとに、そこで消費した生活様式の持続を求めて移住者となるパターン等です。

　このタイプの移住は、消費志向型の側面が強いため、海外で退職後の人生を過ごそうとする「退職者ビザ」の取得と強い関係がありますが、最近ではオーストラリアのみならず、アジアの女性たちと国際結婚した日本人男性が、定年後をアジアで過ごそうとの動きもあります[19]。

　こうした動きをふまえ、海外の日本人をターゲットにした海外滞在型「メディカル・ツーリズム」[20]（患者が海外旅行をして滞在先の病院で治療を受けること）を設立する動きもあります。最近では、日本で介護職として働き、日本語が使えるようになったフィリピン人を、退職ビザを取得してフィリピンで余生を過ごす日本人のためのケア施設で雇用しようという動きが、筆者のインタビューからわかりました。

　の帰国が認められます[16]。なお、2020年のデータまでは、年齢階層別のデータがありました。それによると、20歳未満では男女はほぼ拮抗しているのに対し、20〜40第は、女性の方が多くなっていました。ことに未成年における追随移住者（親についていく移住）は帰国子女予備軍と考えられます。

（3）　国際結婚の推移とその背景

　今や、日本における結婚の3.7％が、夫または妻のいずれかが外国籍です（2019年現在）[21]。国際結婚は、グローバリゼーションの進展に伴い、さまざまな国の人々との交流が盛んになるにつれ、内婚の規範性の弱体化が進んだことから発生すると考えられます。内婚とは、自分が所属する集団（人種・民族・国家・階級など）のなかから配偶者を選択しようとする社会的傾向です[22]。2019年現在の日本人の国際結婚の特徴は、夫が日本人で妻が外国人（1万4,911件）の件数が、妻が日本人で夫が外国人（7,008件）の件数より多いことであり、これは1974年より一貫した傾向です。国際結婚する相手の国籍は、日本人男性との結婚は中国人女性（4,723件）、フィリピン人女性（3,666件）の順に多くなっています。一方、日本人女性との結婚は、韓国・朝鮮人（1,764件）が最も多くなっています[23]。

　なお、これらの統計にあがってこない「事実婚」も少なくありません。特に日本人男性と外国人女性との「事実婚」で誕生した子どもたちは、父親の認知を受けて日本国籍を取得した者もありましたが、なかには父親が知れない子どもを出産した国籍が不確かな外国人の母親により「棄児」として扱われた

〈コラム〉アンデレちゃん事件

　1991年1月、フィリピン人と思われる女性が長野県小諸市の病院で男の子（のちにアンデレと命名）を出産し、その後この女性は失踪しました。父親は不明です。その後アンデレちゃんは隣町のアメリカ人宣教師の養子として引き取られ、フィリピン人として外国人登録がされました。しかしのちに養父母がアンデレちゃんのパスポートをフィリピン大使館に申請したところ、母親がフィリピン人かどうか不明であるという理由のために拒否され、便宜上無国籍児の扱いとなりました。養父母は、アンデレちゃんの日本国籍取得を求めて裁判を起こし、最高裁逆転勝訴により日本国籍を取得しました。日本の国籍法では本件が「父母がともに知れない時」に日本国籍を与えることになっていますが、本件はそれに該当するとみなされました[24]。

結果、一時無国籍となった事例もありました（〈コラム〉アンデレちゃん事件を参照）。母親が子どもを遺棄する背景には、当人が在留資格期限を超えて滞在（オーバーステイ）をしている場合、発覚や強制送還を恐れて、子どもの出生届を出さないままひっそりと暮らした結果、子どもがどこにも登録されない状態になることが特に1980年代には多くありました。無国籍者は、法的にどこの国にも属さないため、ホスト国の庇護を受ける基本的人権を持たないという意味で大きな問題をかかえています。

3. 多文化共生社会と日本

（1） 移住者を取り巻く健康課題と社会的背景

　移住者の身体的精神的健康課題に関連する社会的経済的要因を図8.3に示しました。移住者は、ホスト国の文化・言語・社会への適応を迫られる分、特に異文化ストレス[25]のリスクに暴露する可能性が高いと言えます。加えて、ホスト国の文化への適応段階において、マイノリティゆえの「社会的格差・不平等」が存在すると指摘されています。たとえば在日外国人の場合は、迅速な受診行動を阻害する要因として、診療上のコミュニケーション、医療費、病気を含む医療に関する情報不足などがあります。また非合法で滞在する労働者のなかには、受診することによって医療機関から入国管理局に通報されることを恐れるあまり、迅速な受診行動が妨げられる者がいると指摘されています[26]。

　また、合法的に入国したとしても、いわゆる3K労働（キツイ、キタナイ、キケン）に就いている留学生[27]や技能実習生[28]らが多く、労働環境の劣悪さに起因する労災や事故なども多数起きています。2016年10月に過労死認定が下りた技能実習生は、ひと月に78時間半から122時間半の時間外労働をしていました[29]。この背景には、安価な労働力として外国人を雇用している事業主側の思惑があり

図8.3　在日外国人の
　　　　身体的精神的
　　　　健康課題に関する
　　　　社会的経済的要因

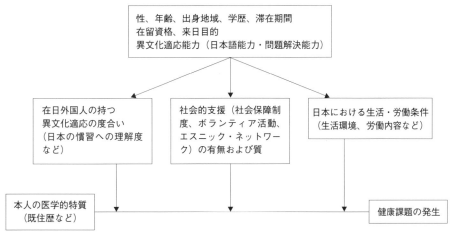

ます。技能研修生や実習生を受け入れた事業主には零細企業が多く、安全管理に多額の費用をかけることができず、労働条件が悪い企業が多いためであると考えられます。

（2）　日本における移住の女性化のこれまでとこれから

　戦後の日本においては、1970年まで、日本人女性との婚姻が最も多かったのはアメリカ人男性でした。彼女たちの多くは「戦争花嫁」[31]と呼ばれる人々であったと考えられます。戦争花嫁とは、進駐軍の軍人と結婚した女性という意味です。戦後復興期には日本の女性たちがよりよい生活を求めて上昇婚し、アメリカやオーストラリア等に移住しました。しかし単に豊かな国で暮らすために海外移住しただけではなく、日本社会で、敵国人と自由恋愛をした「売国奴」[32]のレッテルを貼られ苦しんだことも海外移住のきっかけになったと考えられます。

　その後、高度経済成長期を経て今度は日本に入国するアジアからの女性が多くなりました。とりわけ1980年代には、出稼ぎ目的で入国するアジア系の若い女性が多くなりました。彼女たちは在留資格「興行」（以下「興行ビザ」）で入国し、エンターテーナーとして全国の繁華街で接客業をしていましたが、なかには違法業者から請求された法外な仲介料を払うために賃金を差し引かれたり、パスポートを取り上げられたり、売春を強要されたりした者もいました[33]、[34]。これは人身売買であると国際的に大きな問題となり[35]、2005年から興行ビザで入国する外国人に対する審査が厳格化された結果、このビザでの入国者数が激減しました。その一方で、すでに興行ビザで入国したアジア人女性と日本人男性との間での国際結婚も増えました[36]。

　興行ビザで入国する女性が増えてきたのとほぼ同時期に、いわゆる「農村花嫁」と呼ばれるアジア出身の女性が、在留資格「日本人の配偶者等」（以下「配偶者ビザ」）で入国するようになりました。「農村花嫁」とは、主としてアジア出身で、農村部の日本人男性と結婚した女性をさします。農家の跡取りの男性との結婚を希望する日本人女性が少ないため、農家の家や田畑を守るために、1980年代から、行政が介入して農村部の男性とアジアの女性との「出会い」を取り持った

ことが話題となりました。この結婚は、「外国人女性を日本人女性の代替としていること」「お見合い相手を商品扱いし、営利を目的にしている例もある」ことについてフィリピン総領事が批判したり[37]「女性を、跡継ぎを産んだり、夫の両親の介護をする者としてとらえており、子育てや介護といった女性の無償労働の問題に向かい合おうとしてこなかった」等の点から、女性団体などから批判を受けました[38]。

　一方、日本から海外に働きに出る女性も多くなりました[39],[40]。根強い男女差別が残っている日本の職場に飽きたらず、語学力や手に職をつけて、世界で自分の実力を試そうというたくましい女性が多いことがわかります。

　2000 年代に入り、二国間経済連携協定のもとで多くのインドネシア人、フィリピン人、ベトナム人の看護師らが日本に看護・介護職として入国するようになりましたが、その 8 〜 9 割は女性です。アジアの国よりも女性看護師の比率の高い日本では、雇用する日本の病院側がアジア出身の女性看護師を望む傾向があることが筆者のインタビュー調査で明らかになっています。

　今後の日本における移住の女性化の傾向はどうなるのでしょうか。2016 年 9 月現在、大阪府[41]、神奈川県[42]、東京都[43]の 3 都府県において、国家戦略特区内での外国人家事労働者雇用が検討されています。これは、少子高齢化のなかで日本人女性がその能力を社会で発揮するために、社会進出を阻む家事・育児労働の代替者として位置づけられた外国人家事労働者の導入という意味で、女性の家事労働者が導入される公算が強いと考えられます。

4. 多文化共生社会構築にむけて

（1） 外国人の定住化と私たち

　二国間経済連携協定等の制度を利用して、医療福祉の現場にも外国人が進出してきています。これは、二国間の貿易促進を謳いつつ、実際には、近い将来の人材不足を見越してのパイロットケースと位置づけている受入れ施設側の事情があります。本制度では、病院や介護施設の支援のもと、国家資格を取得し、その資格で就労する限り、制限なく在留資格を延長できます。日本の国家資格を取得した者のなかには 10 年程度のスパンで日本に定住する意志を持つ者[44]や、勤務先から幹部候補者として期待されている者も少なくないことが筆者のインタビューからわかりました。仕事のために新規に来日する外国人のみならず、日本で学んだ留学生も、留学終了後に日本企業等へ就職するパターンも 2012 年においては前年度比 27.8％増と急増しています[45]。また、日本人の配偶者であるアジアの女性が、生活のために介護施設で働くことも多くなってきました[46]。このように、私たちのまわりには、医療や福祉の領域を含め、いっしょに働いたり生活をする外国人が多くなりました。

一方、日本の国家資格を得たにもかかわらず帰国する者のなかには、「日本での仕事の内容に疲れてしまった」と回答する者が多いことが明らかになりました[47]。その背景には、単に日本語の語学力の未熟さといった外国人特有の問題のみならず、1人あたりの担当患者数が多いといった労働条件の過酷さや、上司が退勤しない限り部下の自分が先に退勤することがはばかれる職場の雰囲気等、個人よりも職場優先の働き方にもあることがわかりました。つまり、日本人の看護師や介護福祉士がかかえている問題と全く同じ社会的背景があることがわかってきたのです。言い換えれば外国人の問題は日本人の問題でもあるということです。

（2）　グローバリゼーションと多文化共生

　グローバリゼーションが進む今日、人の移動と新興感染症とは切り離せない関係にあります。2019年末より世界的にひろがっている新型コロナウイルス感染症は、まさにその典型例であり、私たちの日常生活のあらゆる部面に影響を与えつつあるのは皆さんも実感しておられると思います。世界中の国々が、新型コロナウイルスの感染予防の観点から国境を越える人の移動を遮断し、この結果世界規模での経済的社会的な影響が発生しました。これらの多大な影響は、感染への恐怖や、外出の自粛の不自由さ、失業など自分の生活の不安等を搔き立て、それが自分とは異なる人種・民族の人々への差別感情という形で、世界中で噴出しています。日本においても、新型コロナウイルスの感染が最初に報告された中国の人々に対する排外的な態度となってあらわれました。これは、1987年の「エイズパニック」のときに、すでに日本国内でHIVウイルス感染例が報告されていたにもかかわらず、外国人女性が感染源となったことがことさら強調され[26]、エイズが「外からやってきた病気」として認識されていたことと重なります。これらの現象は、人々にとって「病気」とは「健全なわれわれ」のなかで発生するのではなく「不健全な他者」によって「外部（外国）から内部（自分たちの社会）へ持ち込まれる」ものという考え方[48]にもとづいています。

　このような「日本と外国（あるいはウチとソト）」を分ける考え方は、「病気」の概念のみならず、生活全体に及んでいます。つまり「同質なわれわれ日本人・日本社会」に対し「異質な彼ら」は外（国）からやって来るという発想があるのです。そしてその結果、外国人、あるいは日本国籍を持っていても出自が外国の人[49]、あるいは外国生まれで一定期間生活していた帰国子女等に対しては、日本人はソトの人と認識し、なかなか日本人と同等の扱いをしないことが指摘されています[50],[51]。ときにはこれがヘイトスピーチのような形をとり、差別や排除を受けることがあります[52]。これは国籍や宗教、言語のちがいを超越して社会の構成員として尊重する社会的包摂の動きとは対極をなすものです。

　総務省は2006年に「多文化共生推進プラン」[53]を打ち出し、各地方自治体レベルで「国籍や民族などが異なる人々が、互いの文化的差異を認め合い、対等な関係を築こうとしながら、地域社会の構成員としてともに生きていくような、多文化共生の地域づくり」の推進に努め、各地でさまざまな活動が行われています。

一方、在日外国人たちは、日本社会や日本人からの支援をただ待っているだけではありません。自分たちの生活や精神的健康[54]を守るため、主体性[55]を持って日本での私的ネットワークをしたたかなまでに構築し拡大しています。なかには、在日外国人自らが在日外国人の生活支援を行うケースもあります。たとえば、日本人とともに医療互助組織[56]をつくったり、自分たちの民族性に配慮した介護施設[57],[58]をつくったりして、健康で文化的な最低限度の生活を享受できる権利を主張する動きも出てきました。

　これらの在日外国人たちと、それを支援する日本人の活動は、在日外国人の人権に無関心であった日本の社会や法制度に一石を投じることになりました。その結果、「同質な日本社会」を前提としてきたこれまでの社会では考えられなかったさまざまな事態に直面せざるをえなくなるケースも出てきました。たとえば、アンデレちゃん事件のケースのように、外国人の母親から誕生した子どもであっても、無国籍防止の観点を重視して国籍法を柔軟に解釈する動きです。また、外圧に押される形とはいえ、興行ビザで来日する外国人に対する人権保護の観点から法律や規制も改正されました。

　しかし、注意深く観察すると、日本の政策の中には「日本は経済大国で外国人労働者はいくらでも来るので、日本人のやらない仕事をさせよう」という過信と驕りが反映されているように思います。介護職や建設業という 3K 労働に就く日本人がいないと日本経済が機能しないため、外国人労働力を必要としているのは実は日本の側なのです。しかし、外国人が日本に定住化しようとしてもなかなかうまくいかないのは、日本の法制度や日本社会の意識が、いまだに外国人は一時滞在者であることを前提に考えているからではないでしょうか。外国人を一時滞在者としてしか認めないという発想は、「（日本政府のやり方に）文句をいうのなら日本を出ていけ」というヘイトスピーチと裏腹の関係にあることは注意すべきです。

　二国間経済連携協定で来日したアジアの看護師、介護福祉士らが日本の国家試験に合格し、その在留資格を無制限に更新できる身分になっても帰国の道を選ぶのはなぜでしょうか。看護師や介護福祉士とは、そもそも日本人でも生涯勤め上げるのが難しい職業であるのに、それに見合った待遇が保障されるディーセント・ワークかどうかを、受入れ側の日本社会がまず検討する必要があると思います。

　翻って、自分が他の国に移動したとき、自分が働きたいと思う仕事に就けているか、そのための社会保障がしっかりとなされており、ホスト社会が外国人だからという理由で排除したり、過度の同化を強制していないかを想像してみることでしょう。奇しくも、日本よりも海外での仕事を選んだ女性が同じことを言っています。「上海では性別は関係なく、どんな仕事をするかが問われる」と[40]。グローバリゼーションが進展するなかで、私たちは性別、人種、民族、宗教、言語を超越した価値の多様性の社会に生きることを余儀なくされていると言えます。

　多文化共生社会とは、こうした多様な文化的背景にあるマイノリティの人々への多文化主義的な統合政策にとどまらず、グローバルな社会の広がりと変容のな

かで、ホスト社会の構成員である「個人」としての生き方とホスト社会システムや文化を内在させた社会ビジョン[59]と位置づけられます。これからの日本社会を担う若者には、人が母国にいようと、移住してホスト国にいようと、個人として健康で文化的な生活を送るために、異なる人種・民族・宗教・言語の差を超えた、柔軟で多様な社会のあり方（ビジョン）を検討することを期待したいと思います。

〈考えてみよう〉

問1　わが国に在住する外国人の国別人口ピラミッド（図8.2）を参考に、それぞれの外国人の特徴をあげ、問題となりうる保健医療福祉上の課題について考えてみましょう。

【国籍別在日外国人の性別年齢階級別人口構成を参照】

問2　日本人の代替として外国人を導入する傾向は、どのような在留資格の外国人に見られるでしょうか。また日本人の代替として外国人をとらえることに対する問題点について考えてみましょう。

【多文化共生社会と日本を参照】

問3　移住の女性化に関して、日本から外国に移住するケース、外国から日本に移住するケースを取り上げ、それぞれの相違点について考えましょう。

【日本における移住の女性化のこれまでとこれからを参照】

問4　保健医療福祉の現場において働く外国人と協働するためには、どのような体制をつくっていくことが望ましいか考えましょう。

【多文化共生社会構築にむけてを参照】

第9章
環境・自然災害と健康

エルニーニョ、猛暑と冷夏、オゾンホール、豪雨と干ばつなど地球規模での極端な気象異常現象、福島第一原子力発電所の重大事故による放射能汚染、豊洲市場予定地の土壌汚染の問題など、環境問題は今、最もホットな話題の一つです。また、気象変動と関連するゲリラ豪雨、大洪水、土砂災害などの自然災害、地下の運動がもたらす地震・津波による生活環境の破壊と健康被害も世界中で起きています。人間の活動は、ここまで自然環境を変え、現在生きている私たち自身の生活と健康はもとより、人類の子孫の生存を危ぶませるほどに、大きな影響を及ぼすようになっています。原発の放射性廃棄物は、10万年間放射能漏れを防ぎ安全に保管する必要があるのです。

したがって、私たちには、人間生活、人間の健康、社会開発、自然環境・生態系の四者の関係性についてよく考え直し、国や個人の利害を越えて、この危機を乗り越えるために知恵を絞る責任があります。

本章では、現代の環境問題や自然災害と人間の健康を手がかりとして、今必要とされている新たな環境認識と、それを支える文化と平和の創造について考えてみましょう。

健康に生きていく場、
健康を阻害する場

1. なぜ環境問題なのか

（1） 生命にとって環境の持つ意味

地球上の生物と同様の生命体が、火星や金星など太陽系の惑星に存在する可能性は、探査衛星により、その環境中に水と酸素などの存在を示唆する証拠を発見できるか否かにかかっています。すなわち、有機体から生命が誕生し、その生存を維持できるか否かは、場としての環境が、ある一定条件（鈴木は生物生存の条件として①大気、②水、③食料、④安定した気候、⑤有害な光線・放射線に対する防護、⑥生物多様性をあげています）[1]を満たしていることが不可欠なのです。翻って考えてみると、人間を含めたすべての生命体にとって、地球は生命の誕生と生存に欠かせない条件を備えた環境だと言えます。地球が「水の惑星」「生命の惑星」と呼ばれるゆえんです。当然、未来において地球という環境が火星のように変貌すれば、生物は簡単には生存できないでしょう。このような認識が、宇宙船「地球号」[2]というかけがえのない地球環境への認識を生み出したのです。また、第1章にあるように、惑星地球の健康（Planetary Health）あるいはエコヘルスという観点が重要になっているのです。

（2）　環境の構成要素と人間の健康

　先にあげた生命体を維持するのに欠かせない水や大気は、私たちのごく身近に存在する環境の構成要素です。この身近な環境の構成要素の状態が、そこで生活する人間の生命や健康を大きく左右しています。逆に、人間の活動が環境の構成要素の状態に重大な影響を及ぼしてもいます。言い換えれば、人間の健康状態は、生態学的に考えると、人間の持つ条件（遺伝、体質など）とその人間を取り巻く身近な環境条件の相互作用で決まると考えられます（第1章の〈コラム〉エピジェネティクス参照）。そして、これまで人間の健康を左右する環境条件として、物理学的環境、化学的環境、生物学的環境といったいわゆる「自然環境」が注目されてきました。

　一般的に自然環境という場合は、自然科学で取り扱われる性質のものとか、自然界に存在しており人間によって新たにつくり出されたものではないもの、人間の介入が全く、もしくはほとんどないありのままの状態、といったいくつかの意味が混沌として含まれているようです。しかし、おそらく現実には、地球上で人間の活動の影響を全く受けていない「自然」などは存在しないでしょう。

物理学的環境・化学的環境・生物学的環境

　人間の健康への影響という視点から考えると、まず自然環境のうち、物理学的環境にあたるのは、おもに放射線、紫外線、音、粉じんなど環境中に存在する物質です。化学的環境には、有機溶剤、二酸化炭素、自動車の排気ガスに含まれる一酸化窒素、ダイオキシン類、水道水に含まれるフッ素など化学反応を起こす物質があります。そして、生物学的環境は、花粉症で知られるスギ花粉、ダニ、O-157 など病原菌、HIV ウイルス、カビ、ペストを媒介するネズミなど生物や生物に由来するものをさしています。このような環境の見方は、人間を中心とした見方で、他の生物から見れば、人間が彼らの環境にあたるのでしょう。

人工的環境

　これまでの人間の歴史は、人間の生存や生活のために、自然環境から人間にとって都合のよいものを利用したり、都合がよいようにつくり変えてきたり、有害物に暴露されないように遮断してきた過程であると言えます。それによって、新たな環境も生み出されたのです。それを人工的な（man-made）環境と呼ぶことができます。たとえば、物理学的環境では、核融合を起こし原子力エネルギーの素となるプルトニウムとその核廃棄物があげられ、化学的環境では、食品添加物、医薬品や化粧品、たばこ・酒や乱用される薬物、農薬、フロンガスなどがあります（第3章や第5章参照）。そして、人工的な生物学的環境には、遺伝子工学を応用したバイオ食品、植林されたスギの花粉などがあります。もちろん人間以外の生物も、その活動によって自然環境に影響を与え、生態系を変化させているかもしれませんが、人間が持つ影響力の大きさと急速さにははるか及びません。

　このほか、人工的環境には、文化・社会的環境、倫理的環境、情報環境などがありますが、自然環境の問題を中心に取り上げ、その健康影響について考えていきます。

（3） 環境問題を考える必要性

　人間が、環境中の資源を過剰に利用したり、つくり変えたり、新たに生み出したために、皮肉なことにその環境によって人間自身が健康を害する事態が生じてきました。このような人間の営みとその影響は古来から存在したのでしょう。しかし、産業革命以降の近代化とともに、人間が環境に及ぼす影響力はますます大きくなり、逆にその環境からもいっそう深刻な影響を受けるようになりました。このような時代を「人新生」と呼び始めています。そこで初めて人類は、自然環境や天然資源は有限であり、将来の人間の生存を妨げるような環境を人間自身の手で生み出してしまったことに気づくのですが、そこにいたるまでに長い時間を要しました。私たちは、自身の健康や生存のために、身近な環境問題から地球規模の環境問題まで視野に置いて、考えながら生きていかざるをえない時代を迎えたのです。その環境変化を要因とする自然災害に見舞われるリスクも、これからは十分に考慮する必要があります。

　ただし、環境の危機として感知されているもののなかには、本物もあれば、政治的な見せかけもあり、立場によって見方が異なることもありえます。したがって、溢れる情報のなかで冷静な判断が1人ひとりに求められているものが少なくありません。現代の環境問題の場合、白か黒かといった単純なものではなく、危険性（発がんリスクなど）や健康影響などが確率やさまざまな前提を含んだモデルによるシミュレーションやシナリオによって表現されるからです。

2. 〈環境と健康〉問題の典型

（1） 公害という健康問題

　近代産業による「公害」のはしりは、明治初期から末期にかけて起きた栃木県足尾銅山の鉱毒汚染事件でしょう。銅山の煤煙、燃料としての森林の伐採、川への廃水によって生じた洪水、農作物の不作、中毒症がもたらした生活と健康の破壊です。これは、「殖産興業」という政府の出した経済発展中心の施策がもたらした負の遺産です。

　1950年代に高度経済成長政策がとられ、再び経済発展が優先される時代になると、さらに公害が多発しました。熊本県水俣市の水俣湾、新潟県阿賀野川流域が工場からの廃水による有機水銀で汚染され、「水俣病」、「新潟水俣病」が生じました。これらは、ハンター＝ラッセル（Hunter-Russell）症候群という視野狭窄、歩行失調、構音障害などの神経症状をもたらすメチル水銀中毒症です。さらに、三重県四日市市ではコンビナートによる大気汚染から「四日市ぜんそく」が発生し、富山県の神通川では、やはり工場の廃水によるカドミウム中毒が発生し、「イタイイタイ病」と命名されました。これらは四大公害病といわれ、60年代の後

半には、補償を求めて損害賠償訴訟が一斉に起こされました。現在も、水俣病被害者の救済対象地域から外れた熊本県天草地方や鹿児島県内陸部で暮らしていた人々に、水俣病認定の対象地域の人々と同様の症状が出ていることが明らかとなり、政府の認定の線引きが実態に合っておらず、多くの人々が救済と保障から漏れている可能性が指摘されています。公害裁判の原点ともいえる水俣病の裁判は、いまだに終わったとは言えないのです。

〈コラム〉足尾銅山鉱毒事件と田中正造

1889年、とりわけ1890年に群馬県と栃木県を流れる渡良瀬川で大洪水が起こり、水が引くと、川沿いの田んぼのイネが立ち枯れ、田や沼では多くの魚が死んでいました。これが足尾銅山の鉱毒被害に対して農民が立ち上げるきっかけでした。しかし、すでに1885年には、魚が少なくなり鮎が死んで川に浮かんでいる、足尾銅山の近くの山林樹木が枯れ始めていると、人々は自然界の異変に気づき始めていました。田中正造は、1891年に鉱毒問題に取り組み始め、その12月の帝国議会で初めて足尾銅山鉱毒問題を取り上げ、政府の責任を追及したのです。そして、田中正造が1912年6月17日の日記に書いた言葉である「真の文明ハ山を荒らさず、川を荒らさず、村を破らず、人を殺さゞるべし」は、今なお真実であり、文明と人間生活と環境のあり方を問う試金石として人々に愛されている名言です。

〈コラム〉日本の環境基本法

日本の環境基本法を読んだことがありますか。先進的な内容で構成されています。たとえば、環境基本法の第一章総則、（環境への負荷の少ない持続的発展が可能な社会の構築等）第四条の条文には、「環境の保全は、社会経済活動その他の活動による環境への負荷をできる限り低減することその他の環境の保全に関する行動がすべての者の公平な役割分担の下に自主的かつ積極的に行われるようになることによって、健全で恵み豊かな環境を維持しつつ、環境への負荷の少ない健全な経済の発展を図りながら持続的に発展することができる社会が構築されることを旨とし、及び科学的知見の充実の下に環境の保全上の支障が未然に防がれることを旨として、行われなければならない」とあります。

はたして、日本は〈社会経済活動その他の活動による環境への負荷をできる限り低減〉するよう取り組んでいるでしょうか。〈健全で恵み豊かな環境を維持しつつ、環境への負荷の少ない健全な経済の発展を図りながら持続的に発展することができる社会〉の構築をめざして、すべての政治決定と社会政策は取り組まれているでしょうか。さらに、〈科学的知見の充実の下に環境の保全上の支障が未然に防がれる〉ように、政府や行政、企業に都合の良い科学者や専門家に偏らない学識と見識が取り入れられているでしょうか。企業が法律を守ることをコンプライアンスといいます。この優れた基本法が絵に描いた餅になっていないか、日本政府と行政に対し、法のコンプライアンスを問う必要があると思います。

（2） 労働環境と職業病

労働環境は、日常生活では触れることのない物質（水銀など）や低濃度で存在する物質（一酸化炭素など）に高濃度で暴露されるなど、通常の生活環境とは大きく異なっています。このように職業をとおして特定の有害物質などに暴露することで病気が起こるために、職業病として問題にされてきたのです。特定の職種や職場における有害な因子による疾患を特異的職業病（狭義の職業病）と言います。労働による負担が大きかったり、作業の方法や職場の社会環境が不適切で、労働者が疲労し消耗して健康障害を起こす場合は、非特異的職業病（広義の職業病）と言います。

まず、狭義の職業病は、最初に取り上げられたのは1836年でスコットランドの炭坑夫の黒肺です。職業病は、労働環境の大気中に存在する物質が高濃度の有毒ガス、ミスト（霧）、ダスト（塵）の状態になったものを、呼吸をとおして取り込むことで起こるものが数多くあります。ほかに、皮膚、口腔、眼、鼻、耳等の五感をとおして接触し、病気や障害を生じるものがあります。原因としては、化学的因子は有機溶剤、金属類、アスベスト、一酸化炭素などがあり、これはおもに産業中毒の問題として扱われます。物理的因子としては放射線、振動、騒音、電磁

波、高温、低温、高圧などで健康障害が生じます。生物学的因子には、微生物や木材のくず、木綿くず、花粉などで、アレルギー疾患を起こすものなどがあります。

　最近では、オフィス・ワークが増え、職場の心理社会的環境がストレスの原因（ストレッサー）となって、心身の健康問題を生じさせることが注目されています。そのような職場環境には、長時間労働の社風、上司や同僚との人間関係・ハラスメント、成果主義、売り上げのノルマ制などがあり、うつ病、出社拒否、胃潰瘍などの心身症、過度の飲酒や喫煙、最悪の場合は過労死・過労自殺に結びついているのです。詳しくは、ストレスについては第2章、仕事と健康は第7章を参照してください。

3. 広域にわたる新しい環境問題とその健康影響

（1）　ライフスタイルに起因する環境問題

　高度経済成長を経て生活が豊かになり、戦後の日本にも大量消費、大量廃棄の時代が訪れたのが1970年代です。都市への人口集中とあいまって、東京のような大都市部ではゴミ処理の問題が大きく浮上してきました。同時に、不特定多数のライフスタイルに関連して、生活排水に含まれる合成洗剤による河川や湖沼の汚染、自動車の排気ガスによる光化学スモッグも発生しました。

　ゴミ処理の問題は、1970年代当時よりゴミ焼却場の建設をめぐる市民の反対運動はありましたが、最近では内分泌攪乱物質（endocrine disrupters, eds：環境ホルモンと称されている）の代表であるダイオキシン類の発生とその健康影響が、さらに問題を大きくさせています。ゴミの焼却や廃棄物の処理から発生するダイオキシン類は、有機塩素系化合物で、極微量でも人体に影響を及ぼす毒性の強い化学物資で、がんや奇形、肝臓、心臓、性ホルモン、中枢神経などに障害を起こします。アメリカのラブキャナルの事例では、住民の悪臭に対する苦情から調査が実施された結果、高濃度のダイオキシン類が検出され、住民の健康調査の結果では、染色体損傷が異常な高レベルで見出されています[3],[4]。

　これらの背後にあって、消費者に問題を起こさせるような商品を供給している企業や行政の責任も見逃せません。ライフスタイルに起因する環境問題も、公害を起こした経済発展中心の産業活動、それを促進しようとした政策と無縁だとは言えないからです。消費者のライフスタイル、企業、行政の施策が生み出した問題の複合体と言えるでしょう。

（2）　戦争と核開発が引き起こした環境問題

　戦争は、宗教、民族や南北の経済格差などで複雑な現代の国際政治環境における凄惨な紛争解決手段であり、政治文化の一部なのでしょうが、近代科学技術の

〈コラム〉レイチェル・カーソン『沈黙の春』とベトナム戦争

　レイチェル・カーソンは『沈黙の春』でDDTなど殺虫剤や農薬として使われた化学的化合物が環境の生態系を破壊し、生物や人間の健康に大きな影響を及ぼしていることを初めて告発しました[6]。ベトナム戦争時にもエージェント・オレンジと呼ばれた除草剤（ダイオキシン類）が使われ、奇形児の出産や胎児死亡の多発、障害や病気など、ベトナム人の健康に今も大きな影響を残しており、ベトナムから帰還したアメリカ兵の間でも健康被害が続いています。戦争がもたらす環境破壊は、兵器による攻撃から生き残った人々の生命を維持できないほどの強いダメージや何世代にもわたる悪影響を与えることがありうるのです[5]。これは環境破壊をとおした大量殺戮（ジェノサイト）と考えられ、エコサイトと呼ばれることもあります。

発達によりきわめて大きく広範な殺傷力をもつ兵器（核兵器、生物兵器、化学兵器など）が開発され、ベトナム戦争（枯葉剤・ダイオキシン）、湾岸戦争（湾岸戦争症候群と呼ばれ、神経ガス対策用の錠剤と殺虫剤など化学物質の暴露による影響が指摘されている）、イラク戦争、シリア空爆、イスラム国への空爆など、近代的な戦争がもたらした環境破壊と人間への健康影響は甚大でした。また、湾岸戦争によるイラクの原油流出によるペルシャ湾の汚染は、深刻な問題になりました。ベトナム、ラオス、カンボジアでは、いまだに除去しきれない地雷の問題が続いています[5]。

　さらに、2003年3月20日に始まったイラク戦争に端を発する、米国と有志連合軍による過激派組織「イラク・シリア・イスラム国（ISIS）」への掃討作戦による空爆は、多くの民間人の死傷者と故郷の破壊に伴う膨大な数の難民、そしてテロを生み、現在の世界に大きな影響を及ぼしています。国連難民高等弁務官によると、シリア危機から11年間で1,300万人以上が故郷を追われ、シリア難民は、貧困、児童労働、児童婚、教育や医療へのアクセス困難等の苦難に直面しています（https://www.unhcr.org/jp/45743-ws-220317.html）。また、世界の注目度は低いのですが、アフリカ難民の問題も深刻であり、部族間対立、天然資源をめぐる政治紛争・戦闘による人命の損失と故郷の喪失、医療へのアクセスの切断、そして異常気象による干ばつからくる食糧不足と飢饉が続いているのです。

シリア難民

　核戦争を想定した核兵器の実験は、アメリカがマーシャル諸島ビキニ環礁で行った水爆実験による第5福竜丸の被爆[7]や、1951〜58年にかけて計100回近く行われた大気中の核実験によるネバダ州住民の被爆などを引き起こし、がんの多発など直接的に健康問題を発生させています[8]。このような核実験による放射能汚染が、その地域環境の破壊と世代を超えた健康影響をもたらすことは容易に想像できます。

　このように見てくると、紛争や戦争は、最大の環境破壊であり、膨大な数の死傷者・病者を生み出す最も深刻な健康問題でもあると言えます。平和の創造は、人々の健康にとり非常に有効な方法なのです。

（3）　地球規模の環境問題

　地球環境問題として認識されている問題には九つあります。それは、①オゾン層破壊、②地球温暖化、③酸性雨、④有害廃棄物の越境移動、⑤海洋汚染、⑥熱帯林の減少、⑦野生生物種の減少、⑧砂漠化、⑨途上国の公害、です。これらの

図9.1 「問題群」としての地球環境問題

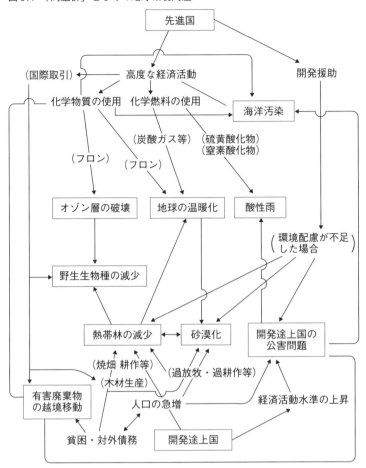

出典) 環境庁編『平成2年版 環境白書総説』1990年、100頁。

図9.2 南極オゾンホール面積の年最大値の推移 (1979-2021年)

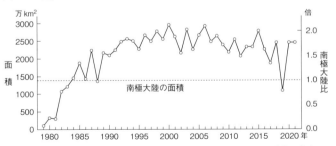

資料) 米国航空宇宙局 (NASA) 提供の TOMS および OMI データをもとに作成。
出典) 気象庁、南極オゾンホールの年最大面積の経年変化
http://www.data.jma.go.jp/gmd/env/ozonehp/link_hole_areamax.html

なかには、一見、人間の健康とは関連がなさそうに思える環境問題がありますが、それとても、生態系の攪乱をとおして、人間の生活と健康に影響する可能性があるのです。また、これらは相互に関係しあっており、一つの「問題群」として認識できることが示されています (図9.1)。これらの問題のうち、オゾン層破壊、地球温暖化、酸性雨、熱帯林の減少、野生生物種の減少、途上国の公害については、環境省 (旧環境庁) が簡単な情報をインターネットで提供しています。ここでは、オゾン層の破壊、地球の温暖化について取り上げます。

オゾン層の破壊

オゾン層破壊の問題は、クロロフルオロカーボン等が成層圏にあるオゾン層 (高度15〜30 km) を破壊することで、その結果オゾン層に吸収されていた有害な紫外線の地上への到達量が増加し、人や生態系に悪影響を及ぼす問題です。とりわけ、南極のオゾンホールの拡大が、1980年代から観測されています (図9.2)。ちなみに南極のオゾンホールは、毎年8月から9月ころに発達し、11月から12月の中旬ころに消滅するという季節変動をくり返します。

その健康影響は、皮膚がん、白内障、光線皮膚症、急性角膜炎・結膜炎、免疫抑制などが心配されています。皮膚がんの発生率は、オゾン層が10%減少するごとに26%高まると推測されています。なお、紫外線には体内で骨の成長に必要なビタミンDの生産という有益な面もあります。

オゾン層破壊への対策は、1985年に国際的な取り組みのファーストステップとして「オゾン層の保護に関するウィーン条約」が制定され、さらに2年後に具体的な規制を含んだ「オゾン層を破壊する物質に関するモントリオール議定書」

が採択され、10年間でのフロンの生産および消費量を50%削減することが合意されました。わが国では、これを受けて1988年5月に「特定物質の規制等によるオゾン層の保護に関する法律」（1991年3月改正）が制定され、規制が講じられています。

オゾンホール
の縮小

気象庁の南極域上空のオゾン層・オゾンホールの診断（https://www.data.jma.go.jp/gmd/env/ozonehp/diag_o3hole_trend.html）によると1990年代半ば以降は長期的拡大は見られなくなったと報告されています。2020年と2021年は拡大していますが、2000年以降はオゾンホールは縮小傾向にあると推定しています。さらに「南極域の春季のオゾン全量は、2060年代には1980年（オゾン層破壊が顕著になる前の指標となる年）の水準まで回復する」との明るい展望が示されています。

オゾン層の問題

ただし、モントリオール議定書による規制が強化されたコペンハーゲン改正（1992年）が守られたと仮定した最良のシナリオの場合でも、皮膚がんは今後40～50年は増えつづけ、2060年ころがピークになると予測されています（環境省：http://www.env.go.jp/earth/ozone/pamph05/full.pdf）。したがって、まだ安心することはできません。

地球の温暖化

地球の大気の温度は、平均で約15℃です。それが、人間の活動が活発になるにつれて、大気中に排出される二酸化炭素などの量が増加し、その温室効果によって地球の温度が上昇しているというのです。これがいわゆる地球の温暖化です。このような効果を持つガスを温室効果ガスといい、二酸化炭素、メタン、亜酸化窒素、フロンなどが考えられています。その影響で、気候のメカニズムが変動し異常気象が生じたり、極地にある氷が溶けて海面が上昇するなどによって、生態系が変化し、人間の生活や健康に影響が及ぶと考えられるのです。過去100年間に地球全体の平均気温は0.3～0.6℃上昇しており、最近の研究では日本の夏期の平均気温は3～4℃上昇すると予想されています。ちなみに、EDMC/エネルギー・経済統計要覧2016年版によると世界の二酸化炭素排出量の合計は約329億トン（2013年分）であり、国別排出量では、第1位は中国で28.7%、次いで米国の15.7%、インド5.8%であり、日本は世界第5位の3.7%を占めています（http://www.jccca.org/chart/chart03_02.html）。

二酸化炭素排出量

しかし、生じると予想されるのは気温の上昇のみでなく、地域や季節によっては気温の低下も考えられるため（たとえば突発的気候変動シナリオ）、地球規模の気候変動の問題としてとらえるべきでしょう。たとえば、2003年、2015年にヨーロッパで猛暑、熱波により40℃を超える暑さがあったかと思えば、2016年11月のスウェーデンでは、111年の観測史上最悪の吹雪に見舞われています。

さて、地球温暖化による直接的な健康影響としては、夏期に気温が高くなる頻度と期間が増すと、熱射病などの発生率や死亡率が増加するおそれがあります。日平均気温が27℃、日最高気温が32℃を超えると、沖縄を除いて、それらが再び上昇しています。とりわけ、高齢者の死亡率が増加します（図9.3）。

さらに、間接的な影響としては、生態系が撹乱されることで、たとえば熱帯性

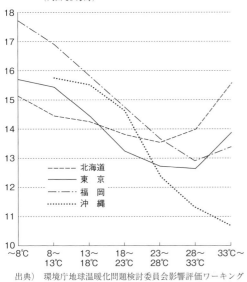

図9.3 日最高気温と65歳以上の死亡率との関係
（人口10万対）

北海道
東京
福岡
沖縄

出典）環境庁地球温暖化問題検討委員会影響評価ワーキング
グループ「地球温暖化の日本への影響 1996」、1997年。

マラリアを媒介するハマダラカの生息域が気温のより低い地域にまで広がり、流行する可能性があります。最悪の場合、2100年には日本では西日本一帯までが流行危険域に入る可能性があります。新たな伝染病発生も可能性としてはあるでしょう。また、気候の異常は、害虫の発生と穀物の病気の発生、干ばつなどにより食料（特に穀物）の生産が減少し、地域によっては栄養失調や飢饉による発達・成長障害、死亡などをもたらすことが考えられます[9]。

　そして、南極や北極の氷が溶けることで、海面が上昇すると予想され、低地や湿地の水没、海岸の浸食、淡水層への海水の進入が起こるでしょう。そしてこのような先進国の二酸化炭素の排出による温暖化の影響を大きく受けるのは、先進国というより、むしろ二酸化炭素の排出量が少ない開発途上国なのです。太洋に浮かぶ島々などでは完全にあるいはかなりの部分が水没する場合もあり、人々が移動を余儀なくされたり、対策に巨額の費用が必要となるでしょう。

　この問題に対応するには、すべての国が二酸化炭素の排出を削減しなければ意味がありません。2021年11月イギリス・グラスゴーでCOP26が開催され、CO_2など温室効果ガスの排出を大胆に削減する約束が期待されていました。しかし、対策が不十分であるとイギリスほか100か国で抗議デモが繰り広げられました。特に日本は、気候変動対策に後ろ向きであると、COP25に続き、不名誉な化石賞を受賞しています。環境や生態系への被害が大きい低所得国に対する支援も不十分だと批判されています。

　ただし、注意しておくべきことは、温暖化の予想、気候変動の予想は、大気の変動、海の熱循環などいくつかの条件をモデルに組み込んだシミュレーションの結果であり、パラメータ（変数）やモデルのとり方によって上昇温度の推定値は異なってきます。すなわち、不確実性が大きい問題にいかに私たちが対処し、危険をできるだけ小さくする行動を選択するかが試される問題なのです。米本は、現在の地球温暖化問題を「良性の脅威」と呼び、温暖化の推測は科学的にまちがいなのかもしれないが、もしこの問題を解決するために対策を講じることで社会が好ましい方向に進むのであれば、科学的正確さが増すまで待たずとも、はやく政策を実施すべきである、という主旨の提案をしています[10]。

　しかし、そもそも地球温暖化に対する懐疑論、仮に起きているとしても問題なのかという議論、世界には貧困や人種差別、戦争やテロ、核兵器開発など優先順位の高い問題がある、という見方もあります。したがって、「地球温暖化」の問題を個別化せず、「惑星地球の健康」「地域生態系の健康」の劣化としてとらえ、貧困や人種差別、食糧問題、戦争と密接に関連しているとの理解に立って、解決策を考えていく必要があると思います。

4. 環境問題への社会の対応

　科学をベースとして環境問題へ有効に対応し、対策を立てていくための手法としては、環境アセスメント、リスクアセスメント、化学物質の毒性評価、環境モニタリングなどの方法が必要となります。さらに新しい考えとしては、生産、流通、消費、廃棄の全プロセスにわたって環境影響を評価しようとするライフサイクル・アセスメントが利用され始めているようです[11]。

　同時に、環境保全や環境修復のための有益な技術とそれを世の中で生かす社会的制度、そして環境を汚染する可能性がある廃棄物の処理にコストをかけることを認める文化をつくっていくことが必要です。そのためには、基盤となる人々の環境認識をどのように形成するかが重要な課題となります。

5. 東日本大震災と健康[12]

　最後に、東日本大震災という未曽有の自然災害が、人為的災害・科学技術的災害とあいまって、環境や生態系、人々の生活と健康、そして未来に与えた影響を取り上げます。

　さて、地震と津波は古くから日本人を苦しめてきた自然災害です。最も古い災害を伴った地震の記録は、599 年 5 月 28 日にまでさかのぼるようですが、記録する術を持つ以前にも地震とその災害は日本人の祖先を苦しめたことでしょう。しかし、トラウマや PTSD という心身への影響を表す概念が一般に知られるきっかけは、意外にも新しく 1995 年 1 月 17 日に発生した阪神淡路大震災です。それまでは、災害や被災後の環境変化に対する心理的、身体的反応には、あまり注意が向けられてきませんでした。これを機に、地震という災害が、広い地域に物理的な被害を及ぼすだけではなく、被災者の心身にも長期にわたり深刻な影響を及ぼすことが認識されるようになったのです。

　一方、科学技術の事故による災害では、1986 年 4 月 26 日にソビエト連邦（現：ウクライナ）チェルノブイリ原子力発電所 4 号炉で起きた事故が、国際原子力事象評価尺度レベル 7 と言われています。このチェルノブイリの事故による放射能の環境汚染は見る、聞く、臭う、味わう、触れることができないうえに、避難者は地域基盤と社会関係の崩壊を経験し、将来の住宅と仕事が不確定であることに直面し、財政危機、孤立のおそれ、子どもの健康への懸念など新しい環境に落胆をしたと報告されています。チェルノブイリの被害は、「調査報告　チェルノブイリ被害の全貌」に詳しくまとめられており、子どもの健康状態に関する訴え、子どものからだのさまざまな疾患の罹患率が報告されています[13]。たとえば、ベラルーシの保健省のデータでは、大惨事直前の 1985 年では 90% の子どもが健康といえる状態にあったのが、2000 年には 20% 以下になっていたというのです。

さて、東日本大震災をもたらした2011年3月11日14時46分ころ三陸沖を震源とするマグニチュード9.0の地震は、その後大規模な津波を発生させ東北地方から北関東の沿岸地帯で、建築物や道路などを押し流して破壊し、多くの人が死亡・行方不明となりました。さらに、この地震と津波により東京電力福島第一原子力発電所は、チェルノブイリ原発と同等のレベル7の深刻な事故に陥り、大量の放射性物質が放出されました。この地震と津波、さらにチェルノブイリを凌ぐ原子力事故による科学技術災害が複合した大規模災害により、最近の統計では死者1万5,894人、行方不明者2,561人（2016年3月10日公表）や負傷者6,152人のほか、震災関連死者数3,407人（2015年9月30日現在）、災害関連自殺者数164人（2016年2月現在）、避難者数は17万4,471人（2016年2月12日現在）と推計されており、いまだに収束の時期は予測できない状況です。

　このような災害がもたらす影響は、特定の心理的問題、非特異的ストレス症状、健康問題、生活上の慢性的問題、種々の資源の喪失など広い範囲の問題が含まれ、男性より女性のほうが、大人より若者や子どものほうが、被害が深刻なほうが、そして二次的ストレスがあるほうが、心理社会的資源が乏しいほうが、より大きな影響を受けやすいことがわかっています。また、科学技術の事故による災害は、人間の冷淡さや軽率さが象徴的にあらわれ、人間や社会への不信を招く結果となるので、自然災害より深刻な影響をもたらすとも指摘されているのです。さらに、原発事故が起きた福島では、地域に対する烙印（スティグマ）が押され、避難者の子どもたちやおそらく青年や大人に対するいじめや差別、誤解が起きているこ

〈コラム〉原子力の平和利用と福島第一原子力発電所事故による放射能汚染

　アイゼンハワー米国大統領は1953年12月8日の国連総会におけるAtoms For Peaceと題する演説で、米国とソビエト間での核開発競争の過熱による原子爆弾の戦争利用の危険性を指摘しながらも、原子力の新時代の到来を宣言し平和利用を訴えています。戦争と平和、核保有をめぐる国家機密の保持と国際機関による透明性の確保という二つのきわどいバランスを取ろうとしたのです。原子力による発電は、核の平和利用の一つとされていますが、核兵器開発の副産物です。その演説後、原子力発電所は、日本政府と電力会社による安全神話のもとで、活断層が多く地震大国である日本のあちこちで次々とつくられていったのです（現在54基あり世界第三位）。原子力発電は、クリーンエネルギーの代表として、平和と最先端科学技術のシンボルに祭り上げられたのだと思います。しかし、原子力発電で生産された大量の温水が海洋に放出され、生態系を攪乱していたのです。

　2011年3月11日に宮城県沖を震源とする地震による大津波で、福島第一原子力発電所の水素爆発が起こり、大量の放射性物質が環境中に放出されました。政府の収束宣言もむなしく、なすすべもなく現在も放出され続け

ています。実態は把握しようがありませんが、避難指示に問題があり相当に大規模な人口集団が被曝し、将来の健康影響が懸念されます。しかし、疫学的な見地からデータの不完全さを理由に、IAEA（国際原子力機関）はチェルノブイリ事故による放射線被曝の健康影響を限定的にしか認めていません。それでも東日本の放射性物質汚染地域で生活する人々にとっては、チェルノブイリの経験と教訓を生かしていくほか前例はありません。衆議院チェルノブイリ原子力発電所事故等調査議員団報告書のHPには、チェルノブイリの長い影―チェルノブイリ核事故の健康影響―（http://www.shugiin.go.jp/itdbannai.nsf/html/statics/shiryo/cherno10.pdf/$File/cherno10.pdf）が取り上げられています。たとえば、68頁の図5によると、チェルノブイリ原子力発電所の事故の影響を受けた成人および青少年の罹患率は、1987年では1万人あたり1,372人であったのが、17年後の2004年では4.2倍に増加しています。およそ20年を経たあとも、人々の健康に影響を及ぼしつづけています。一方で、全国平均の約30倍の甲状腺がんが子どもで発見されているにもかかわらず、「福島県民健康調査」の甲状腺がん検査の縮小や打ち切りが検討されているというのです。

とが懸念されます。

　これからも除染作業、廃炉作業など労働者を被曝の危険性にさらす作業には、長い年月と莫大な費用、労働力を要します。経済産業省はこれまで原発事故の費用を総額11兆円と公表していましたが、新たな試算では22兆円に膨れ上がり、今後どれほど膨らむか先行きが見えないまま、国民の負担を増やす政策が議論されています。

　まさに、東日本大震災は、日本社会にとって大きな転換期と言われています。日本人がどのような社会をつくり、どのように生きていくのか、「生き方としての健康科学」が問われる問題なのです。しかし、はたして、3.11後の日本人と日本社会は、社会の安全と健康、経済成長に対して、どれほど思想が変わったのでしょうか。

〈考えてみよう〉

問1　皆さん、または皆さんのまわりの人々のライフスタイルに起因する環境問題をあげてみましょう。その問題に対して、どのような解決へのアプローチがあるでしょうか。

　　【ライフスタイルに起因する環境問題を参照】

問2　地球環境問題として認識されている問題には九つあります。そのうち本書では、オゾン層の破壊、地球温暖化を取り上げました。残りの七つを、それぞれ分担して、人間活動との関連や人間の健康への影響などについて調べて、発表してみましょう。

　　【地球規模の環境問題を参照】

問3　東日本大震災は日本社会にとり大きな転換期であると言われています。あなたは、震災後、災害と安全や健康について、何か日本社会における変化を感じていることがありますか。考えをまとめてみましょう。

　　【東日本大震災と健康、〈コラム〉原子力の平和利用と福島第一原子力発電所事故による放射能汚染を参照】

第10章

セックス、ジェンダー、セクシュアリティと健康

　皆さんは自分の性別をどのようにとらえ、どのように生きて行こうと思っていますか。

　社会のなかでは男女二つの性で分けて扱われることが多いですが、男性性と女性性はすべての人が持っており、完全に分けることはできません。自分の性をどのように理解し、どのように受け入れるのかは自分らしい生き方そのものにつながり、性と生は表裏一体のものです。

　人は1人で生きることはできません。社会のなかで多様な性と生を認め合うことで、多様性に満ちた豊かな生き方ができるのではないでしょうか。そのためには、自分の性の理解と相手の性の理解、そしてそのちがいを知ることが第一歩となります。本章では、性の分化や発達、生殖のしくみを知ることをとおして、私たちの性と生を考えていきます。

1. 性の発達　何が男女を分けるのか

　ヒトの性は、性染色体によって決定されることが知られています。しかし、実際はそれほど単純でも明確に分けられるものでもなく、非常に複雑で多次元的であることが明らかになってきています。

（1）　からだの性と脳の性

　性染色体が XX であれば女性、XY であれば男性になるとされていますが、その決め手はY染色体上の精巣決定遺伝子（SRY：Sex-determining region Y）の有無によることがわかっています。胎児の性腺原基はSRYによって精巣に変化し、SRY がなければ卵巣に変化します。妊娠8週ころから精巣では男性ホルモンがつくられ、その作用により内性器（精巣上体、精管、精嚢など）、外性器（ペニス、陰嚢）の順に分化し、男性ホルモンの作用がなければ女性の内性器（卵管、子宮、膣の上部）、外性器（大陰唇、小陰唇、クリトリスなど）に分化していきます。

　その分化の過程においてさまざまな段階でさまざまな要因によって、多くの人たちとは少しちがった経路をたどった状態（性分化疾患：性に関するさまざまなからだの発達状態〈DSD：Differences of Sex Development〉）が生じることがあります[1]。出生時には外性器の形だけで男女を見分けることが多いのですが、DSD の場合は一見しただけではわかりにくく見まちがえたりする場合も出てくるのです。出生後すぐに命に関わることもあれば思春期の発来が見られないなどで DSD がわかることもあり、その状態はさまざまです。性という非常にプライ

ベートな事柄ですが、性器の性と脳の性のずれは、生殖機能や自己のアイデンティティに関わる問題であるため、周囲の無理解や孤立から自殺未遂などにいたる率が非常に高いとの報告もあります[2]。

　脳の性の決定もまた、分化していくものと考えられています。脳の性分化は遺伝子の性とは別ものと考えられるので、ここでも、場合によっては性器の性と脳の性にずれが生じる可能性が出てきます。さらに、育て方という文化的な要因によっても脳の性分化は影響を受けると考えられています。

（2）　性別とは

　発生学的に見ると、女になることを基本に「分化」によって男がつくられていくのですから、100％の男性や女性は存在せず、男か女かに分けることに違和感を持つ人たちが少なからず存在するのは当然でしょう。さらに生まれたあとの学習や経験によって個性が育っていきますから、「性別」と一言で言っても、生物学的な性別（sex）だけでなく、自分の性をどのように認識するか（gender identity）、どのような性役割（gender role）をとるのか、どのような性的指向を持つか（sexual orientation）など、非常に多様な様相を見せ、男女の境界が実はとてもあいまいで連続的であることがわかります[3]。

　現代社会のような多様性が求められる社会では、生殖においては男女のちがいが明確になりますが、社会生活において男だから、女だから、と文化的に期待される性別役割（ジェンダー）が明確であり、要求されることは、自分を偽り、かえって個々人の個性と能力を発揮する機会を妨げる要因にもなります。自分がだれであり、だれを好きになり、どのような役割を果たすのかは、人に決められることではなく、自分が決めることです。自認する性と異なる性を強要されることは人権侵害にもなり、国際連合人権理事会で2007年に「性的指向並びに性自認に関連した国際人権法の適用上のジョグジャカルタ原則」が承認されています。性別にとらわれることなく個々人がその人らしくいられる社会は、より豊かでダイナミックな広がりを持った社会となるのではないでしょうか。

身体の性・女性

　女性は思春期を迎えると初めての月経「初経」を迎えます。これ以降、閉経（個人差が非常に大きいですが50歳ごろ）を迎えるまでの間、女性は多

〈コラム〉月経とうまくつきあうために

　月経痛がひどい場合には、無理に我慢せず、痛みが強くなる前に早めに鎮痛剤等で対応します。月経痛が毎回ひどい場合には一度受診し、より適切な鎮痛剤や漢方薬などの処方を受けてもよいでしょう。ピル（避妊薬）が月経痛の治療として使われる場合もあります。体調が悪いときに月経痛がひどくなる人もいます。疲れを溜めずに規則正しい生活や食事に努める、入浴、適度な運動、リラックスなど、体を冷やさないようにし、下腹部や腰部を温めたりすると改善が見られます。

　月経は面倒くさいものだととらえる人もいますが、女性にとっては体調を知るバロメーターでもあります。周期を把握して、次の月経の時期を予測し、自分のリズムやその変化をよく知り、備えたいものです。その方法の一つとして、月経血コントロールが運動科学者の高岡英夫氏と疫学者の三砂ちづる氏によって紹介されています[4]。自分のからだや月経としっかりと向き合うことによって、月経血を膣内に溜めてトイレで出すことが可能となり、結果的に冷えやこわばりがとれて月経痛が軽くなることがあると示唆されています。個人差も大きいでしょうが、月経期を快適に過ごせる一つの知恵かもしれません。

かれ少なかれ心身ともに月経周期に伴うホルモンの影響に支配されます。目に見える「月経」だけでなく、女性の体のなかでは妊娠に向けたさまざまな変化が周期的に起こっています。

　月経は、受精卵が着床しやすいように肥厚した子宮内膜がはがれ、はがれるときの出血とともに体外に排出される現象です。月経期間は5日間（3日～7日）くらいで、特に最初の1～2日目あたりに痛み（月経痛）を感じる場合もあります。月経痛は全くないこともあれば、日常生活に支障が生じるほどのこともあり、その時々の体調によっても変わり、個人差も大きいものです。

　月経開始後、卵巣ではエストロゲン（卵胞ホルモン）が盛んに分泌されることで卵胞が成熟し、排卵の準備をします。この卵胞期は、比較的気持ちが安定して体調もよく、仕事の効率もよいことが多いといわれます。子宮ではエストロゲンによって月経ではがれ落ちた内膜が再び増殖し始め、肥厚し、次の妊娠に備えると同時に性的な欲求も高まる時期です。

　月経初日から数えて11～24日後に、排卵が起こります。排卵された卵子の寿命は1日とされますが、受精可能な時間は排卵後の10時間ほどと考えられています。排卵された卵子は卵管采により卵管へと吸い込まれ、子宮に送られます。卵管膨大部で精子と出会えば受精が成立する可能性が高まりますが、受精しなかった場合にはそのまま子宮を通過して、おりもの（膣分泌液）とともに排出されます。排卵期は、おりものが多くなり、その粘腝度が増します。これは、精子を女性の膣や子宮内で生き延び、動きやすくするためです。

　排卵後、卵胞は黄体に変化し、プロゲステロン（黄体ホルモン）を分泌し始め、14±2日で次の月経が始まります。プロゲステロンは妊娠を継続するためにとても重要な役割を果たしますが、栄養分をため込む力を持っているため、黄体期には、食欲亢進、むくみ、便秘や下痢といったあまり歓迎されない状態が起きやすく、気分的にも不安定になり、性的な欲求は低下しがちです。また、月経直前には、さまざまな心身の不調を経験することがあり、その程度により月経前症候群（Premenstrual Syndrome：PMS）として治療が必要になることもあります。

　エストロゲンやプロゲステロンは、

〈コラム〉月経不順と基礎体温

　女性の皆さんは、自分の月経周期をきちんと把握していますか？　月経周期を把握できていれば、月経不順かもしれないと思って不安になることもなく、月経不順にも早く気づけます。月経不順には将来の妊娠に影響を与えるものと与えないものとがあるので、初経から数年を経過しても不順の場合には、その原因を明らかにしておくと安心です。妊娠していないにもかかわらず、月経が来ない無月経が半年以上続くときには、早めに受診をするべきです。無理なダイエットやストレス、不規則・不健康な生活などによっても無月経になる場合があり、注意が必要です。自分の体調や妊娠しやすい時期を知るためにはたいへん重要な情報ですし、妊娠した場合に出産予定日を正確に知るためにも、自分の月経周期は常に把握しておくようにしたいものです。月経の期間が1～2日だったり、8日以上続く場合も月経不順や他の要因が考えられますので、まずは専門家に相談してみることを勧めます。

　妊娠や避妊のためには月経周期を把握することに加え、基礎体温によって排卵の時期を知ることも大切です。エストロゲンには体温を下げる作用があり、プロゲステロンには体温を上げる作用があるため、排卵を境に体温はわずかに上昇し（黄体期＝高温期）、月経が始まると下降（低温期）します。小数点以下第2位まで測れる婦人体温計を用い、運動や飲食の影響を受けない、朝、起床直前に口のなか（舌下）で測ります。通常は、月経開始～排卵までが低温期、排卵後は高温期となり二相を示し、高温期は14日（±2日）間で、個人によって一定です。高温期を約2週間維持できない、二相になっていない、などは不妊にもつながることがあります。基礎体温をつけてみることで初めてわかることもありますから、一度は基礎体温を測ってみましょう。

脳下垂体から分泌されるホルモンによってコントロールされています。したがって、ストレスや過労、性的な刺激などにより、さまざまな影響を受けて、月経周期も変化します。

月経周期は「月経が始まった日を1日目とし、次の月経の前日までの日数」のことで、28日で表記されることが多いのですが、25〜38日の範囲であれば順調です。初経から数年間は、不順でも問題ありません。しかし、3〜4年を過ぎても安定しないときや半年以上月経が来ない「無月経」のときには、受診を勧めます。月経周期だけでなく、排卵期のおりものの変化やPMSの症状の出方などを合わせて把握しておくことは、自分自身やパートナー特有のリズムへのより深い理解と関係性の構築につながります。

身体の性・男性

男性は思春期を迎えると、夢精や自慰行為（〈コラム〉セルフ・プレジャーを参照）によって精通を経験します。精液には特有の臭いがあり、その性状から嫌悪感を抱く人もいますが、女性でいえば初経にあたるもので、やはり大人の男性に成長した証として喜ばれるべきことです。

精液は女性の膣内の酸性環境から精子を守り、卵子に到達しやすくするための運動能力を保持するのに適した、果糖や酵素を含んでいます。精嚢からの分泌液（精液）のほかに前立腺液なども含み、尿道から射精されますが、尿と精液が混ざることはありません。一度の射精による精液は5〜10ml、精子は2〜3億含まれています。精子は、毎日数千万から1億くらい産生されます。射精されない場合には吸収されるので、溜まって溢れることはありませんし、溜まったからといって性欲が高まることもありません。性欲は、心理的要因とそれに伴うホルモン因子によって決まるのです。したがって、「溜まり続ける」から男性の性欲は抑え難いとか、攻撃的になるとか、買春も仕方のないこと、などと言われるのは全くの誤りであり、男性の性を歪めてとらえることにつながっています。

〈コラム〉セルフ・プレジャー

身体的な快楽だけを求めるのなら、性交ではなくセルフ・プレジャー（マスターベーション）のほうがずっと確実です。男性であっても女性であっても、性欲を持つ自分を肯定的にとらえ、その欲求を制御できるようになることは大人として大切なことです。性欲は、新たな生命を生み出すという素晴らしいプロセスに不可欠です。しかし、その性欲のコントロール方法の一つであるセルフ・プレジャーについては、否定的にとらえられがちです[5]。性器を汚い部分ととらえていたり、その分泌物（精液や膣分泌液）に嫌悪感を覚えたり、快感を感じてしまう自分をいやらしいとか申しいと感じてしまったり、後ろめたさを感じたりするためです。特に男性においては、自分の性について正しい知識を学ぶ機会がほとんどないために、非常に偏った考えや誤った情報にもとづいたとらえ方をしてしまうことがあるようです。

性器は、その機能やしくみを知ることで愛着を持つことができます。知らないことが、嫌悪感や否定的な感情、他人との比較において焦りを感じることにつながるのです。また、性欲は本能ではなく、生理現象です。生理的欲求自体は、意思や理性で消すことはできません。しかし、行動はコントロールできるはずです。そうでなければ社会生活が成り立たなくなります。女性の場合は、月経周期に伴い排卵期に性欲が強くなります。男性の場合、周期性はなく、女性に比べれば性欲が強いようです。ただし、これも非常に個人差が大きく、男だから、女だから、と分けてしまうことは避けるべきです。そのような自分のからだのリズムを知ることによって、上手につきあうこともできるようになるのです。

性教育に長年携わってこられた村瀬幸浩氏は、マスターベーション（自慰行為）をセルフ・プレジャー（自分一人の世界でファンタジーを思い描きながら性器を含む自分の体を愛撫し、快感を味わい、性的緊張を解き放ち、生きている充実感を感じ取る性行為、「自体愛」）と言い換え、相手のある性行為を「相互愛」として、それぞれを性行為として独自の意味と価値を持たせ、どちらかの代替行為ではないもの、としています。ただし、セルフ・プレジャーは、他人が見れば不快感や嫌悪感を持つものなので、他人に見られたり見せたり、そそのかしたりするものではありません。また、回数の多少による異常や弊害もなく、他人と比べるものでもない、とも付け加えています。

〈コラム〉LGBT

LGBT（エル、ジー、ピー、ティ）とは、レズビアン（女性同性愛者 Lesbian）、ゲイ（男性同性愛者 Gay）、バイセクシャル（両性愛者 Bisexual）、トランスジェンダー（身体の性と心の性が一致しないために身体の性に違和感を持つ人。性同一性障害を含む Transgender）の頭文字をとったもので、「性的少数者（セクシュアル・マイノリティ）」の総称として使われる言葉です。性自認（gender identity：心の性）と性的指向（sexual orientation：好きになる性）によって LGBT 以外にも、好きになる性を持たない人（アセクシュアル）、恋愛感情を持っても性的欲求を抱かないたない人（ノンセクシュアル）、心の性が男性、女性のどちらかに決めない/決められない人（X ジェンダー）、性別に関係なく性的に惹かれる人（パンセクシュアル）、自分自身の性を決めない/決められない人（Questioning）など多様なセクシュアリティを表すために、LGBTQ とか LGBTQ+ などと表現されることもあります。同性愛は（現在でも）犯罪として、性同一性障害は異常や疾患として扱われてきた歴史がありますが、国連を中心に、これらを多様性として捉え、性的指向や性同一性を理由とする差別をなくし、人権が尊重される社会であることが求められています。

同様に、インターセックス（身体的な性の発達が先天的に非定型である状態。性分化疾患、DSD と呼ばれる）は、LGBT には含まれませんが、生まれつきの状態を異常とされ差別や偏見にさらされてきたという共通性から、国連などの国際機関では「LGBTI」を性的マイノリティの「総称」として使っています。

LGBT を差別せず、友好的であることを「LGBT フレンドリー」といった表現をしますが、より積極的にサポートする人たちのことは「アライ Ally（同盟者・味方）」と呼びます。アライであることや LBGT フレンドリーであること、また当事者であることを示す 6 色のレインボーカラーは、セクシュアリティの多様性を象徴するものとして用いられています。自治体が同性パートナーを結婚した夫婦と同等に扱う同性パートナーシップ証明書を発行するようになったり、男女に分けずに誰でも使えるトイレが企業内に設置されるようになったり、社会全体で LGBT の差別解消に取り組む動きが急速に進んでいます。SDGs でも、5 番目の目標として「ジェンダー平等を実現しよう」が掲げられています。

電通ダイバーシティ・ラボが全国 6 万 9,989 名を対象に行った、LGBT を含む性的少数者（以下、LGBT 層）に関する調査「LGBT 調査 2015」[6]によると、LGBT 層に該当する人は 7.6%、その市場規模は 5.94 兆円と算出されています。LGBT 層とは、セクシュアリティを「身体の性別（男・女）」、「心の性別（自分は男だ、女だという性自認）」、「好きになる相手・恋愛対象の相手の性別（男性・女性、両方）」の三つの組み合わせで 12 に分類した「セクシュアリティマップ」により、ストレート（身体の性と心の性が一致し、異性を好きになるタイプ）以外の人と規定しています。7.6%とは、左利きの人や血液型の AB 型の人の割合とほぼ同じです。

LGBT を排除することでどのような社会的損失が生まれるか、という視点から作られた国連広報センターの動画（「Free & Equal：排除の代償」https://www.youtube.com/watch?v=nmPRc1CYzZ4）を見てください。

射精された精子は、女性の膣のなかで大半が死んでしまいますが、アルカリ性である子宮内に到達できたものは 3 日から 1 週間ほど生きることができます。精子は 1 時間ほどかけて卵管膨大部に到達し、その数は数十から数百個までに淘汰されます。わずかな量の精液のなかに何億もの精子が必要なのはこのためです。

（3） SEX の意味

思春期になると、性ホルモンの分泌によって二次性徴が起こり、生殖が可能な大人のからだへと成熟していきます。性的な関心が高まり、異性との関係をより親密にしたいという欲求が高まります。

男性は女性に比べて性欲が強いといわれてきましたが、「草食系男子、肉食系女子」と呼ばれる若者が注目されるのは、「性欲が強いことを期待される男性」や「性欲が弱いことが期待される女子」に違和感を持つ人が増えていることのあらわれかもしれません。たしかに、性的欲求は男性ホルモンの作用によって起こり、女性の血液中には男性の十分の一程度含まれているので[3]、総じて男性のほうが性衝動や性的欲求が強いと言えるのかもしれません。しかし、非常に個人差があり、体調や置かれた状況、価値観、経験、環境、人間関係などによって大きく左右されるもので、一定ではないのです。性欲は人間の本能だともいわれますが、性的な親密さを求めるのは、赤ちゃんのときの母親や身近な養育者に抱かれたり、おしめを替えてもらったり、触れ合うことの安心感や心地よさへの回帰ともいわれます[4]。それは SEX にお

いて、女性が母親役で男性が子ども役であるということではなく、そのように、甘え合い戯れ合える関係であることは、社会的な地位や役割などをすべて脱ぎ捨て、ただの男と女として向き合い、最もプライベートなものである性器を含めて自分を解き合うことです。SEX は、絶対の安心と信頼のうえにあって、互いを解き合うことによって一体化するという官能の喜び（エロス）を共有するもので、最高のコミュニケーションの形なのです。その限りにおいて、だれとどのようなことをするかも全く自由なのです。ですから、SEX においては解き合うことのできる自己（アイデンティティ）が確立していることが必要で、年齢ではなく身体的にも精神的にも「大人がする」ことなのです。実際 SEX には、感染症のリスクや妊娠の可能性も伴いますから、それらも共有でき、その責任も引き受けられるだけの人としての成熟と関係性の深まりが必須となるでしょう。

2. 新しい命をはぐくむ

（1） 妊娠

　2016 年の合計特殊出生率（15 歳から 49 歳までの女性の年齢別出生率を合計したもので、1 人の女性がその年齢別出生率で一生の間産むとしたときの子どもの数に相当）は 1.46 で、女性にとって、妊娠・出産は非常に貴重な機会となっていると言えます。わが国の医療レベルからすると、妊娠すれば当然のように元気な赤ちゃんが抱けるかのように思いがちですが、妊娠にはさまざまなリスクがあり、ときには母子ともに生命の危険を伴うこともあります。細心の注意を払って妊娠にいち早く気づき、普段以上の健康管理が必要です。そのためには妊娠や出産のしくみをしっかりと理解することが不可欠です。

妊娠の仕組み（図 10.1）

　卵子は、排卵後 24 時間程度生きていますが、受精能力が高いのは排卵後 10 時間ほど[3]です。精子は、射精後 6 時間から受精能力をもち 36 時間ほど保ちますが、女性の体内で 3 日から 1 週間程度生きるといわれています。性交により子宮の入り口に射精された精子は子宮を通り卵管に到達します。卵巣から排卵され、卵管采に取り込まれ卵管に運ばれた卵子は、卵管膨大部で精子と出会い受精し、受精卵となります。受精卵は細胞分裂をくり返しながら数日かけて子宮に運ばれ、受精卵を迎えるために肥厚した子宮内膜に着床します。ここで妊娠成立となります。

　妊娠すると女性のからだは子宮など生殖

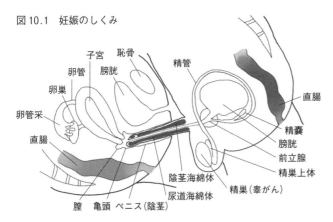

図 10.1　妊娠のしくみ

子宮　恥骨
卵管　膀胱　精管
卵巣
卵管采
直腸
直腸
精嚢
膀胱
前立腺
精巣上体
陰茎海綿体
精巣（睾がん）
尿道海綿体
膣　亀頭　ペニス（陰茎）

器だけでなく、全身の臓器においても機能的、形態的にもダイナミックに変化して胎児をはぐくみ、分娩に備えます。胎児は、羊水に包まれ妊娠8週ころまでにはヒトの形になり、生まれるころには体重約3kg、身長約50cmに成長します。胎児は胎盤につながったへそを通じ、臍帯循環によって母体から成長に必要な栄養と酸素をもらい、老廃物を排出します。胎盤は、15週くらいまでに完成し、妊娠維持に必要とされるさまざまなホルモンを分泌する重要なはたらきを持っています。胎盤が機能しないと胎児は成長することができません。

妊娠はいつから始まるのか？

　妊娠は、一般には性交の結果としての受精と、その受精卵の子宮への着床をもって成立しますが、妊娠週数の数え始めは、「性交した日」でも、「着床した日」でもありません。どちらも正確に把握するのが難しいため、明確にわかる「最終月経」が始まった日を0週0日とし280日目（40週0日）を出産予定日とします。これは月経周期を28日と仮定したもので、そうでない場合は予定日の修正が必要となることもあります。受精から数えた胎生では38週0日となります。

　妊娠した場合は、次の月経が来ないことで気づきます。したがって、早く気づいたとしてもすでに妊娠3週、次の月経まで気づかなければ、すでに妊娠7〜8週となります。妊娠中には、さまざまなリスクもあるので、なるべく早く気づくことが大切です。女性は、月経周期に伴うからだの変化について、常に自分で把握しておくべきです（表10.1）。

妊娠中のリスク

　胎児にとって、母体は環境の「すべて」です。胎盤というバリア機能もありますが、母親がさらされるさまざまなものにより胎児が影響を受けることがあります。なかでも、たばこの煙、アルコール、薬物、放射線（レントゲン検査など）、感染症などは、胎児への影響が大きくなることがあり、注意が必要です。

　妊娠高血圧症候群は、胎児に影響するだけでなく母親自身も命の危険にさらされることがある妊娠合併症の一つです。母体の血圧が上昇することによって胎盤の機能が低下し、胎児が十分に発育しなくなることがあり、その早期発見は妊婦健診の目的の一つです。

（2）　出産のしくみ

　ヒトでは、胎生266日（出産予定日）を中心とした前後2週間に分娩が起こります。分娩とは、胎児、および胎児付属物（胎盤、卵膜、臍帯、羊水）が娩出力（陣痛・子宮収縮と腹圧）によって子宮から母体外に完全に排出、あるいは娩出され妊娠を終了することをいい、陣痛の発来によって開始し胎盤の娩出によって終了します。陣痛発来のメカニズムは諸説ありますが、決定因子はいまだ不明です。

　分娩は、その時期により流産（妊娠22週未満）、早産（妊娠22〜37週未満）、正期産（妊娠37〜42週未満）、過期産（妊娠42週以降）に分類されます。早産児や低出生体重児（2500g未満）は児自身のリスクが大きくなります。また、過期

表 10.1 妊娠の過程と日数の数え方

母体の状態		妊娠日数	妊娠週数	胎生週数	胎生日数	胎児の状態
最終月経が始まった日		0	0 週			
		1～6				
		7	1 週 0 日			
		8～13				
排卵（ただし、月経周期が 28 日の場合）		14	2 週 0 日	0 週 0 日	0	受精
		15～20	1～6 日	0 週 1 日～6 日	1～6	着床
		21～27	3 週 0 日	1 週 0 日	7～13	
次の月経開始予定日	2 カ月	28	4 週 0 日	2 週 0 日	14	
月経の遅れや基礎体温の高温期が続き妊娠に気づける		29～34	1～6 日	～6 日	15～20	
		35	5 週 0 日	3 週 0 日	21	
尿検査で妊娠が判明		36～41	1～6 日	～6 日	22～27	
		42～48	6 週	4 週 0 日	28～34	胎芽
		49～55	7 週	5 週 0 日	35～41	
	3 カ月	56～62	8 週	6 週 0 日	42～48	
		63～69	9 週	7 週	49～55	人間らしい形が整う
		70～76	10 週	8 週	56～62	
		77～83	11 週	9 週	63～69	胎児
	4 カ月	84～90	12 週	10 週	70～76	
妊娠初期		91～97	13 週	11 週	77～83	
		98～104	14 週	12 週	84～90	
胎盤完成		105～111	15 週	13 週	91～97	男女が区別できる
胎動を感じる	5 カ月	112～118	16 週	14 週	98～104	
		119～125	17 週	15 週	105～111	
妊娠中期		126～132	18 週	16 週	112～118	
		133～139	19 週	17 週	119～125	活発に動く
	6 カ月	140～146	20 週	18 週	126～132	
流産		147～153	21 週	19 週	133～139	
早産（法的に生存可能）		154～160	22 週	20 週	140～146	
		161～167	23 週	21 週	147～153	羊水中を動き回る
	7 カ月	168～174	24 週	22 週	154～160	
		175～181	25 週	23 週	161～167	
		182～188	26 週	24 週	168～174	
		189～195	27 週	25 週	175～181	
	8 カ月	196～202	28 週	26 週	182～188	
妊娠後期		203～209	29 週	27 週	189～195	
		210～216	30 週	28 週	196～202	頭を下にした頭位で落ち着いてくる
		217～223	31 週	29 週	203～209	
	9 カ月	224～230	32 週	30 週	210～216	
		231～237	33 週	31 週	217～223	
産前休暇がとれる		238～244	34 週	32 週	224～230	
		245～251	35 週	33 週	231～237	精巣は陰嚢に下降
	10 カ月	252～258	36 週	34 週	238～244	
正期産		259～265	37 週	35 週	245～251	
		266～272	38 週	36 週	252～258	皮下脂肪が十分に蓄えられ、胎脂が減る
		273～279	39 週	37 週	259～265	
出産予定日		280 日	40 週 0 日	38 週 0 日	266 日	
			1 日～6 日			
			41 週			
過期産			42 週			

> ### 〈コラム〉産む場所、産み方を自分で選ぶ
>
> 　出産場所は、病院や診療所のほかに助産院や自宅も選ぶことができます。
>
> 　病院・診療所はしっかりと医療管理をし、妊娠中にトラブルがあったり、分娩に何らかのリスクが考えられる場合には適した場所です。また、麻酔を使った無痛分娩で痛みのない出産を取り入れているところもあります。一方、妊娠・出産は病気ではないのだから医療の管理下ではなくできる限り自然に産みたい、というニーズも根強くあり、医師ではなく助産師が中心となって分娩介助をする助産院や自宅での出産も可能です。助産院や自宅での分娩は、緊急時の医療対応も確保した状態で、妊娠経過に問題がなく分娩にもリスクが予測されない場合に可能となります。アットホームな環境でリラックスできるので、赤ちゃんの「生まれる力」や母親の「産む力」が最大限に発揮されるという利点があります。多くの場合、分娩台を使わないフリースタイル出産やアクティブ・バースが取り入れられ、陣痛の痛みを和らげる水中出産など、多様な出産方法が選択できるところもあります。病院や診療所でも、院内助産院などを設けているところもあります。
>
> 　出産は、新しい家族を迎える素敵なできごとです。「どこで、どのように産むのか」をそれぞれの長所短所をふまえたうえで妊婦自身がパートナーとともによく考え、主体的に選ぶことで、育児のすばらしい第一歩を踏み出せることと思います。

産の場合には胎盤機能低下の可能性が高くなるため、自然な陣痛の発来を待たず、誘発分娩や帝王切開になることもあります。

　妊娠・出産は病気ではありません。しかし、わが国の出産はほとんどが医療施設で行われるため、妊産婦は「患者」として医療者にお任せになってしまい、「自ら産む」という意識を持てなくなることがあります。妊娠・出産のメカニズムはほんとうに神秘的でドラマティックであり、そのプロセスを身をもって体験し、パートナーと共有することは人生のなかで最も貴重な経験の一つとなるはずです。

（3）　妊娠を望まないとき

　妊娠は女性の健康を脅かし、損なう原因にもなるとの認識を持っていますか？　あなたの避妊の知識は正確と言えますか？　避妊についてパートナーと話し合うことができていますか？

　望まない妊娠は避けることができますし、妊娠によって女性の人生が不本意に変更されることのないようにしていく必要があります。

　1994年カイロで開かれた国際人口・開発会議で、「リプロダクティブ・ヘルス／ライツ（性と生殖に関する健康・権利)」という概念が提唱され、世界中で広く支持されています。これは、人々が安全で満ち足りた性生活を営むことができ、子どもを産むか産まないか、いつ産むのか、何人産むのか、を自由に決める権利を持ち、それを可能にする情報と手段を持つことを基本的人権と認めるというものです。妊娠・出産あるいは中絶のすべてを引き受けるのは女性ですが、「望まない妊娠をしない・させない」のは、男女2人の責任です。正確な知識を持ち、互いの性と生を大切にし、対等で尊重し協力しあえる関係性でなければ、避妊を実行するのは難しいでしょう。避妊について真剣に話し合えなかったり、協力できないような関係性での性交はすべきではありません。

避妊の方法

　女性には、妊娠しやすい時期やしにくい時期はあっても、実際上の安全日はなく、妊娠のしくみから考えても受精可能な期間はかなり幅広くなります。基礎体温法では、排卵がいつあったかはわかっても、いつ起こるのかは予測することしかできないため、受精の可能性はさらに広がってきます。

　性交をするときには、いつでも妊娠の可能性があることをしっかりと認識して

表 10.2　避妊の方法

	避妊のしくみ	避妊方法	実施主体	メリット・デメリット
避妊方法	排卵を抑制	経口避妊薬（ピル）	女性	飲み忘れなければ確実な効果があるが、1回でも飲み忘れると効果がなくなる。費用がかかる。体質によって使えない、副作用が出る場合がある。
	受精を阻害	コンドーム	男性	正しく使うと効果は高いが、そうでないと著しく低い。安価、手に入りやすい。STIの予防にもなる。性行為のたびにペニスに装着する手間がかかる。
		ペッサリー	女性	男性が非協力的な時には有効だが、正しく膣に挿入しないと効果が低い。
		女性用コンドーム（フェミドーム）	女性	一般的でない。性行為の前に装着できる。
	着床を阻害	IUD（子宮内避妊具）、銅付加 IUD	女性	挿入したまま2年間は交換不要。副作用が出ることがある。未産婦にはあまり適さない。
補助的な方法	排卵日を避ける	基礎体温法新リズム法	女性（男性の協力必要）	費用はかからないが、自分のリズムを把握するのが難しく、またリズム自体が変化したりすると排卵日は正確に把握できない。禁欲しなければならない。
	殺精子剤	錠剤、ゼリー、フィルム	女性（男性の協力必要）	手軽であるが、効果は補助的なものと考えるべき。男性の協力も必要。かぶれなど体質に合わないこともある。
不妊手術	卵管を通さない	卵管結紮術	女性	ほぼ永久・確実な効果があるが、妊娠したいときに元に戻すことは困難。
	精管を通さない	精管結紮術	男性	

おくべきです。特に男性は「自分が妊娠させることができる性」であることを自覚し、必要なときには確実な避妊を心がけるべきです。妊娠成立の過程のどこかを阻害すれば避妊ができます。避妊法はいくつかありますが、100％確実な方法はないので、それぞれの長所短所を理解し、パートナーとよく相談して自分たちにあった方法を選択します（表10.2）。

膣外射精は避妊法ではありません！

　射精前でも、精子を含んだ分泌液が出ているうえ、膣の近くに射精された精子によって妊娠する可能性もゼロではありません。女性は、妊娠の不安が少しでもあるなかでは、心から性交を楽しむことはできません。相手のある性行為では、自分の快感のみを優先するのはフェアではないですね。

コンドームの使い方

　わが国では最も多く使われている避妊法です。ラテックス製に加え、ラテックスアレルギーでも使えるポリウレタン製もあり、正しく使えば避妊効果も高いものです。安価で手に入りやすく、副作用もなく、性感染症（STI）の予防にも役立ちますが、正しく使われないことによる避妊の失敗も多いようです。

　コンドームは、男性のペニスが勃起したらすぐに装着します。射精のときだけ使用すればよいと思っている人が多いようですが、それでは膣外射精と同じ理由で避妊効果は得られません。男性が装着するものなので男性任せにしがちですが、毎回使用方法を確認し、前戯として女性がつけてあげるほうが確実です（図10.2）。妊娠のリスクを負う女性が主体性を持てる使用法でもあります。

緊急避妊法（EC：Emergency Contraception）

　レイプ被害に遭ったり、避妊に失敗したり、無防備な性交、緊急事態に対応す

図 10.2　コンドームの使い方

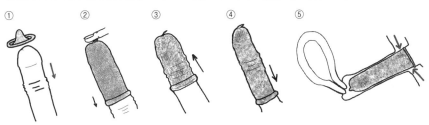

コンドームには、先端に精液だめのあるもの、ないもの、突出しているもの、内側に折り込んでいるものがありますが、爪や袋の端でコンドームを傷めないように慎重に取り出すこと。

①ペニスが勃起したら、直ちにコンドームをペニスの先端にかぶせる。
②精液だめに空気が入らないように押さえて、ペニスの包皮を根元側に寄せて亀頭部の皮膚を張り、コンドームを密着させながら根元の方まで巻き下ろす。このとき、陰毛を巻き込まないようにする。
③根元に皮膚が余ったままだとセックスの途中にコンドームが脱落しやすいので、一度、コンドームと一緒に包皮を亀頭部側に寄せる。
④皮膚とコンドームが密着するようにして最後まで巻き下ろし、かぶせると、破損や脱落しにくくなる。
⑤射精後は、速やかにコンドームを押さえながらペニスごと膣から抜く。精液が漏れないように結んで生ゴミとして処分する。続けてセックスをする場合は、ペニスや陰部を洗う。
使用上の注意
　コンドームは冷暗所に保管し、使用期限を守ること。
　使用期限を過ぎたものは、破けやすくなるので使用しない。
　持ち歩くときは、財布や定期入れなどに挟むと破けるので、専用容器などを使うこと。
　コンドームは射精一回につき 1 個を使用し、その都度、新しいコンドームを用意する。
　自分のペニスのサイズに合ったコンドームを、十分な数用意しておく。
　潤滑ゼリーなどはコンドームを傷めない水溶性のものを選ぶこと。

る方法で、①高用量ピル（アフターピル）を性交後 72 時間以内の服用と、さらに 12 時間後の服用、②銅付加 IUD を性交後 5 日以内に挿入する方法があります。どちらも必ず医師の管理のもとで行うもので、副作用も大きい場合があり、通常の避妊法とは異なります。どちらの方法もすでに成立した妊娠をとりやめる効果はありません。現在（2021 年 12 月）、処方箋なしで薬局での販売が検討されています。

日本家族計画協会 http://www.jfpa.or.jp/women/emergency.html

思春期・FP ホットライン（月〜金 10 時〜16 時）03-3235-2638

日本家族計画協会
緊急避妊 Q&A

人工妊娠中絶

　人工妊娠中絶（以下、中絶）は「母体保護法」にもとづき、「母体の生命健康を保護することを目的」として「母体外において生命を保持できない時期（22 週未満）」において合法と認められており、「人工的に胎児及びその付属物（胎盤、卵膜など）を母体外に排出すること」をいいます。わが国には堕胎罪（1907 年制定）があり、母体保護法に認められた以外の中絶は非合法となります。

　中絶手術は、行われる時期により方法が変わってきます。妊娠初期（12 週未満）ではほとんどの場合、前日に子宮口を広げるためのラミナリアを入れ、当日、子宮内に器具を入れて掻き出す（掻爬法）か、吸引する（吸引法）か、で行われます。海外では薬物法も用いられます。12 週以降の中期の場合は、人工的に陣痛を起こして胎児を産んだ後、胎盤の掻爬を行います。入院も数日かかり、戸籍に載るわけではありませんが役所に胎児の死産届を出し、埋葬許可証を得た上で胎児を火葬する必要があります。

　中絶は安易に受けとめられる風潮があります。しかし、身体的にも精神的にも女性には大きな負担となり、手術そのもののリスク（全身麻酔に伴う危険、子宮の入り口を無理矢理広げるためにおこる子宮頸管裂傷、子宮穿孔、内容物の残留、

厚生労働省の統計では平成26年度の人工妊娠中絶件数は181905件[10]で、数としては一貫して減少傾向にあります。中絶は若い人たちの性行動や避妊行動の問題としてとらえられることも多く、実際に20歳未満の妊娠の67.8%が人工妊娠中絶されています。しかし、再び40歳以上での中絶件数は増加しており、45歳以上では妊娠の半数以上で中絶が選択されています。中絶統計を見ると、1949年には24万6,104件だったものが55年には117万143件と報告史上最多を記録しています。100万件を超えていたのは53～61年で中絶大国といわれた時期もありましたが、その後漸減しています。1966年は、丙午（ひのえうま）の迷信によって出生数が落ち込んだと言われています。60年に一度の丙午生まれの女性は「気性が激しく夫の命を縮める」と信じられ、その年の出産が敬遠され、届け出の出生日をずらすことも行われたと言われています。しかし、出生数が減少したのはそれだけでなく中絶によりコントロールされていた、と日本家族計画協会の北村邦夫氏は分析しています[11]。

中絶の選択については、他人が意見するべきことではありません。中絶を選択しただれもが、そのリスクと状況に向かい合った結果だからです。しかし、喜ぶべきことでないのは確かです。少子化が進む社会だからこそ、すべての妊娠は望まれたものであってほしいし、不本意な妊娠を回避するための術と知識が十分に活用される社会であってほしいと強く願います。

子宮内膜症・卵管卵巣炎・骨盤腹膜炎などの感染症、子宮内膜癒着、出血など）とともにさまざまな後遺症（続発性不妊症、習慣性流産、子宮外妊娠、月経異常、前置胎盤、癒着胎盤、絨毛上皮腫、Rh不適合など）の可能性もあります。

妊娠には男女両性が必要ですが、望まない妊娠の結果として中絶を選ぶ場合に伴うリスクは、すべて女性が負うことになります。わが国では避妊について「男性が主体的に行うもの」との考えが主流となっている一方で、その方法やリスクについて十分な教育と理解がされているとは言い難い状況です。女性が主体的に関わっていくことや、男性もその責任を十分に理解することが重要なのです。

（4） 母乳育児

すべての赤ちゃんは母乳で育てられるべきであり、母乳を飲むことは子どもの権利です

赤ちゃんにとって、その母親の母乳は心身の発育・発達において、どの発達段階においても最適な栄養素を含む最良の飲物です。人間の赤ちゃんは、脳の機能が1年早く未熟な状態で生まれてくると言われています。ドイツの生物学者ポルトマンはこれを「生理的早産」と呼びましたが、出生後1年の間に脳は最も発達し、その重量は約2倍となります。母乳育児は、その成長を果たすための栄養素、刺激などすべてがちょうどよく赤ちゃんに与えられる自然なメカニズムに組み込まれた育児様式なのです。

分娩後1週間に分泌される母乳は「初乳」と言われ、免疫物質（おもに免疫グロブリンAと免疫グロブリンG）を豊富に含み、赤ちゃんの未熟な消化器官をペンキで防護するかのように被覆し、感染症防御のための「母親からの免疫プレゼント」の役割をします。また、アレルギーを軽減するはたらきもあることがわかっています[12]。未熟児医療においては、その児を産んだ母親の母乳が未熟性の高い赤ちゃんの消化吸収に最も負担が少なく最適なものとしてたいへん重要な役割を果たします。「抱っこされておっぱいを飲む」ことは赤ちゃんにとっては最も安心できることであり、その触れ合いを通じて母親の育児能力が引き出されることにつながります。母乳育児には、母と子の安定した相互作用によって赤ちゃんがより健康に成長していくための要素が自然に整えられており「子どもの権利条約」（ユニセフ、日本は1994年に批准）においても、子どもの健康・医療の権利のなかに母乳育児の推進が含まれています。

母乳育児を成功させるために

　本来、母乳とその代替品である粉ミルク（人工乳）は比べるべきものではなく、ヒトの子はヒトの乳で育てられるべきです。母乳には 100 を超える成分が含まれており[13]、人工乳にはない免疫や酵素などを含み、赤ちゃんにとっては完全栄養食となります。しかし、日本では 9 割以上の母親たちは母乳育児を希望しているにもかかわらず、その割合は 3 カ月時で 54.7％となっており[14]、やや改善する傾向はありますが、母乳育児を確立するための支援が十分であるとは言えない状況となっています。

　母乳育児は分娩直後の分娩室でスタートするもので、WHO/UNICEF から共同声明（1989 年）として、「母乳育児を成功させるための十か条」が示されました。その後、「母乳育児がうまくいくための 10 のステップ『母乳育児成功のための 10 か条』2018 年改訂版」とされ、実践されることが望まれます。

施設として必須の要件

1a. 「母乳代用品のマーケティングに関する国際規準」と世界保健総会の関連決議を完全に順守する。

1b. 乳児栄養の方針を文書にしスタッフと親にもれなく伝える。

1c. 継続したモニタリングとデータ管理システムを確立する。

2. スタッフが母乳育児を支援するための十分な知識、能力、スキルを持つようにする。

臨床における必須の実践

3. 母乳育児の重要性とその方法について、妊娠中の女性およびその家族と話し合う。

4. 出産直後からのさえぎられることのない肌と肌との触れ合い（早期母子接触）ができるように出産後できるだけ早く母乳育児を開始できるように母親を支援する。

5. 母親が母乳育児を開始し、継続できるように、また、よくある困難に対処できるように支援する。

6. 医学的に適応のある場合を除いて、母乳で育てられている新生児に母乳以外の飲食物を与えない。

7. 母親と赤ちゃんがそのまま一緒にいられるよう、24 時間母子同室を実践する。

8. 赤ちゃんの欲しがるサインを認識しそれに応えるよう、母親を支援する。

9. 哺乳びん、人工乳首、おしゃぶりの使用とリスクについて、母親と十分話し合う。

10. 親と赤ちゃんが継続的な支援とケアをタイムリーに受けられるよう、退院時に調整する。

　　（翻訳：NPO 法人日本ラクテーション・コンサルタント協会 2018 年 9 月）

母乳育児を困難にする要因

　母乳育児は母親にとっても児にとっても最善の育児方法であることは周知のことなのに、必要な支援が適切に得られないのは、社会的、経済的、政治的問題があるためです。

〈コラム〉BFH（Baby Friendly Hospital）
赤ちゃんに優しい病院

残念ながら日本の多くの病院では、母乳育児のための支援が十分に提供されているとは言えません。医療にコントロールされた分娩、分娩直後からの母子別室、3時間ごとの授乳、人工乳の補足等、これらは医学的に必要な場合もありますが、ともすれば母乳育児を阻害する要因にもなります。

母乳育児は赤ちゃんのためだけではなく、母親の子宮復古（子宮の回復）を促進したり、産後太りを予防したり、赤ちゃんとの愛着形成が促進され育児能力が高まるなど、特に育児を長い目で見たときに母親にも大きなメリットがあります。「母乳育児を成功させるための十カ条を推進している病院」は、「赤ちゃんに優しい病院（BFH：Baby Friendly Hospital）」と認定され、日本国内には66施設（2019年8月時点）あります。BFHは赤ちゃんだけでなくお母さんにも優しい病院なのです。

WHOは1981年の総会で、「母乳代替品の市販に関する国際基準」を決議し、母乳代替品（粉ミルク）の宣伝の禁止、母親への無料サンプルの配布禁止、保健医療施設をとおしての製品の売り込み禁止、乳児の絵を含めて製品のラベルに人工栄養を理想化する言葉や絵の使用を禁止する、等としましたが、日本は棄権したまま現在も採択していません。母乳は、産後何度となく乳首を吸われる刺激により、分泌が増していきます。吸われなければ分泌されるようになりません。母親だけでなく医療従事者でさえも（本当は母乳不足ではないのに）「母乳不足感」を持ち粉ミルクを与えることで母親の母乳分泌を抑制し、結果的に本来母乳育児ができるにもかかわらず混合栄養や人工栄養となってしまうことがあるのです。

日本のような国では、人工栄養であっても赤ちゃんは十分に育っていきます。しかし、そのためには、粉ミルクを購入できる経済力と、きれいな水、清潔な哺乳瓶、哺乳瓶を消毒できる機材と能力が必要です。世界に目を向ければ、それらがそろわないために多くの赤ちゃんたちが感染症や栄養失調で命を落としている現実があります。そのため、WHO/UNICEFは6カ月まで母乳以外のものを与えない「完全母乳育児」を勧めています。

人工乳はどうしても母乳を与えられない場合や、母乳の分泌量が十分でない場合の補助としてたいへん重要なものです。また、母乳育児が重視されるあまり母親がストレスを感じたり、人工乳が必要な赤ちゃんに与えられなかったりすることはあってはなりません。人工乳を使用する場合には、医療者側に慎重な判断と十分な配慮に加えて適切な援助を行う責任が求められています。

〈考えて見よう〉

問1　ヒトの性別は、どのように決まるのでしょうか。
【からだの性と脳の性、性別とはを参照】

問2　ジェンダーフリーにはどのような利点があるのでしょうか。
【性別とはを参照】

問3　避妊方法のメリット・デメリットを説明してみましょう。
【妊娠を望まないときを参照】

問4　自分またはパートナーが出産するとしたらどのような分娩を希望しますか。また、その理由もあげてみましょう。
【〈コラム〉産む場所、産み方を自分で選ぶを参照】

問5　母乳育児のメリットとデメリットを考えてみましょう。
【母乳育児を参照】

=== 第11章 ===

病・障害の体験

　病気や障害を体験したことがありますか。そのように問いかけられたら、皆さんはどのように答えるでしょうか。若くて病気や障害を経験することもありますし、年を重ねると、同年代に病気や障害を持つ人の割合は増えてきます。また、社会には多様な人がいるので、病気や障害を持つ人が全く存在しない社会はありません。

　病気や障害というと、皆さんにはネガティブなイメージがあるかもしれません。しかし、病気や障害を持つ当事者の経験が、社会をよりよくします。また、病気や障害を経験したからこそ、人生のよい面に気づいたり、強く柔軟な考えができるようになるということも、過去の例からわかってきています。この章では、生きるうえで避けてとおれない病気や障害のさまざまな側面について、考えてみましょう。

IV

生き方の多様性と選択

1. だれもが病気や障害の当事者になりうる

　皆さんのなかには、病気や障害を持つ人の存在を身近に感じられない人がいるかもしれません。しかし、厚生労働省による 2020（令和 2）年の患者調査（病院や診療所などの医療機関を利用する人を把握するための調査）では、日本全国で、調査日に入院していた人の推計は 1,211.3 万人、外来に受診した人の推計は7,137.5 万人に上ります。人口 10 万人あたりに換算すると、入院は 960 人、外来は 5,658 人です[1]。また、医療機関にかかるか否かにかかわらず、病気やけがなどで自覚症状がある人は、2019 年の調査で、人口 1,000 人中 302.5 人です。10〜19 歳は 157.1 人と他の世代に比べて低いのですが、それでも 1,000 人いたら 150人以上が何らかの自覚症状を感じていることがわかります[2]。さらに内閣府の2022（令和 4）年版障害者白書によると、日本の障害者数は、身体、知的、精神の障害を合わせて合計で 964 万 7,000 人、国民のおよそ 7.6％が何らかの障害を有している割合です[3]。また、これは障害者手帳を交付されている人数なので、実際に条件にあてはまらないけれども、何らかの障害により生活に困難を感じている人は、もっと多いと推測されます。

　このように、皆さんにはなじみが薄いかもしれませんが、社会には、病気や障害を持ちながら暮らしている人が大勢います。病気や障害は、年齢が上がるにつれて増加するので、若い人のなかでは、病気や障害を持つ人の割合が低いのは事実です。しかし、病気を持つ患者や、障害を持つ障害者は、だれでもがなりうるものです。また、自分自身のことではなくても、自分にとって大切な恋人や友人、家族が、病気や障害を持ち、あなた自身がその人といっしょに病気や障害による問題と向き合っていく当事者の立場になることもあるでしょう。このように、病

気や障害は、若い世代だから関係ないのではなく、若い世代であっても経験することはありますし、いつでもだれでも当事者になりうるのです。

2. 病気や障害の当事者が、一方的に支援の内容を決められていた時代

　何か自分の人生に関わるような大きな決断をするとき、それが自分の意思ではなく、他人から「よかれと思って」決められてしまったら、皆さんはどう思うでしょうか。たとえば大学受験の受験先を、高校の教師に決められてしまったら。大学の入学先を、親に決められてしまったら。教師も親も、あなた自身より経験があり、あなたにとっては強い立場の人です。どちらからも、「あなたのためを思って」と言われるかもしれません。しかし、かりに結果は同じであったとしても、強い立場の教師や親が「よかれと思って」あなたの進路を決めてしまうという決め方について、あなた自身はどのように感じるでしょうか。大学生活が楽しいときはまだしも、かりに大学生活がうまくいかなくなってしまったとき、教師や親が選んだ大学に、納得がいくでしょうか。

　これまで長い間、病気や障害に関しては、支援する側が、支援される側の受ける治療や支援の内容を一方的に決めるという関係性がありました。これは、患者を取り巻く医療においても、障害者を取り巻く福祉においても同様です。この関係性は、父子関係を想定して、強い立場にいる父が弱い立場の子の意思を尊重せずに一方的に決める様子から、「パターナリズム」と言います。患者の意思を尊重せずに医師が患者の治療法をよかれと思って一方的に決めたり、介助が必要な障害者の介助内容を行政や支援者が一方的に決めるのが、パターナリスティックな意思決定です。

3. 自分たちのことを自分たちで、まわりといっしょに決める流れ

　前の項目で、医療や福祉の世界では「パターナリズム」があたりまえだったことを記しました。しかし近年、当事者が、決める主体になったり、意思決定に関わる双方が互いで決めるプロセスを共有していこうという動きが起きています。「シェアド・ディシジョン・メイキング」や「インフォームド・チョイス」といった言葉を聞いたことがあるでしょうか。

　「シェアド・ディシジョン・メイキング」は、情報やサービスを提供する側と当事者が、決定をシェア（共有）して、話し合いながら決めていく方法です。医療なら医療者と患者やその家族が、福祉なら行政やサービス提供者の事業者と障害者やその家族が、「決める」ことをシェアしようというものです。「シェアド・ディシジョン・メイキング」では、単に「決める」という行為をいっしょ

に行うだけではなく、決めるために集めた情報の中身を理解したり、当事者がだいじにしていることを確認するといった意思決定のプロセスを共有することを重視しています。

　また、「インフォームド・チョイス」とは、当事者自身がさまざまな情報を調べて、そのメリットやデメリットを理解したうえで、納得して自律的に決めることを言います。医療でよく使われる言葉に「インフォームド・コンセント」という言葉がありますが、このときの「インフォームド」は、単に情報を得ているだけでなく、情報を理解し、それらを批判的にとらえたうえで、自分が納得して行う意思決定のことを意味します。

　たとえば、大学受験のとき、あなたはめでたく複数の学校の合格を手にしたとします。あなたは、そのなかからどこに行くかを、どうやって、だれと決めますか。高校の教師や親に決められるような「パターナリスティック」な決め方でいいでしょうか。各大学について、どのようなメリットとデメリットがあるのか、教師や親と情報を共有して、教師や親から意見をもらいつつ、ときにはすでに進学候補の学校に在籍している先輩の話も聞いて、それらの情報を自分で理解したうえで教師や親といっしょに決めるというのが、「シェアド・ディシジョン・メイキング」です。また、インターネットや予備校、友人や先輩、教師や親などさまざまな情報源から情報を得て、各々の情報を吟味しながら自分自身で決めるのが、「インフォームド・チョイス」にあたります。これら「シェアド・ディシジョン・メイキング」と「インフォームド・チョイス」という二つの決め方は、教師や親が「よかれ」と思ってあなたの進学先を決める「パターナリスティック」な決め方よりも、あなた自身が納得できる決め方でしょう。たとえ結果が同じだとしても、意思決定の仕方やそのプロセスが非常に重要であることは、自分が進学先を決めることを思うと、想像しやすいのではないでしょうか。

　"Nothing about us without us" とは、「私たち抜きに私たちのことを決めないで」という意味です。これは、障害者権利条約について白熱する国際連合の議場で当事者から発せられた言葉で、その後、多くの当事者によってくり返し使われてきました[4]。その背景には、自分たちのことを自分たちで決めるのがあたりまえでなかった人たちや、あたりまえでなかった時代がありました。しかし、現代は患者や障害者など社会的に弱いと思われがちだった人たちが、自分たちの思っていることを社会に伝え、さまざまな形で力を得て、自分たちで自分たちのことを決めたり、自分たちの問題を自分たちで解決する社会の流れができてきました。次の節から、病気や障害の当事者たちが、どうやって力を得てきたのか、その点について見ていくことにします。

4. 当事者の声が社会を変える

（1） 当事者の体験談の意味

　風邪(かぜ)を引いたつらさは、風邪を引いたことがある人にしかわかりません。大学受験のたいへんさは、実際に大学受験を経験した人でないとわからないでしょう。それらと同じように、病気や障害を持つ当事者には、体験した者でなければわからないことがあります。医療や福祉において当事者を支援する側は、医師や看護師などの医療職や、介護士、社会福祉士などの福祉職、また行政などです。しかし、これら支援する側の人々は当事者ではないため、当事者の本当の思いは理解しにくいものです。病気や障害を持つ当事者が本当に必要だと思うことはどんなことなのか、医療や福祉に何を期待しているのか、医療者や介護者の人たちと関わるなかで何か嫌な思いをしたことはないのか、どうすればそれは改善できるのか。それらは、実際に当事者体験を持つ人に聞いてみるしかありません。

　パターナリズムによる意思決定があたりまえで、「いのちの世話の放棄（第1章参照）」や専門家任せの姿勢が強かった時代が変化し、最近では、病気や障害を持つ当事者の生の声である体験談に耳を傾けようという社会の動きがあります。当事者の生の声である体験談は、彼らを支援する立場にある人たちが、よりよい支援について考えるきっかけになります。また、同じ病気や障害を持った人にとって、似た体験を持つ人の存在は、孤独感を和らげたり、病気や障害とつきあううえでの生活上のヒントをくれるものです。皆さんも、高校や大学受験のたいへんさは、教師や親にはわからないと思ったことはないでしょうか。逆に、ともに受験を頑張っている友人の存在が励みになったり、受験を経験している年の近い先輩の話が参考になったことがあるでしょう。特定の経験をした当事者の体験談には、その人にしかわからない思いが詰まっています。そして当事者の生の声には、似た体験を持つ人の助けになったり、社会をよりよくするといった意味があると考えられています。

（2） 病気や障害を持つ当時者の体験談を活かすしくみ

　病気や障害の当事者の体験談を、医療や福祉の改善に積極的に取り入れようとする動きがあります。たとえば、日本は2人に1人ががんにかかる「がん大国」ですが、日本のがん医療の研究・医療の拠点である国立がん研究センターには、「患者・市民」パネルという人たちがいます[5]。この人たちは、国が出すがんの情報が、患者や市民などの当事者にとってわかりやすいかなど、自分の経験から意見を述べ、国の取り組みを評価する役割を持つ人たちです。まさに当事者の体験や声を、医療の改善に活かそうという取り組みです。

　またイギリスでは、病気や障害を持つさまざまな当事者の体験談を動画で記録

して、だれでも閲覧できるようにインターネット上に公開しています。Database of Individual Patients Experiences と書いて DIPEx（ディペックス）と略される取り組みです（ウェブサイト名は Healthtalk)[6]。このプロジェクトは、ある医師２名が患者体験をしたときに、自分たちには医学の知識はあったが患者当事者の体験は何も知らなかったと感じたことから始まりました。現在 Healthtalk では、110 を超える健康状態について、それぞれ 30～50 名程度の当事者の語りを閲覧することができます。日本でも英国の方法論を踏襲し、NPO 法人「健康と病いの語りディペックス・ジャパン」が、インターネット上に当事者の語りを公開しています[7]。2022 年現在公開されているのは、「乳がんの語り」「前立腺がんの語り」「認知症の語り」「大腸がん検診の語り」「臨床試験・治験の語り」「慢性の痛みの語り」「クローン病の語り」「障害学生の語り」「新型コロナウイルス感染症の語り（ベータ版)」の九つです。

　また、まだ日本にはありませんが、イギリスの Healthtalk のなかには、"Young People" と書かれた 10 代の若者の体験談があります[8]。ここに収録されているのは、「関節炎」「がん」「臨床試験」「うつ状態やうつ病」「1 型糖尿病」「ドラッグやアルコール」「摂食障害」「てんかん」「体重と健康」「痛み」「脱毛症」「湿疹」「家庭医の診察に関する若者へのアドバイス」という、全部で 13 のテーマです。どんなきっかけで最初に異変に気づいたか、病気と診断されるまでにあったこと、その間何を思ったか、病気をかかえながらの生活はどのようなものか、といったことを、実際に体験した若い人本人が動画に出演して話をしています。読者の方々も、これまで大きな病気や障害を持つことがなかったとしても、たとえば自分の体重が気になったり、性行為について関心を持ったことがあるでしょう。まわりには言えない若い人特有の悩みもあるかもしれません。Healthtalk のなかの "Young People" のような情報源が日本にもあったら、若い人が同世代の人の体験を通じて自分の健康を考えたり、似た体験を持つ人の存在から勇気づけられたりするかもしれません。以上のように、病気や障害など、健康にまつわる当事者の体験談に注目し、それを社会に活かす取り組みが多く始まっています。

5. 病気や障害の経験から得るもの

　病気や障害を経験することは、ネガティブなこととととらえられがちです。しかし、そうではない側面があることを、皆さんは想像したことがあるでしょうか。
　病気や障害を経験した人のなかには、「つらい経験だったが、あの経験があったからこそだいじなことに気づいた」と言う人が、少なからずいます。その人たちは、病気や障害のネガティブな面だけでなく、それがあったからこそ学んだことや気づくことができた、病気や障害のポジティブな面に光をあてているのです。
　かりに、あなた自身が病気の治療で入院を余儀なくされ、学校を長期欠席しなくてはならなくなったとします。治療は痛みが伴ったり、苦しいものかもしれません。慣れない入院生活や環境に、居心地の悪さを感じることもあるでしょう。

また、長期の欠席で勉強についていけなくなる不安や、友人に会えない寂しさを感じるかもしれません。その一方で、病気になったことで、日常生活のかけがえのなさに気づくことは、よくあります。病気をしたことで、元気に自分の足で歩いて電車やバスで学校へ行き、授業や部活に参加し、友人とたわいない話をすることが、実はあたりまえではなかったことに気づくのではないでしょうか。また、普段は意識しない家族や友人のありがたさ、かけがえのなさを痛感させられることもあります。このように、病気や障害など一見ネガティブな経験に直面した人が、その経験を経て、経験のなかに自分にとってのよかったこと（ベネフィット）を見出すことを、ベネフィット・ファインディングと言います[9]。

　また、つらく苦しい経験を経たのち、その経験以前よりも成長をとげるという考え方もあります。たとえば、先のように病気にかかって長期間学校に行かれず、勉強も遅れてしまったり、友人とも顔を合わせられなかったりという経験は、もう二度と味わいたくないつらい思い出でしょう。しかしこの経験を経たことで、「人に思いやりを持てるようになった」、「人生においてより大切なことが何であるかわかった」、「しなやかで柔軟なものの考え方ができるようになった」、また、「自分は社会に何ができるのかを考えるようになった」など、成長を感じられるようになることがあります。これは、ポスト・トラウマティック・グロウス[10]と言い、「トラウマ後の成長」と訳される考え方です。

　このように、病気や障害という一見ネガティブな体験をしても、その体験のなかからポジティブな面を見出したり、その体験を経て成長する力を、人は持っています。これは「ポジティブ心理学」の考え方で、1998年にマーティン・セリグマンが提唱しました[11]。以前は、どちらかというと、病気や障害などのネガティブな側面に注目し、それをどう補うかということに焦点があたりがちでしたが、ポジティブ心理学は、つらい経験のなかでもなお、光を見出したり、成長を見せる"人の強み"に注目した考え方と言えます。

6. 当事者同士の関わり

（1）　当事者が集まりサポートし合う場

　皆さんは、何かつらい体験をしたときに、似たようなつらさを知っている人に「この人ならわかってくれる」と期待して、話をした経験がありますか。その思いは、病気や障害を持つ人も例外ではありません。同じ病気や障害を体験した人同士が集まって、互いがサポートするような集まりは、セルフヘルプグループとかサポートグループと呼ばれます[12]。

　セルフヘルプグループは、がんや認知症、ダウン症の親の会などさまざまな病気や障害について、多くのグループがあります。自治体などが主催しているものもあれば、病院の医師が自分の担当患者さんに声をかけて始まったグループもあ

　山下弘子さんという方が書いた『雨上がりに咲く向日葵のように』[12]という本があります。著者は、19歳で肝臓がんと診断され、「余命半年」と医師から説明されます。しかしその後、複数回の手術や治療を受けながら、講演活動や執筆活動、ブログでの情報発信を精力的に行ってきました。

　本のなかに、このような一節があります。「たしかに私にとってがんは憎むべき存在ですが、がんによって、いろいろ教わったことも多いのです。がんになったからこそ、今生きているこの瞬間を大切にしようと思うようになりました。些細なことにも感謝し、幸せを感じるようになりました。そう考えれば、がんは私の味方でもあるのです。」ネガティブな経験と思われがちな病気について、著者は、病気から教わったことがあり、病気になったからこそ感謝したり、感じるようになったことがあると、病気にポジティブな意味を見出すような書き方をしています。

　また、ある日、著者が病院で検査を受けたとき、がんの広がりを表す検査値（腫瘍マーカー）が上昇している（がんが広がっている可能性がある）という結果が出てしまいます。そのときのことを著者は、このように記しています。「今度は（腫瘍マーカーが）上昇していました。テンションが下がり、再び軽い絶望感を味わいます。がんと付き合ってから、このような経験を繰り返すうちに、私は絶望から立ち直る処方箋を自然に身に付けました。それは、絶望を感じたときに、一度立ち止まり、まわりに目を向けてみることです。がんの状態に悩んだとき、私は、まわりに目を向けてみます。すると、私の隣には、私が少しでも長く元気に生きられるように付き添ってくれる母がいました。」病気というつらい経験の過程で、著者は、絶望したときもまわりに目を向けてポジティブな面を探すという、柔軟な考え方を身につけているようにとらえられます。

　その後、山下さんは25歳で亡くなり、夫である前田朋己さんが彼女のブログを引き継いでいました。当事者や家族にとって病気や死は、辛く悲しいことです。しかしそれでもなお、辛い経験をしたことで大事なことに気づいたり、柔軟な考え方ができるようになる人がいること、これが本文で説明したポジティブ心理学の考えです。若い方々にも、そういった考え方があることを知ってほしいと思います。

ります。もちろん、当事者が同じ病気や障害を持つ仲間に声をかけて立ち上げたグループも数多くあります。また最近では、セルフヘルプグループやサポートグループよりも気軽な形で参加でき、お茶を飲みながら、そのついでに困りごとを話すような「カフェ」形式の集まりも増えています。読者の方々は、「認知症カフェ」という名称を聞いたことがあるでしょうか。認知症カフェは、オランダで始まったアルツハイマーカフェが源流で、日本では、2012年認知症施策推進5か年計画（オレンジプラン）に初めて盛り込まれ、続く認知症施策推進総合戦略（新オレンジプラン）では、全市町村設置を目指すことが示されました。その数は、2017年末時点で5800カ所以上と言われ、図書館や公民館、民家などを拠点に多く見られるようになりました[14]。そこには、認知症をかかえる本人や家族介護者、そして地域の人が集って、お茶をするついでにちょっとした悩みを分かち合います。なかには、小学生が学校の帰りに学童保育代わりにカフェに寄り、世代間交流を行っているところもあります。

（2）　当事者同士が関わることで何が起こるのか

　セルフヘルプグループやサポートグループでは、体験者だからこそ持ちうる知恵がやりとりされています。「体験知」と呼ばれるこの知恵は、当事者が実際に問題に直面し、それを解決しようとあれこれ工夫することで生み出されたもので、支援側の医療者などからは提供しにくい知恵です。この体験知は、病気の場合、

同じ病気の人全般に役立つことが科学的に証明されているものではありません。しかし、同じ病気や障害を持つ人にとって、当事者の体験から生まれた知恵は、生活をよりよくするヒントになることがあります。このように、セルフヘルプグループでは、当事者から当事者へ有用な情報が伝えられるのですが、これは、セルフヘルプグループが持つ「情報サポート」の機能と呼ばれています。

またセルフヘルプグループのなかでは、他の人には言えない思いを、似たような体験をしている相手だからこそ言えることもあります。これは、セルフヘルプグループが持つ「カタルシス」機能です。セルフヘルプグループでは、「言いっぱなし・聴きっぱなし」など、メンバー同士で話した内容については、批判も非難もせず、過度に共感的態度を示す必要もないという考えが一般的です。それでもメンバーは、思いを表出することができたことで、情緒的に解放されると言われています。

さらに、セルフヘルプグループでは、メンバー同士で情緒的に励まされたり慰められたりすることも、よくあります。当事者だからこそ話せることを話して、共感されたり素直に受け止めてもらえることは、セルフヘルプグループが持つ大きな機能で、「情緒サポート」と呼ばれる機能です。また、自分がサポートを受けるだけでなく、似たような境遇の人をサポートし、相手の役に立つことで、自分自身が励まされる現象もよく見られます。これが「ヘルパーセラピー」原則です。メンバーは、支援を求めてグループに参加したのに、いつの間にか他の人を支援する立場にいることに気づき、自分が人の役に立てていることに大きな喜びを見出すというものです。このように、病気や障害の当事者同士が集まるグループでは、当事者同士が集うことによるさまざまな機能があることがわかっています。

（3） 若者のセルフヘルプグループ

セルフヘルプグループやピアサポートグループには、10代などの若者に特化したものも多くあります。たとえば、不登校の中高生が集うグループなどです。学校という場で考えると、不登校になっているのは自分だけで、本人は疎外感や孤独感を感じるかもしれません。しかし、不登校の生徒が集うサポートグループなら、似たような思いや経験を持っている人が自分以外にもいるので、互いにわかり合えることがあります。また、以前不登校に悩んでいたという体験者がいたら、そんな「不登校の先輩」から体験談やアドバイスを聞くことができるでしょう。

また、「全国障害学生支援センター」[15]というところもあります。ここは、障害を持つ大学生や高校生を支援する団体で、当事者同士の交流も行っています。前にも書きましたが、日本では、全人口の約7.6％が何らかの障害を持っています[3]。では皆さんのまわりには、障害を持ちながら大学などの高等教育機関で学んでいる学生は、どのくらいいるでしょうか。2021年度の実態調査によると、高等教育機関に在籍している全学生数における障害学生数の割合は、1.26％です[16]。この数字は、近年伸びてはいますが、全体の障害者割合と比較すると、高いとは言え

ません。障害を持っている人は、高齢者に多いから大学生には少なくてあたりまえだと思いますか。障害の定義が異なるので直接は比較できませんが、アメリカの大学で障害を持ちながら学ぶ人の割合は学部生が 19.4％、大学院生が 11.9％[17]です。この数字と比べても、日本の高等教育における障害者割合は、低いことがわかります。

　障害を持つ当事者にとって、高等教育機関へ進学した人がまわりに少ない場合、入試や大学生活でどのように支援を求めたらよいか、想像しにくい場合があります。また、教育機関側も障害を持つ学生の受け入れが初めてだと、さまざまな戸惑いがあるかもしれません。全国障害学生支援センターは、障害を持つ高校生や大学生の受験や進学、学校生活をサポートするために、自ら障害を持ちながら大学で学んだ経験を持つ当事者によるサポートを提供している団体です。

（4）　オンラインのコミュニティ

　対面のサポートグループだけではなく、皆さんが日ごろ使っているインターネット上にも、似た体験を持つ人同士が集うコミュニティがたくさんあります。インターネット上のコミュニティは、対面のものと比較して、時間や場所の制限がありません。また、病気や障害などは非常に繊細な話題なので、対面では話がしにくい場合、インターネット上のコミュニティのほうが、気軽に参加できる場合もあるでしょう。さらに、たとえば 10 万人に 1 人などの希少な疾患や障害の当事者の場合、近所にサポートグループを探すのが難しいことはよくあります。そのような場合、インターネットがあれば世界中の人とつながれるので、似たような体験を持つ人と簡単にコミュニケーションをとることができます。

　ただし、気軽に自由に使えるオンライン・コミュニティですが、利用上の注意もあります。たとえば、オンライン・コミュニティでは、文字によるやりとりや匿名性の高さから、意図したとおりに言葉が伝わらず、誤解を招くことがあります。また、オンライン・コミュニティ上には、書き込みをせずに、他の人が書いた内容を読むだけという参加者もいるので、書き込んでいる人だけがメンバーであるとは思わないほうがよいでしょう。

　このように、オンライン・コミュニティをうまく活用するには、インターネットを使うためのリテラシーが求められます。もちろん対面のグループに参加する際のメリットとデメリット、注意点もありますが、特にインターネットは、自由に気軽に参加できるために、気を許しがちです。顔は見えなくても、インターネットでつながった向こうには 1 人の人間がいることを意識して、互いに気持ちよく効果的に使いましょう。

（5）　当事者研究

　病気や障害を持つ当事者同士が集まり、社会生活を送るうえで感じる自分たちの困りごとを明らかにして、解決方法を考えたり、解決するために困りごとを社

会に伝えていく取り組みもあります。それは当事者研究と呼ばれています。

　当事者研究は、もともと精神障害者が集う北海道の「浦河べてるの家」で始まりました。当事者研究は、たとえば統合失調症の人が経験する「幻聴」など、社会生活を送るうえで生きづらさを生じさせてしまうさまざまな問題を取り上げます。そして、それを当事者である人とは切り離した課題であるととらえ、どんなときにそれが起きてしまうのか、起きてしまいそうになったらどうするのかという視点から、その課題を深く理解することによって、自分自身で課題への向き合い方を獲得していくというものです[18)、19)]。

　当事者研究には、統合失調症をかかえた当事者の研究「べてるの家」[20)]のほかに、発達障害をかかえた当事者の研究[21)]などがあります。これらの当事者研究には、一見言語化されないと存在しないものだと思われがちな当事者の思いや困りごとが表されています。当事者研究は、当事者自身が自分たちの直面する問題・課題を理解するだけでなく、当事者でない人たちが、当事者が生きている世界を追体験し、当事者を理解することに役立ちます。また当事者の人たちが社会生活を送るうえで、自分にはどのような「合理的な配慮」が必要かを考えるきっかけにもなるものです。近年当事者研究は、これまで疾患や障害の単位で行われてきたものが、ネットワークを広げ、疾患や障害を越えた横のつながりを持とうという取り組みも見られています[22)]。

〈コラム〉合理的配慮

　「合理的配慮」[23)]という言葉を聞いたことがありますか？　たとえば、聴覚障害を持つ学生が大学で授業を受けるとき、教員は授業の資料を事前に渡しておいたり、教員が話した内容をタイプするノートテイク者を準備します。これは、障害を持っている学生も、持っていない学生と同等に授業を受けることができるようにするための調整です。また職場に、病気のために疲労しやすい人がいたら、休憩スペースを設けたり、業務時間を調整することもあるでしょう。このように、障害や病気を持つ人から、社会のなかにあるバリアを取り除くために何らかの対応を必要としているとの意思が伝えられときに、負担が重すぎない範囲で対応することが合理的配慮です。2016年施行の障害者差別解消法で、この合理的配慮は、国・都道府県・市町村などの役所には義務化され、会社や商店などの事業者には努力義務化されました。この法律は2021年5月に改正され、3年以内に民間事業者の合理的配慮の提供も義務になります。また、合理的配慮と並んで、「不当な差別的取り扱い」の禁止も、この法律に盛り込まれました。不当な差別的取り扱いとは、障害を理由に差別をすることです。たとえば、車椅子であることを理由にバスがその人の乗車を拒否することは、不当な差別的取り扱いにあたります。

　障害者差別解消法では、同一の事業者が繰り返し当事者の権利や利益の侵害にあたるような差別を行い、自主的な改善が期待できない場合、その事業を担当している大臣が、事業者に対して報告を求めることができます。また、このときに虚偽の報告をしたり、報告を怠った場合には、罰則（20万円以下の過料）の対象になります。

　ただし、合理的配慮は、その内容が一律に決まっているわけではありません。対応が必要であるもののうち、何が「負担が重すぎない範囲の対応」なのかは、当事者と配慮を行う側・事業者が、建設的な話し合いのもとに決めていくというプロセスが重要です。

　また、わざわざ「合理的配慮」という言葉を用いなくても、生きていればだれでも、何か困難をかかえて、周囲の配慮が必要になることがあります。本人の病気や障害でなくても、妊娠や介護で、以前と同じには就業できない場合もあるでしょう。著者も幼いころから近眼が強く、教室ではいつも前の席をあてがってもらっていました。「合理的配慮」と「不当な差別的取り扱いの禁止」が法律で定められたことは、病や障害を持つ人とともに生きる社会をつくるうえで、大きな一歩にはちがいありません。しかし、何か困ったことをかかえている人がいたら、可能な範囲で解決策を考え行動するのがあたりまえな社会を、社会を構成している1人ひとりが、身近なところからつくっていく必要があると思います。

7. 病気や障害とともに参加できる社会

　何らかの障害や困りごとを持つ当事者が社会に参加しにくいと感じるとき、その原因が個人のバリア（障壁）にあるとする考え方を、障害の「個人モデル」と呼びます。それに対して、その人が社会参加しにくいのは、個人ではなく、個人を取り巻く社会にバリア（障壁）があるととらえるのが、障害の「社会モデル」です。車椅子を使用している人が、街中の段差を通行できずに困っているとします。そのとき、その人が車椅子を使っていることではなく、段差がある街の環境

〈コラム〉エンパワメントツールとしての ICT と社会の
　　　　オンライン化

　パソコンやスマホ、インターネットなどの ICT (Information Communication Technology：情報通信技術) は、もはや水道や道路と同じように、日常生活に欠かせないインフラです。ICT が普及する以前に比べ、私たちの生活は格段に便利になりました。では、病気や障害を持つ人にとって ICT はどのような意味があるでしょうか。

　病気や障害を持つ人は、人前に出ることや物理的な移動に、困難を感じることがあります。たとえば病気で入院しているときは、学校に通って授業を受けたり、職場に行って仕事を行うのが難しいと想像できるでしょう。しかし ICT を使えば、外出しにくい人も特定の場所にいながら授業を受けたり仕事を行うことが可能です。

　また ICT が普及したことで、病気や障害を持つ人も含め、私たちは以前より格段に情報を得やすくなりました。インターネットがあれば、病気でも自宅から情報を探すことができます。同じ病気の体験者と SNS（ソーシャルネットワーキングサービス）などを使って、つながることもできます。E メールで、医療者とやりとりをすることもできるでしょう。

　さらに、視覚に障害がある人が使うソフトには、文字を認識して音声にする読み上げソフトや、スマホのカメラに写った物や色を判別するソフトなどがあります。聴覚に障害のある人は、音声を文字化するソフトを用いています。全身の筋肉が動かなくなる難病の人の中には、わずかに動く瞼や指先でパソコンを操作し、コミュニケーションをとる人もいます。

　このように ICT は、それまで制限があった病気や障害を持つ人たちの情報収集や情報活用、さらには社会参加やコミュニケーションを円滑にしています。このような情報技術のことを、Assistive Technology（AT）とも呼びます。近年の AI（人工知能）を含めた情報技術の発展は目覚ましく、ICT は特に病気や障害を持つ人たちにとっての「エンパワメントツール」ともいえます。

　2020 年は、新型コロナウイルス感染症が世界に広がり、皆さんの日常生活にもさまざまな変化があったと思います。感染予防の観点から人々はお互いに距離を保ち「密」を避ける必要があり、人の移動自体が制限されました。感染症が流行した日常にもたらされた変化の一つが、社会のオンライン化です。オンライン授業やオンライン会議、オンラインのイベント開催など、これまで対面で行っていた多くのことが、インターネット等の ICT を利用して行われるようになりました。

　感染症が蔓延した社会には多くの困難がありますが、社会のオンライン化は、障害や病気とともに生きる人にメリットをもたらしたという見方もできます。たとえば、これまで気軽に参加しにくかったイベントがオンラインで行われるので、障害や病気を持つ人も、自宅にいながら参加しやすくなっています。その一方で、大学生のオンライン授業に関しては、課題が多いと社会でも話題になりました。それでもなかには、従来の対面授業より、オンライン授業のほうが自分は良いと感じる人もいるかもしれません。

　社会が変わると、個人の便利さや快適さは変化します。本文で、障害の「社会モデル」という考え方を紹介しましたが、まさに個人が感じる不便さ（障害）は、その個人に固有なものではなく、社会が変化すると変化する相対的なものであることを、実感するのではないでしょうか。

　最後に、ICT が大きな意味を持つ今日、欠かせない概念が、情報のバリアフリー化です。社会がオンライン化されてより多くの人がイベントに参加しやすくなったはずなのに、その場に障害の有無にかかわらずアクセスできる「アクセシビリティ」が整っていなければ、逆に情報を享受できるかどうかの「デジタルデバイド（情報格差）」が生まれてしまいます。ICT を社会インフラだと考えたら、かりに個人の特性により水道やガスを使えない状況が生まれている社会を、皆さんはどのように感じるでしょうか。ICT が日常に浸透している現代は、誰もが、情報のバリアフリー化やアクセシビリティを常に意識する必要があるといえるでしょう。

に問題があるために困りごとが発生してしまうと考えるのが、障害の「社会モデル」です。

　皆さんは、1991年に発行された『みんなが手話で話した島』[24]という本を知っていますか。著者は、文化医療人類学者のノーラ・E・グロースです。この本のなかには、米国マサチューセッツ州南東部にあるマーサス・ヴィンヤード島で、1600年代から300年以上にわたって、島民のすべてが手話を用いて話をしていたと記録されています。ここは、他の地域と比較して遺伝性のろう者の割合が高い島でした。この島での第一言語は手話で、島民のすべてがあたりまえに手話で会話をすることができました。そのため、この島では、耳が聴こえない「ろう」であることは、社会的なバリアととらえられることはなかったのです。

　くり返しになりますが、病気や障害は特別なことではなく、だれもが当事者になりうるものです。そして、病気や障害による個人の困りごとは、周囲の環境が変化すれば困りごとではなくなります。それは特定の病気や障害ではなくても、子育てや介護のために就労に制限が出るような困りごとの場合も、同様です。社会が変化し、社会からの合理的な支援があれば、困りごとは困りごとではなくなる場合が多くあります。病気や障害のある人が社会で生活するうえで感じてしまう困りごとを、社会を変えることによって困りごとではなくしてしまう。そんな社会をつくっていくのは、若い世代である読者の皆さんです。たとえ病気や障害があったとしてもだれもが参加しやすい社会にするには、どうしたらよいでしょうか。まずは身近なことから課題を見つけて、社会をどのように変えたらよいか、アイディアを出し、考えつづけていってほしいと思います。

〈考えてみよう〉

問1　病気や障害のある当事者の体験談は、当事者にとって役立つ以外に、社会にとってどんな意味があるでしょうか。
　　　【当事者の体験談の意味を参照】

問2　病気や障害を経験したネガティブな面だけでなく、そのポジティブな面に目を向けるような考え方には、どのようなものがあるでしょうか。あなた自身にも、そのような経験がありますか。
　　　【病気や障害の経験から得るものを参照】

問3　当事者の人たちが、自分たちの困りごとを自分たちで解決しようとする取り組みには、どのようなものがあるでしょうか。
　　　【当事者同士の関わりを参照】

問4　当事者が集うセルフヘルプグループやサポートグループには、どんな機能があるでしょうか。
　　　【当事者同士が関わることで何が起こるのかを参照】

— 第12章 —
老いること、死にゆくこと

IV

本章では、「老いること」と「死にゆくこと」を取り上げます。老いや死について、自分には縁のないことだと感じる人も多いのではないでしょうか。しかし、年を重ねればだれもが老い、死を迎えます。老いや死について考えることは、私たち自身の未来のことを考えていることにほかなりません。「老いること」と「死にゆくこと」を自分たちの問題として理解し、社会のあり方を考えてみましょう。

生き方の多様性と選択

1. 老いること

（1） 加齢による心身の変化

「老いる」という言葉から、どのような状態を連想しますか。皆さんの身体やこころは、時間とともに変化しています。たとえば、骨の強さに関わる骨密度は、20歳代でピークを迎え、その後は減少していく傾向にあります。これも一つの老化です。若いころに「老い」を自覚することは少ないですが、年をとって、これまでにできていたことができなくなってくると、「老い」を意識することが増えてきます。たとえば、高齢期には、目が見えにくくなる、音が聞きづらくなるといった変化が起こります。しわやシミ、白髪など外見にも変化があらわれます。外見だけでなく、身体の内部でも老化が起きてきます。脳梗塞や心筋梗塞の原因になる動脈硬化は、動脈という血管が老化することにより起こるのです。ただし、このような老化のスピードには個人差があり、組織や細胞の種類によっても異なります。

〈コラム〉老化による機能低下への配慮

視力の低下は、高齢者の転倒や事故につながることから、日常生活での注意が必要です。聴力の低下は、コミュニケーションの減少につながる可能性があります。うまく会話が聞き取れないことから、トラブルになったり、孤独感をつのらせてしまったりする人もいます。聴力が低下している人にはゆっくり、丁寧に、そして根気よく伝えるよう心がけましょう。

（2） 高齢化の現状

みなさんもご存じのように、日本は世界有数の長寿国です。2020（令和2）年における生命表によると、日本人の平均寿命は、男性が81.56年、女性が87.71年となっています[1]。

総人口に占める65歳以上人口の割合を「高齢化率」といい、高齢化率が7％を超えた社会は「高齢化社会」、14％を超えると「高齢社会」、21％を超え

ると「超高齢社会」と呼ばれます。日本の高齢化率は、2021（令和3）年10月1日現在28.9％で[2]、4人に1人が65歳以上です。総人口が減少する中で65歳以上の人が増加することにより、高齢化率は上昇を続けていくと予想されています。また、2022年からは、いわゆる「団塊の世代」（1947〜1949年生まれ）が75歳を迎え始めます。

　これまで日本では、65歳以上の人を高齢者と定義してきました。医療ニーズが高まる年齢を考慮し、65歳以上74歳以下を前期高齢者、75歳以上を後期高齢者と分けることもあります。しかし最近では、年齢を重ねても元気で活き活きと活動されている方も多いため、65歳以上を一律に高齢者とすべきではないという意見もあがっています。

（3）　エイジズム

　「高齢者は虚弱である」、「役に立たない」などと、高齢者を型にはめてとらえてしまうことはないでしょうか。もちろん高齢者を見守り、尊重することは大切です。しかし、高齢者の弱さばかりを強調することは、高齢者への差別につながるおそれがあります。バトラーらは、高齢であることへの偏見や差別的な考え方をエイジズム（高齢者差別）として批判しました[3]。高齢者自身も、「高齢者だから仕方がない、自分の意見を言ってはいけない」と考えてしまい、虐待を受けても訴えないことがあるようです。若者だからこうするべき、高齢者だからこうするべき、といった考えに固執せず、1人ひとりの能力や考えを活かしていく社会であることが求められます。

（4）　喪失と獲得

　年をとると、失うものも少なくありません。仕事や社会的な役割の喪失、自身の健康の喪失、同世代の友人、知人との別れなどを経験するからです。しかし、失うものばかりではありません。新たに獲得するものもたくさんあります。ボランティア活動や、子どもたちの世話に生きがいを見出す人もいるでしょう。経験を重ねたことによる知恵や優しさはかけがえのないものです。これまでは、生活のなかで、年長者の知識や経験が尊重されてきました。残念なことに現代では、そのよさが見えにくくなっているのかもしれません。高齢者が活躍できる場をつくることは、高齢者にとってもそれ以外の人々にとってもプラスにはたらくことが多いでしょう。

2. だれもが安心して健やかに暮らすために

（1） 人生の最終段階における医療・療養

　団塊世代の高齢化に伴い、近い将来、多くの人が死を迎えます。望ましい最期を迎えるためにはどのようなことが求められるでしょうか。人生の最終段階で本人の意思に沿った医療・療養を受けるためには、家族等や医療介護関係者等と、事前に繰り返し話し合っておくことが重要と言われています。こうした取り組みは、アドバンス・ケア・プラニング（ACP）と呼ばれます。

　現在では、人生の最終段階における選択肢が充実してきています。自宅で最期を迎えたいと願った場合、医師の往診や在宅看護等を活用できるかもしれません。厚生労働省が 2017（平成 29）年に実施した調査では、最期を迎えたい場所を考える際、「家族等の負担にならないこと（73.3％）」が最も重視されていました[4]。家族の負担を考慮しながら本人の意向を尊重する方法をソーシャルワーカーやケアマネジャー、医療者等に相談することもできます。どうしたら希望を実現できるかを考えていきましょう。

（2） 家族を介護する人への支援

　皆さんは、「介護」について考えたことがありますか。いつかは訪れるとわかっていても、親の介護を現実味のないことと考えている人が多いのではないかと思います。家族に介護が必要になったとき、衰えて変わっていく高齢者を、ご本人もご家族も受け入れられず、苛立ってしまうことがあります。ついカッとなって自分を責めてしまう人も少なくありません。

　虐待の発生理由は、介護疲れや介護ストレスが最も多いことが報告されています[5]。介護サービスや周囲のサポートを活用して、自分だけでかかえ込まないようにすることも大切です。介護のために、家族介護者が仕事を辞めざるをえない事態や、家族に過剰な負担がかかる状態は避けなければなりません。また、少子高齢化や晩婚・晩産化に伴い、親の介護と子育てを同時進行で担う人も増えてきています。介護される人も、その家族も、安心して生活できる社会にしていく必要があります。

（3） 地域で高齢者等を支えるしくみ

　年々、高齢者の単身世帯や高齢者夫婦のみの世帯が増加しており、孤独死や老々介護も問題になっています。地域の力を借りて高齢者を支えていくことが期待されていますが、人と人とのつながりが脆弱化している地域も多い現状にあります。そこで、住み慣れた地域で自分らしい暮らしを人生の最後まで続けるこ

図12.1　地域包括ケアシステムの枠組み

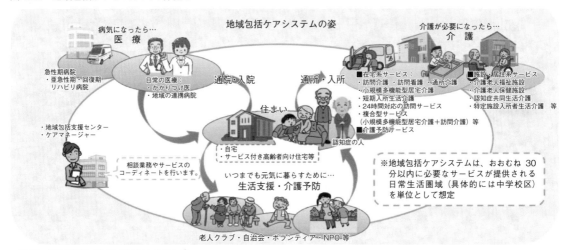

出典）厚生労働省「地域包括ケアシステム」[6]。

とができるよう、ネットワークづくりを強化することになりました。それが地域包括ケアシステムです（図12.1）。

（4）　自助や互助、連携の大切さ

　日本の少子高齢化の現状や財政状況を考えると、介護保険や行政による公的な支援だけで高齢者を支えることは不可能です。わが国は、今や4人に1人以上が高齢者となりました。高齢者を支えていくことと同時に、高齢者自身の力も借りながら皆が助け合っていく時代へと変化しています。社会意識に関する世論調査（2021〈令和3〉年度）によれば、「日ごろ、社会の一員として、何か社会のために役立ちたいと思っているか」との質問に、60代で66.5％、70代以上でも61.7％が貢献したいと思っていると回答しています[7]。「高齢者＝支えられる側」とは限りません。高齢者が自分でできることは自分で行う「自助」や、高齢者自身がボランティアなどに参加し、地域住民の支え手になったりする「互助」を促進する取り組みが各地で始まっています。都市部では、ご近所づきあいが乏しく住民同士の「互助」が難しいところもありますが、民間のサービスが豊富にあるという強みもあります。たとえば、スーパーマーケットに協力を依頼して、認知症の人をサポートすることも可能です。高齢者自身や地域の人々、民間企業等が一体となって知恵を出し合い、暮らしやすい社会をつくっていくことが求められています。

　新型コロナウイルス感染症の流行により、中断された取り組みもありますが、感染予防をしながら、人々のつながりや地域の力を再構築していくことが大切です。

〈コラム〉若者と高齢者の関わり

　地域で暮らす高齢者と大学生との接点を創出する試みも増えています。高齢者と若者のシェアハウスや、高齢化した団地に大学生が住むといった日常的な関わりも注目を集めています。学生にとっては、高齢者から学ぶことができる、家賃負担が少なくなるといった恩恵がありますし、1人で暮らしていた高齢者にとっても、日々の暮らしに張り合いができます。ゴミ出しや買い物などのちょっとした力仕事や、不測の事態に医療機関へ連れて行ってくれるといった安心感も得られるでしょう。

（5） 高齢者に優しいまちづくり

　高齢者にとっては「健康」のみならず「社会参加」や「安全」といった要素が非常に重要であることをふまえ、WHO はアクティブ・エイジングという枠組みを提唱しています[8]。さらに、アクティブ・エイジングを促すアプローチの一つとして多部門が横断的に連携し高齢者に優しいまちづくり（Age friendly city：AFC）の発展に取り組むことを推奨しています[9]。高齢者に優しいまちに不可欠な分野は以下の八つから構成されており、実に多領域から成ることがわかります。それは、①屋外スペースと建物、②交通機関、③住居、④社会参加、⑤尊敬と社会的包摂、⑥市民参加と雇用、⑦コミュニケーションと情報、⑧地域社会です。高齢者が活き活きと安心して暮らすことのできる地域をつくるためには、保健医療や福祉の専門家だけでなく、交通、建物、雇用等、さまざまなセクションの力や若者をはじめ多様な年代の人たちの力が必要なのです。

3. 認知症の人と家族を支える社会へ

（1） 認知症とは

　認知症とは、一度正常に達した認知機能が後天的な脳の障害によって持続的に低下し、日常生活や社会生活に支障をきたすようになった状態をさします[10]。中核症状には、記憶障害（新しく経験したことを記憶にとどめることが困難となる）、見当識障害（ここがどこで、今がいつなのかがわからなくなる）、判断力の低下（計画を立てる、組織化する、順序立てる、抽象化する、判断するということが難しい）等が見られます。

　現在、65 歳以上の高齢者の約 4 人に 1 人が認知症またはその予備群であるといわれています[11]。高齢化が進む日本では、認知症高齢者の数も増加していきます。2012（平成 24）年には、462 万人だった有病者数は、2025（令和 7）年には約 700 万人になると推計されています[11]。

　認知症は、関連する次の 12 の危険因子を改善することで発症を遅らせたり予防したりできると言われています[12]。「11〜12 歳までに教育が終了」「高血圧」「肥満」「聴力定価」「喫煙」「抑うつ」「運動不足」「社会的孤立」「糖尿病」「過度の飲酒」「頭部外傷」「大気汚染」。これらを参考に認知症予防に力を入れることが期待されます。しかし同時に、予防には限界があり、加齢とともにだれしも認知症を発症しうることを自覚することも必要でしょう。皆が自分事として認知症と向き合うことが求められます。

　認知症は加齢とともに発症しやすい疾患ですが高齢者だけの病気ではありません。若くして認知症になることもあります。64 歳以下で生じた認知症は、若年性認知症と呼ばれます。患者数は、研究が始まったばかりですが、2018 年度時点で

日本国内での有病者数は約3.57万人との推計もあります[13]。発症すると、だいじ
な仕事を忘れてしまうといったことがくり返されます。しかし働き盛りの人や子
育て世代の人々では、認知症が疑われず、うつ病や更年期障害だとまちがわれる
ことがあります。

（2）　認知症の種類

「認知症」という名称の病気があるわけではありません。ひとことで「認知症」
といっても、原因となる疾患はさまざまです。認知症のおもな原因疾患には①ア
ルツハイマー型認知症、②血管性認知症、③レビー小体型認知症、④前頭側頭型
認知症（ピック病など）があります。原因となる疾患によって、認知症の症状も
異なります。ここでは、おもな原因疾患について説明します。

　①　アルツハイマー型認知症

アルツハイマー病は認知症の代表的な病気です。物忘れがひどくなる特徴があ
り、同じことをくり返し聞いたり、経験したことを忘れたりします。記憶の障害
に加えて、徘徊や妄想、幻覚、うつや不安感、無気力といった症状も見られます。

　②　血管性認知症

血管性認知症とは脳の血管障害や脳出血によって生じる認知症です。症状が突
然出現したり、変動したりすることがしばしば見られます。認知機能障害は不均
一あるいはまだら状で記憶力や知的能力の低下が見られますが、病識や判断力は
比較的よく保たれます。

　③　レビー小体型

男性は女性よりも発症しやすいと言われています。認知症と聞くと、物忘れの
症状を思い浮かべる人が多いかと思いますが、レビー小体型認知症では、物忘れよ
りも幻視や見当識障害が見られる場合が多いです。気分や症状の変動が大きいこ
とも特徴の一つです。また、パーキンソン病に似た震えやからだの固さを伴います。

　④　ピック病

アルツハイマー型認知症などと比べると、人数は少ないですが、65歳以下の人
に発症することが多く、働き盛り世代でも見られます。性格や行動が変わるため、
温和だった人が暴力を振るうようになったりするなど、まわりの方々が戸惑うケー
スも少なくありません。認知症は、記憶に問題が生じるというイメージが強い
かもしれませんが、ピック病では行動や人格の障害が起こります。そのため病気
に気づかなかったり、適切な診断がされなかったりすることがあります。

（3）　認知症の人との関わり

認知症になると認知機能が徐々に低下していきますが、発症してすぐ、何もわ
からなくなったり、すべての機能が失われたりするわけではありません。直近の
記憶がなくなっても、うれしい、悔しい、寂しいといった感情はあります。認知
症の人の気持ちや心を考えて行動することが大切です。頭ごなしに怒られたり否

定されたりすると、人は傷つきます。それは認知症の人も同じです。もし、認知症の人から同じ質問をくり返し聞かれたとしても、「何度同じことを聞くの！」などと怒らないでください。認知症のご本人は、なぜ怒られたのか理解できず、不安になったり攻撃的になったりします。初めて質問されたように答えたり、メモを書いたりしてください。認知症の人が、「知らない人がいる」「家のなかに虫がいる」と訴えることや、自宅にいても自分の自宅でないと訴えることもあります。嘘ではなく、ご本人には本当にそのように見え、感じられています。否定するのではなく、「虫は外に追い払ったよ」などと話を合わせ、安心できる環境をつくりましょう。失われた能力の回復にこだわるのではなく、残された能力や認知症の人の思いを大切にしながら生活していくことが重要です。

　認知症が進行すると、紙や土など、食べ物以外のものを食べてしまうことがあります。また、外をうろうろと歩き回ることもあります。こうした異食や、徘徊と思われる行動は、不安やストレスが影響していると考えられています。認知症の人が安心できる環境を整えることで、認知症の人も落ち着く可能性が高まることから、ケアのあり方はきわめて重要といえます。認知症の人が、その人らしく暮らしていくには、私たち1人ひとりの接し方が重要な役割を持つのです。

（4）　認知症介護者を支える

　認知症は、ご本人だけでなく、ご家族や介護者にとっても、生活に大きな影響をもたらすと言われています。認知症の介護者は、大うつ病や不安障害等に罹患しやすいこと、身体健康にも負の影響を及ぼしていることが報告されています[14]。介護者を支える取り組みも重要です。

　2007年には、認知症で徘徊中の男性が電車にはねられて死亡した事故をめぐり、鉄道会社が家族に損害賠償を求めた訴訟も起きました。家族がどこまで責任を負うのかという課題が、私たちにも重く突きつけられた事故でした。最高裁判決は「認知症の人の監督責任が問われないケースもある」と賠償責任を限定的に解釈する考えを示しました。高齢者社会で、家族だけが責任を負うのではなく、社会で見守るしくみをどのようにつくっていくかが、私たちに問われています。

> ### 〈コラム〉「認知症」の人のために家族ができる10カ条
> 　公益社団法人認知症の人と家族の会では、初めて認知症の人と向き合うとき、介護者にのしかかる戸惑いや不安、負担の大きさに対応する心構えになる資料を作成し、公開しています（web サイト[15]で詳しく説明されています）。
> 1．見逃すな「あれ、何かおかしい？」は、大事なサイン
> 2．早めに受診を。治る認知症もある。
> 3．知は力。認知症の正しい知識を身につけよう。
> 4．介護保険など、サービスを積極的に利用しよう。
> 5．サービスの質を見分ける目を持とう。
> 6．経験者は知恵の宝庫。いつでも気軽に相談を。
> 7．今できることを知り、それを大切に。
> 8．恥じず、隠さず、ネットワークを広げよう
> 9．自分も大切に、介護以外の時間を持とう。
> 10．往年のその人らしい日々を。

（5）　社会における認知症

　認知症はかつて「痴呆」と呼ばれていました。偏見を招かないように「認知症」へと呼称が変更されましたが、社会にはいまだスティグマや誤解が根

強く残っているように思われます。認知症と診断されたあと、その人が急に別人になるわけではありません。しかし、認知症への理解が不十分な社会では、一度認知症と診断されると「何もできない人」という烙印（スティグマ）を押されてしまうことが危惧されます。認知症の人の自殺や安楽死がときおりニュースになりますが、背景には社会的な生きづらさが影響しているのかもしれません。

「認知症にはなりたくない」と考えている人も多くいますが、高齢社会を迎えた今、だれもが認知症になる可能性を持っています。ほんとうに大切なのは、認知症について理解し、たとえ認知症になっても安心して充実した人生を送ることができる社会をつくっていくことです。

4. 死にゆくこと

（1） 死と向き合う

死の迎え方は時代とともに変わってきています。とりわけ、医療技術の進歩により、延命措置を施すか否かが問われる場面が増えました。多くの場合、一度、延命措置を始めたら中断は容易ではありません。皆さんは、「死」についてご家族と話し合ったことがありますか。だれもがいつか死を迎えます。どのような生き方を望むかということと同時に、どのような死に方を望むかを考えることもまた、重要でしょう。死んだ経験のある人が存在しない以上、何が「よい死」かは、わかりません。だからこそ、自分の望む死に方について考えたり、まわりの人と話し合ったりしながら考えていくことが大切です。

「終活」という言葉が流行したように、以前に比べて、「死」はタブー視されなくなってきています。一度、死について話をすると、その後は家族も安心して話すことができます。元気なうちから、人生の最期をどのように迎えたいのか、家族で話し合ってみましょう。

〈コラム〉「人生の最終段階における医療に関する意識調査」

2017（平成29）年に実施された「人生の最終段階における医療に関する意識調査」によれば、自身の死が近い場合に、受けたい医療や受けたくない医療について、家族等と全く話し合ったことがないという人が、過半数を占めています（「詳しく話し合っている（2.7％）」「一応話し合ったことがある（36.8％）」「全く話し合ったことがない（55.1％）」「無回答（5.4％）」）[4]。本人が自分で判断できないとき、家族やまわりの人が代わりに判断することもあります。しかし、「本人はこれを望んでいたのだろうか」と思い悩む人も少なくありません。事前の話し合いは、死を迎える本人だけでなくまわりの人にとっても大切な意味を持ちます。

（2） 1人で亡くなる
ということ

テレビや映画では、家族や友人たちに見送られながら亡くなるシーンが見られます。日本人は特に、「死に目に会う」ことを重んじますが、家族や友人に囲まれながら亡くなる人は一部にすぎず、貴重な経験かもしれません。2021（令和3）年国民生活基礎調査によれば、65歳以上の者のいる世帯の

うち単独世帯が28.8%を占めています[17]。高齢者の増加に伴い、家族に看取られずに亡くなる人がますます増えるでしょう。独居の高齢者が自宅で亡くなっていると、孤独死や孤立死だと思われがちですが、一概にそうとは言えません。だれにも看取られず亡くなったとしても、満足して安らかな死を迎える人もいます。もちろん、亡くなってから相当期間、放置される事態は避けるべきですが、だれにも看取られないことを悲しい、寂しいと決めつけてはいけないように思います。

　人間の死は早すぎるか遅すぎる、とも言われます。事故や突然の病気による死もあるでしょう。結果的にだれにも看取られず亡くなったとしても、その人の人生は孤独ではなかったと感じられるような関わりを生前に心がけたいものです。

（3）　施設での看取り

　入居者の最期を看取る高齢者施設も増えています。2006年から施設での「看取り介護加算」が創設されました。回復する見込みがないと診断されたとき、病院でできる限り延命治療をするのか、最小限の治療にとどめて施設で自然な死を迎えるのか、施設の入居者や家族が選択することになります。

　今後、施設での看取りが増加することが予想されますが、死別経験がない職員や若手の職員のなかには看取りに戸惑う人も多いと考えられます。夜勤中には少人数での対応を求められることもあります。職員のなかには、入居者が亡くなるときに自分が何もできなかったと悔やむ人もいることから、研修会など学びの機会や心理的な負担を分かち合う機会が求められます。

（4）　看取りで慌てないために

　疾患の種類によっては、死期が近づいているのを予想できることもあります。実際に亡くなる場に立ち会う場合、看取る側にはどのような心構えが必要でしょうか。日本人の死因の第1位を占めるがん（悪性新生物）は、死期が近づくと約8割の人に次のような変化が生ずると言われています。慌てず、心の準備をしてください。亡くなる1週間前ころからは眠っている時間が増えていきます。話したいことがあれば、先送りせず、話しておきましょう。亡くなる1、2日前あるいは数時間前ころから、声をかけても目を覚まさないことが多くなります。徐々

に全身状態がわるくなったあと、心臓や息が止まったときは、心臓マッサージや人工呼吸による回復の見込みはほとんどありません。静かに見守ったほうが安らかな死につながることが多いです。看取りに備え、心臓や呼吸が止まったときに、心臓マッサージや人工呼吸を行って欲しいかどうか、がんを患っている本人とまわりの人との間で決めておくとよいでしょう。大切な人が亡くなる直前に会うことができたならば、相手が眠っていても、手足や身体を優しくさすったり、好きな音楽などを流してあげたりしてください。特別なことをしなくても、いつものように話しかけたり、まわりで皆さんが話をしたりすると、ホッとされることが多いです。以上のような助言は、看取りに備えたパンフレットに記載され、家族に提供されています[18]。死期が近づくと、死を迎える人もその家族もつらくなることが多いでしょう。1人で考え込まず、医師や看護師、まわりの人に相談してください。

（5） 死にゆく人への支援

　医療技術の発展は、死にゆく過程を長期化させました。病気をかかえた人が死にゆくとき、私たちはどのようなことができるでしょうか。病気による痛みや不快感は、医学の力で緩和できる部分もあります。延命治療を望むかを決める場面で、認知機能が低下し自身での判断が難しいときには、どうするかといった事前指示（アドバンスディレクティブ）があることでも、自分自身の人生に対するコントロール感が向上します。また、亡くなったときに葬儀をどうするのか、遺品をどうするのかを決めることも、死に対するコントロール感を得る機会につながります。自分自身で決められなくても、信頼できる他者（家族や医療従事者）がいると感じることができれば死にゆく人の安心につながる可能性があります[19]。

　死が近づいている本人と話ができるようであれば、何をしたいか聴いてみましょう。「特にない」「何もない」という答えが返ってくるかもしれません。「何を言っていいかわからない」「すぐには思い浮かばない」ということもあります。しかし、じっくり話をするなかで「○○が食べたい」「○○に行ってみたい」という希望が聴けることも少なくありません。

（6） 自殺・自死

　わが国の自殺者数は近年減少しているものの、依然として2万人を超えています。若者の死因は自殺が上位を占めています（表12.1）。原因として学校の問題や家庭の問題、将来への不安などがあがっていますが、原因がわからないことも少なくありません。

　自殺を防止するには、だれもが「助けて」と言える社会をつくっていくことが重要です。しかしながら自殺に対する社会の理解は十分とは言えません。

表12.1　10代～30代の死因（令和元年人口動態統計）

年齢	1位	2位	3位
10～14歳	悪性新生物	自殺	不慮の事故
15～19歳	自殺	不慮の事故	悪性新生物
20～24歳	自殺	不慮の事故	悪性新生物
25～29歳	自殺	悪性新生物	不慮の事故
30～34歳	自殺	悪性新生物	不慮の事故
35～39歳	自殺	悪性新生物	心疾患

表 12.2　自殺に関する俗説と事実

俗説（誤り）	事　　実
自殺を口にする人は実際には自殺するつもりはない。（×）	自殺を口にする人はおそらく援助や支援を求めている。自殺を考えている人の多くが不安、抑うつ、絶望を経験しており、自殺以外の選択肢はないと感じている。
ほとんどの自殺は予告なく突然起こる。（×）	多くの自殺には言葉か行動による事前の警告サインが先行する。もちろんそのようなサインがないままに起こる自殺もある。しかし警告サインが何であるかを理解し、用心することは重要である。
自殺の危機にある人は死ぬ決意をしている。（×）	自殺の危機にある人は、生死に関して両価的であることが多い。人によっては、生き延びたかったとしても、たとえば衝動的に農薬を飲んで数日後に亡くなることもあるかもしれない。適切なタイミングで情緒的支援にアクセスすることで、自殺は予防できる可能性がある。
自殺の危機にある人は、いつまでも危機にあり続ける。（×）	自殺の危険の高まりはしばしば短期的で状況特有である。自殺念慮を再び抱くことはあるかもしれないが永遠ではなく、以前自殺念慮があった人や自殺企図をした人でも長生きすることができる。
精神障害を有する人のみが自殺の危機に陥る。（×）	自殺関連行動は深い悲哀のしるしであるが、必ずしも精神障害のしるしではない。精神障害とともに生きる多くの人が自殺関連行動に影響を受けるわけではないし、自らの命を絶つ人のすべてが精神障害を有するわけではない。
自殺について話すのはよくない。促しているようにとられかねない。（×）	自殺についてのスティグマが広がっているため自殺を考えている人々の多くはだれに話したらよいかわからない。包み隠さず話すことは、自殺を考えている人に自殺関連行動を促すよりはむしろ、他の選択肢や、決断を考え直す時間を与え、自殺を予防する。

出典）　WHO「自殺を予防する――世界の優先課題」（独立行政法人国立精神・神経医療研究センター精神保健研究所自殺予防総合対策センター翻訳[20]）

〈コラム〉自殺と自死

　「自殺」という用語は、「殺した」「命を粗末にした」といった否定的な意味が込められているのではないかとの指摘があります。自ら命を絶った人々は、多くの場合、追い込まれた末に死を選ばざるをえなかった人たちです。「自殺」という用語が遺族を深く傷つけるおそれもあることから、「自殺」と「自死」という用語の使い分けが提案されています。

「自殺を口にする人は実際には自殺するつもりはない」などといった俗説もあります[20]。表 12.2 は、そうした俗説の誤りを指摘しています。

　地域や学校で、自殺の危機にある人に対する初期介入を行い、自殺を未然に防ぐ人のことをゲートキーパーと言います。皆さんも、友人から「死にたい」と言われることがあるかもしれません。医療従事者は、患者さんから「死にたい」と訴えられることもあります。「死にたい」と打ち明けられたら、どうしたらよいでしょうか。

　「死にたい」と口にした人は、「死」を決意したというよりも、生と死の間で揺れ動いています。相手の気持ちや考えをいったん受け止めて、なぜ「死にたい」と思うほど絶望的な気持ちになったのかを聴きましょう。自分とは相容れない考え方であっても、否定したり、正そうとしたりしないようにしてください。自殺したい気持ちを語ってもらうことは自殺を助長すると思われがちですが、むしろ語ってもらうことで気持ちが落ち着きます。話題をそらすのではなく、話を聴いてください[21]。話の途中に沈黙があると、気の利いた言葉を探してしまいがちですが、何も言わなくても「そばにいる」ことが重要な意味を持ちます。相談を受ける人が困ったときには SNS や電話で相談できる窓口もあります。1 人でかかえ込まず、一緒に支えてくれる人たちとつながっていくことが重要です[22]（第 6 章 3．こころの健康と病気も参照）。

5. 大切な人を亡くした人に寄り添うこと

（1） 悲嘆

悲嘆とは、死によって大切な人を亡くしたときの最初の情動（情緒）反応を表す用語です[23]。喪失に対するさまざまな心理的、身体的症状を含む感情的な反応を「グリーフ（悲嘆）」と呼びます。悲嘆には悲しみだけでなく、さまざまな感情が含まれます。たとえば、「悲しみ」「怒り」「罪悪感と自責の念」「不安」「孤独感」「消耗感」「無力感・孤立無援感」「ショック・衝撃」「思慕」「解放感」「安堵感」「感情の麻痺」など、大切な人を亡くしたあとはだれしもさまざまな感情を抱くでしょう。これらはいずれも自然な感情であり、病的なものではないと知っておくことが大切です。しかしながら、もしこれらの感情が長期間続く場合や極端に激しい場合には、複雑な悲嘆の前兆である可能性があります。そのようなときは医療などの専門家の力を借りることも一案です[24]。

（2） さまざまな死別経験

死別には、さまざまな背景があります。災害や事故、急病等による突然の死もあれば、ある程度、心の準備をして死を迎えることもあるでしょう。また、亡く

〈コラム〉『日常生活の中の死』

人生は出会いと別れの連続です。そしてそのなかで多くの喪失を経験します。なかでも、家族などの親しい人との死別は、残された者にとって大きな試練となります。かけがえのない人を喪うことは、とても悲しくつらい体験です。けれどもそうした悲嘆の体験は人類がこれまでだれしも経験してきたことで、決して特別なことではありません。私たちの日常のなかであたりまえに起きていることなのです。

死別によって引き起こされる心理的な危機に対処するグリーフケアと呼ばれる営みが行われることがあります。グリーフケアのカウンセラーの大切な役割の一つは、遺された者と亡くした人との関係を紡ぎ直すこと、その過程を援助することだとしています[25]。喪失の苦しみは、かつていっしょに過ごした人との愛情や深い関わり合いから発しているのです。そのなかでだいじなことは、悲嘆に暮れた者が "語ること" です。そのためには、"聴く者" がいる必要があります。個人に起こった選択の余地のない事象やなくしたものに、人は語るなかで新たな意味を見出したり、それまでの自分の役割や経験から新し

いアイデンティティを再構築していくことになります。

こうしたグリーフケアの必要性が現代の日本で注目されるようになった背景として、日本人の死生観の変化と文化的なグリーフケアシステム―たとえば、葬送や供養などの儀礼―の衰退があげられます。日本の死者供養のための儀礼は、数多くの仏教国のなかでも最も発達しているとされますが、それでも近年は、葬儀が簡素化され、頻度も少なくなっています[26]。葬儀の場は、親しい立場の人たちが故人を忍ぶ場、故人に対して生きている者が公式に別れを告げる儀式として重要な役割があります。そして、悲嘆のプロセスに対する援助を受けやすくするとても大切な場となります。また参列者として加わることは、悲嘆のプロセスに寄り添っていくことの表明にもなります。

死別の体験は、社会人になり年齢を重ねるごとに、身のまわりに多くなります。そしていつ自分の身に起きてもおかしくないことなのです。もしあと半年の命しかなかったら、「残された時間をどのように過ごしますか」「残される人にどんな手紙を書きますか」どう死んでいくかを考えることは、どう生きるかを考えることです[17]。

<〈コラム〉学生のボランティア経験>

〈コラム〉学生のボランティア経験

ボランティアを経験したことがありますか？「自分が〇〇をしてあげよう！」と意気込んでボランティアに活動を始めた学生さんが、「むしろ自分たちがいろいろと教えていただいた」と語ることが良くあります。疾病や障害を抱えながら生活されている人に学ぶことが大きいと感じます。

なった人との関係性もさまざまです。家族に限らず、友人や恋人など、「大切な人」を亡くした人にも悲しみの受け皿が必要です。大切な人が亡くなったにもかかわらず、それを公にできない人もいます。たとえば、同性愛のパートナーとの死別や、自死での別れ、妊娠中絶などでは、サポートをまわりに求めづらくなり、悲嘆が複雑化したり、遷延化したりする可能性があります。

（3）　グリーフケア

　大切な人を亡くした人に、「頑張って」「時間が解決する」といった言葉を安易に使うと、遺族を傷つけてしまう恐れがあります。また、「いつまでも泣いていたら、亡くなった人が浮かばれない（天国に行けない）」「（配偶者や子どもを亡くした人に）若いのだから、また良い機会がある」といった言葉は遺族をひどく傷つけることがあります。無理に励ますのではなく、相手が話したくなった時に話してもらえるように寄り添いましょう。

　遺族のためのサポートグループを運営している医療関係者や当事者団体、NPO法人などもあります。サポートグループでは、故人の思い出の品を持ってきて語ることや、故人に手紙を書いてきて読むこと、死別に関する絵本を読むことなど、自由に語り合うプログラムも行われています[27]。

〈考えてみよう〉

問1　「高齢者はこういう人だ」と一面的にとらえてはいけないのはなぜでしょうか。
　　　【老いることを参照】

問2　高齢者が地域で安心して暮らせるようにするために、あなたにできること（日常的にできる小さな関わりやボランティアなど）を考えてみましょう。
　　　【だれもが安心して健やかに暮らすために、〈コラム〉若者と高齢者の関わりを参照】

問3　自分の死期が近づき、意識がない状態になったとき、あなたは延命治療を受けたいですか。受けたくないですか。理由とともに考えてみましょう。それを家族やまわりの人とも話してみましょう。
　　　【死にゆく人への支援を参照】

—— 第**13**章 ——

先端医療と医療に関わる社会のルール

　ここまでの章で、私たちの生活や人生のなかに登場する健康や医療のさまざまな話題が登場してきました。この章では、少し視点を変え、法・制度、倫理など私たちを取り巻く組織や社会のなかでの医療に関するルールがどのように私たちの生活に影響を与えているのかを考えてみたいと思います。

　新しい医療技術の誕生により、これまでは「適切」であったルールが適切でなくなってしまうことや新たなルールづくりが必要になることもあります。自分には関係ないと思っていたことが、こうした医療技術を必要とする立場になると1人ひとりが態度を決めていかざるをえません。そして、こうした問題は医療職や科学者、政治家に完全に「お任せ」するのではなく、私たちが自ら声を上げ、人々と議論し、市民として行動することが必要な場合もあるでしょう。

1. 医療における社会的ルール

（1）　なぜ医療にルールが必要となるのか

　普段、皆さんが医療機関を受診するときには、医療がさまざまなルールによる制約を受けながら提供されているとは気がつかないかもしれません。日本では保険証を持参すれば割安の自己負担で国内のどこにいても、ほぼ「標準的な医療」が受けられます。このこと自体、医療職の養成や国家試験、医療機関に必要な人員や設備、それぞれの治療や薬の価格が法律等により細かく設定されているため可能になっているのです。

　先ほど「標準的な医療」と表現しましたが、これは科学的な方法で治療効果が広く証明されている医療のことであり、日本では保険から支出することが容認されているものということになります。その一方で、標準的な医療では解決できない疾病・症状に悩み苦しむ人たちもおり、医学はその進歩により懸命にその問題に応えてきました。しかし、医学の進歩も、一方でさまざまな課題を有しており、医療の提供により患者本人や家族に思わぬ結果を生じてしまう場合や社会に対してさまざまな影響を及ぼす懸念を払拭できてはいません。このような問題を専門家は ELSI（Ethical, Legal and Social Issues：倫理的・法的・社会的課題）と呼び、対応を検討しています[1]。そこで本章では、近年特に取り上げられる機会の多い治療等を紹介しながら、そのなかで生じうる問題やルールづくりの現状を取り上げます。

〈コラム〉生命倫理と四つの原理

　この章で取り上げているような生命の生や死に関わる医学研究や医療における倫理上の問題を扱う分野を生命倫理（バイオエシックス）と呼びます。

　これらの問題を検討するうえで枠組みとなりうる以下の四つの原理がよく知られています[2)]。また、この四つの原理は、場合によっては相反する関係になる場合もあります。

① 自律性原理：患者等に十分な情報提供を行うなどで、患者が自ら決定できるような支援を行い、そのような決定を尊重すること。

② 善行原理：患者等にとって最善の利益であると考えられることを行うこと。

③ 無害性原理：患者等に危害を及ぼすようなことを行わないこと。もしくはできるだけ危害を避け、影響を小さくすること。

④ 正義原則：患者等が公平に利益・資源を享受できるように配分を行うこと。

　生命倫理で取り扱う現象は単なる科学技術ではなく、その過程や結果が個人や社会に重大な影響を及ぼす可能性があり、その国の文化や宗教、法律といった観点からも検討する必要があります。当事者である本人や家族はもちろんのこと、多職種、多分野の専門家を交えて多面的に議論することが有意義であることが多いと考えられています。

（2）　移植医療と社会的ルール

移植医療とは

　移植医療とは、疾病により本来の機能が果たせなくなった組織・臓器などを生物由来の代用品に置き換える治療法のことで、組織移植、骨髄・造血幹細胞移植、臓器移植の三つに大別されます。

　組織移植は血管や心臓弁、骨などその構造物としての機能が必要とされる場合に用いられ、特殊な方法で凍結保存されたものが用いられます。一方、残りの二つの移植は細胞の分化や物質の処理といったより高度な機能が期待されており、生きたままの細胞・臓器を患者の体内に入れる必要があります。特に他者の細胞や臓器を用いる場合、このような治療を行うと免疫機能によって異物として排除するはたらき（拒絶反応）が起こり、移植しても機能し

なくなってしまうため、免疫抑制剤という薬品をほぼ生涯にわたり内服することになります。臓器移植等が成功すれば、失われていた機能はかなり良好な状態に戻りますが、その後も拒絶反応を防ぐための免疫抑制剤の内服とその免疫抑制に伴う感染症の危険性という綱渡りの状況を、医療職のサポートを受けながら生活していくことになります。なお移植医療では、臓器等を提供する人をドナー、提供された臓器等が必要な人をレシピエントと呼びます。

脳死臓器移植

　検査により脳の一部が不可逆的なダメージを受けて、死にいたることが確実と診断された状態を脳死と呼んでいます。この状態のドナーから臓器を取り出し、その臓器を必要としているレシピエントに移植する治療を脳死臓器移植といい、心臓、肺、肝臓、腎臓、膵臓（膵島：ランゲルハンス島）、小腸について行われます。一般的な人の死とされる三徴候死の状態とは異なり、心臓の鼓動がある状態で臓器を取り出すことになるため、何らかのルールが必要となります。日本では1968年に札幌医科大学で行われた心臓移植（和田移植）のプロセスが不明瞭であったため、社会の不信感を募らせることになり、1997年に「臓器移植に関する法律」が制定され脳死の定義などルールづくりがなされるまで、脳死移植は行われませんでした。

　日本の臓器移植後の生存率は諸外国に比べて非常に高く[3)]、また脳死ドナーからの臓器移植ではその貴重な意思が無駄にならないように、1人のドナーからで

表13.1　臓器移植法施行後の日本における臓器移植の実施件数の推移

		1998	1999	2000	2001	2002	2003	2004	2005	2006	2007	2008	2009	2010	2011	2012	2013	2014	2015	2016	2017	2018
心臓	脳死		3	3	6	5		5	7	10	10	11	6	23	31	28	37	37	44	51	56	55
肝臓	脳死		2	6	6	7	2	3	4	5	10	13	7	30	41	41	39	45	57	57	69	—
	生体	208	251	327	417	434	440	551	566	505	433	464	465	443	408	381	370	419	391	381	347	—
肺	脳死			3	6	4	2	4	5	6	9	14	9	25	37	33	40	41	45	49	56	59
	生体	4		4	8	12	9	11	4	8	9	11	12	11	14	11	20	20	16	17	10	13
膵臓	脳死			1	6	3	2	4	6	9	12	10	7	25	35	27	33	28	35	38	43	34
	心臓死				1			1											1			
	生体							3	2	4	5	1	5	2	3	1	1					
腎臓	脳死		8	7	16	10	4	6	16	16	24	26	14	62	86	77	88	85	104	116	133	127
	心臓死	149	150	139	135	112	134	167	144	181	163	184	175	146	126	116	67	42	63	61	65	55
	生体	510	556	603	554	637	728	731	835	941	1043	994	1122	1277	1385	1419	1437	1471	1503	1471	1544	1683

注）　日本移植学会編『2019 臓器移植ファクトブック』[3] および日本肝移植研究会『肝移植症例登録報告』[4] をもとに筆者がまとめた。

きるだけ多くの臓器が利用できるように努力もされています。

　この法律は2009年に改正され、2010年からは、本人の拒否の意思表示がない限り家族の承諾による臓器提供が可能となり、それまで実施できなかった小児からの臓器提供が可能となり、脳死からの臓器提供が増加しました（表13.1）。またこの改正により世界で例を見ないルールとして、親族に対して臓器を優先的に提供する意思表示が認められたことや、児童虐待の有無を確認することが必要とされ、医療現場では自分の子どもが脳死状態にあるつらい状況のなかで、臓器提供を申し出たご家族にそれらを確認しなければならない状況も生じています。

　このように、法律というルールづくりにより、脳死臓器移植が社会のなかで理解を得て浸透していく一方で、一度法律が誕生すると法改正には多くの時間と労力が必要となります。したがって、医療の詳細な内容までも法律で規定してしまうと医療の進歩やニーズに対応できない状況が生じることにもなりかねません。

生体臓器移植

　上述したとおり、日本では脳死臓器移植が実施できない状態が続いていたため、通常の心臓死で亡くなった方から提供が可能な腎臓移植を除くと、海外に渡航して臓器移植を受けるか、家族などの同意を得て生きている人から生命維持に支障のない範囲で臓器を摘出して提供を受ける生体臓器移植しか治療の選択肢がない状態が続いていました。日本の高い手術の技術や免疫抑制剤の進歩などを背景に1990年代から多くの生体肝移植が行われ、その後は生体肺移植にも成功し、単に臓器移植でなければ救命できない人の生命が救われただけでなく、社会復帰したり出産できるまでに回復したレシピエントがたくさんいます。その一方で、ドナーについては何も病気がなく健康体である人に摘出手術を行い、身体機能の低下

〈コラム〉三徴候死と脳死

　三徴候死とは、脳死が法制化される前からあった死の判定基準で、医師が心臓の拍動停止、自発呼吸の停止、瞳孔の対光反射の消失の三つすべてを認めた場合に死亡が宣告されます。

　一方、脳死は脳幹を含めた脳全体が不可逆的に停止した状態で、自発呼吸がなく、人工呼吸器を使用しても数日以内に心臓が停止してしまう状態を指します。多くの先進国では脳死を人間の死として認めていますが、日本の臓器移植法では臓器提供の意思がある場合のみ脳死判定を時間を空けて2度行い、脳死として認められます。

や手術の合併症が生じる危険性があるだけでなく、ドナー候補を選ぶ過程では、自分が協力しないとレシピエントが死亡する確率が高いという状況での精神的ストレス、家族内でドナーになるよう圧力を感じて家族関係が悪化した、学業や職場への復帰が困難であったとの報告[5]もあります。日本では法律で禁止されていますが、世界では貧困層を対象に対価を提供して臓器摘出をする、いわゆる臓器売買が広く行われていることが問題になっており、国内でもドナー候補が親族以外の第三者であったり、偽装結婚が疑われる事例など、患者の周囲で何らかの利益供与がなされている可能性を否定できない状況も生まれました。このように生体臓器移植はその特質上、脳死臓器移植以上に多くの生命倫理的な検討課題をかかえた医療であると言えます。

　このような状況を受けて世界の多くの国で生体ドナーの保護のためにさまざまな法制化が行われているのに対し、日本の「臓器移植に関する法律」では、生体臓器移植に関連する条文はほとんどありません[6]。生体ドナーの安全や保護に関しては、日本移植学会が独自に倫理指針を定め、医療職による自主規制の形でルールが定められてきました。2006年に愛媛県の病院で発生した病気腎移植事件を機に、「臓器移植に関する法律」の指針（ガイドライン）が改正され、新たに生体からの臓器の摘出についての項目がつくられ、初めて国レベルでのルールが定められました。

（3）　再生医療と社会的ルール

再生医療とは

　再生医療とはからだの再生能力を活かし、「細胞や組織を補充することによって、疾患により機能不全となった臓器の機能回復を図る治療法のこと」[7]です。一般には組織培養やクローン技術、胚性幹細胞（以下ES細胞）や人工多能性幹細胞（以下iPS細胞）のような多能性幹細胞を用いた技術などの総称として用いられています。人間の臓器の機能はきわめて複雑で人工臓器のような工学的な技術では対応が困難であることや、臓器移植では上述したようなドナーやその家族への負担が生じることから、再生医療への期待が高まっています。

クローン技術

　クローンとは、同じ遺伝情報を持つ細胞や生物のことです。農業や園芸では「挿し木」や「接ぎ木」という技術を用いて植物を繁殖させることがあります。よく見かける桜の品種であるソメイヨシノもその種子からは発芽することはほぼなく、「接ぎ木」により増やされており、遺伝情報はほぼ同一とされています。

　また再生医療で用いられるクローンは、遺伝情報を持った細胞核を未受精卵に移植する「核移植」という技術がよく用いられます。動物では、イヌやネコ、ヒツジ、ブタなどで、クローンの作成が報告されており、ヒトについても技術的には可能であると考えられています。

　ただし、こうした技術により作成されたクローンは短命であることや、同じ遺伝情報を持つクローンを道具のように用いることになるのではないかという懸念

も強く、多くの国でヒトクローンの作成は禁止されています。日本でも「クローン技術規制法」が2000年に公布され、罰則が定められています。

ES細胞とiPS細胞

　このように、ヒトクローンのような個体すべてを作成する技術は倫理的な問題を生じやすいこともあり、現在は多能性幹細胞を利用して特定の臓器を複製する技術が著しい進歩をとげています。

　ES細胞は1980年代に確立した技術であり、受精卵が胚盤胞という段階になった時点で別の細胞とともに培養をするなどの手順を経て、すべてのからだの組織に分化しうる細胞（万能細胞）がつくり出されます。これらの細胞に薬品を投与することで特定の臓器の細胞に誘導することが可能になり、新たな治療法の開発の研究などにも用いられます。その一方でES細胞は将来的にヒトになりうる受精卵を破壊して作成される細胞であることから、作成を禁止、制限している国が多く、日本では2001年に「ヒトES細胞の樹立及び使用に関する指針」[8]が告示され、不妊治療により体外受精をする際に母体に戻されず、廃棄されることになる余剰胚に限って作成が認められています。

　こうした受精卵に由来したES細胞の倫理的問題を克服するために、受精卵を用いず、患者自身の体の細胞（体細胞）を用いて同様にさまざまな細胞に分化する能力を持った細胞を作成する研究が進められ、のちにノーベル生理学・医学賞を受賞することになる山中伸弥らのグループが2006年に体細胞に数種類の遺伝子を導入する方法でのiPS細胞の作成を報告しました。

　これによりES細胞がかかえていた倫理的問題や拒絶反応の問題は解消されましたが、技術的にがんを発症するリスクがあるといった臨床への応用上の問題がいくつか残っています。また近年、同じヒトのiPS細胞から卵子と精子を作成することが可能になり、同じ人間の卵子と精子を受精させることが技術的に可能になるなど、新たな問題も生じています。

　こうした状況を受けて、2006年には「ヒト幹細胞を用いる臨床研究指針」が施行され、2013年には「再生医療推進法」、「再生医療等安全性確保法」が成立し[9]、違反に対する刑事罰が定められるとともに、社会との情報共有や生命倫理に対する配慮が明記されています[1]。

　このように再生医療は研究が進み日々進歩しており、倫理的な問題の発生を防ぐためのルールづくりが必要である一方で、そのことが、研究の制約となり新しい治療法の開発を遅らせる可能性も秘めています。

（4）　移植・再生医療をどのように考えるか

　これまで述べてきたように多くの課題をかかえながらもいくつかの技術的革新を経て、移植・再生医療は深刻な病状にある多くの患者と家族を救ってきたことは事実であり、これからも続くでしょう。

　一方、米国の生命倫理・社会学者のレネイ・フォックスは米国における臓器移植を論じた「スペア・パーツ」[10]という書籍を著したあと、この分野の研究から

決別しました。このことは車の部品のように際限なく臓器が交換され人体の永続化を企てることへの強い懸念を表明したのだと考えられます。人体の資源化もしくは市場化といった表現で警鐘を鳴らす研究者もいます[11]。また、臓器提供という行為への敬意が「生命の贈り物」といった形で過度に美化され、そこに関わるドナーとその家族やレシピエントが直面する困難[12]から目をそむけてよいというものでもないでしょう。

2. いのちをつくり出すための生殖医療

（1） 不妊症と福音としての生殖医療

　日本産科婦人科学会では、不妊（症）（infertility（sterility））を「生殖年齢の男女が妊娠を希望し、ある一定期間、避妊することなく通常の性交を継続的に行っているにもかかわらず、妊娠の成立をみない場合を不妊という。その一定期間については1年というのが一般的である」と定義[13]しています。健康な夫婦が避妊をせずに性生活を行った場合、妊娠する確率は1年間で約8割、2年間で約9割と言われています[14]。不妊の割合に関する正確なデータはないものの、挙児希望、つまり子どもを妊娠・出産することを希望しながらも妊娠にいたらない夫婦は、おおよそ7〜8組に1組と考えられています。

　生殖医療、あるいは生殖補助医療（Assisted Reproductive Technology：ART）は、子どもを望んでいるにもかかわらず何らかの理由で自然に妊娠し出産することが困難な夫婦を助けるためにつくられた技術です。つまり、生殖補助医療とは、「生殖を補助することを目的として行われる医療」をいい、一般的には人工授精、体外受精、顕微授精、代理懐胎（代理出産）などの高度な生殖補助医療をさしています（図13.1）。

　人工授精（Artificial Insemination）とは、精子を洗浄濃縮（雑菌除去し、運動性の良好な精子を選別）処理したうえで、細い注入器を用いて直接女性の子宮内に注入し、妊娠をはかる方法です。夫側の精子に問題がある場合や性交障害等の

図13.1　生殖補助医療の種類と内容

人工授精	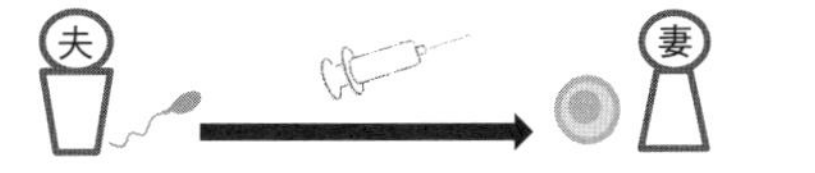	夫の精子を妻の子宮に細い注入器を用いて注入する。受精は、妻の子宮内で行われる。
体外受精	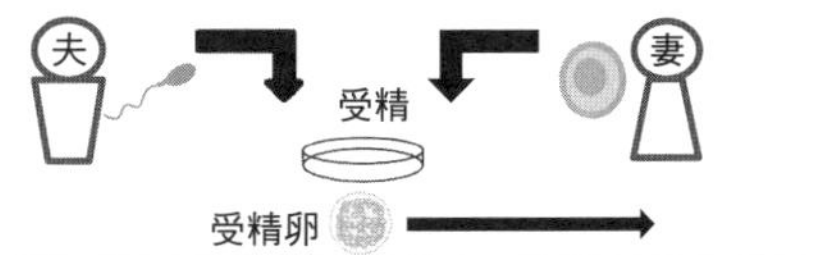	女性の卵巣から採取された卵子を体外（シャーレの培養液）で精子と授精させ、受精卵（胚）を女性の子宮内に移植する。
顕微授精	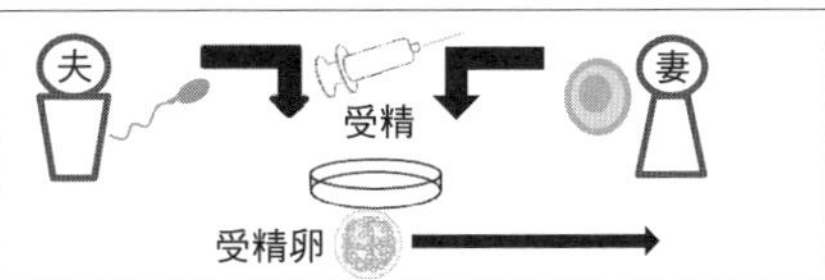	顕微鏡下で針を使って精子を卵子に注入し、受精卵（胚）を女性の子宮に移植する。

場合に用いられます。夫の精子を用いる場合は、配偶者間人工授精（Artificial Insemination by Husband：AIH）と言われています。

体外受精（In Vitro Fertilization：IVF）とは、女性の卵巣から採取された卵子を体外（シャーレの培養液）で精子と授精させ、受精卵（胚）を女性の子宮内に移植することを言います。1978年英国で世界初の体外授精児が生まれました。日本で最初のIVFによる出産は1983年でした。この技術は、女性の卵管閉塞や男性の精子減少症といった問題にも対応できたことから、世界中で急速に普及した技術です。

顕微授精（Intracytoplasmic Sperm Injection：ICSI）は、精子の数が少ない場合や運動率が低い場合でも受精できるようにと開発された技術です。顕微鏡下で針を使って精子を卵子に注入し、受精卵（胚）を女性の子宮に移植します。

生殖補助医療の発達により、これまで子どもを持つことが困難であった夫婦が子どもを産み育てることが可能となりました。わが国で最初に体外受精出生児が誕生した1983年以降2017年までに生殖補助医療により58万人を超える児が誕生しています[15]。

生殖補助医療が夫婦間のみで実施される場合は、倫理的、法的な問題はほとんど生じにくいことから議論されることもなく、一般的な不妊治療として社会に浸透しているといっても過言ではないでしょう。しかし、人が受精を操作することが可能となったことから、生殖補助医療特有の問題として、ヒトの生命はいつから始まるのか、ヒトの受精卵の取り扱いについての議論へと広がっています。

（2） 第三者が関わる生殖医療

不妊の原因により、夫婦の精子や卵子だけでは子どもを持つことが望めない場合、第三者が関わることで子どもを持つことが可能になってきています。第三者が関わる生殖補助医療として、精子提供、卵子提供、代理懐胎（代理出産）があります（表13.2）。

日本産科婦人科学会の会告[16]では、先に述べたIVF、ならびにICSIは夫婦間のみの適応としており、第三者が関わる精子提供や卵子提供によるIVFならびに、ICSIは禁止しています。

〈コラム〉不妊症の原因─男性不妊と女性不妊

日本をはじめ、多くの国において不妊症は女性側の問題であると考えられてきましたが、けっしてそうではありません。不妊症と一言で言っても、原因はさまざまです。大きく分けると原因は、以下の四つに分類されます。
① 女性側の主な原因：卵巣機能不全、卵管狭窄症、疾患等による子宮摘出等
② 男性側の主な原因：無精子症、性交障害、内分泌ホルモン異常等
③ 男女双方の原因：男女の双方に上記①、②の原因がある場合
④ その他：原因不明
世界保健機関（WHO）が発表した不妊症の原因の統計では、不妊症の原因の24％が男性側、41％が女性側、24％が男女双方の原因であり、11％は原因不明と報告されています。つまり男性不妊48％、女性不妊65％ということです。このことから、不妊症の原因が男性側にある夫婦は約4組に1組で、女性男性両方に不妊症の原因がある夫婦も約4組に1組と考えられます。また、男性の原因が考えられるものは約2組に1組にのぼります。そのため、不妊症の検査は夫婦ともに受けることが原則と言えます。

不妊症の原因の多くは、複数の要因が、複雑にからみ合って不妊という症状として発現しています。不妊の要因の一つとして、年齢も関係しており、年齢を重ねることにより妊娠率は徐々に低下していきます。子どもが欲しいと思っているにもかかわらず、なかなか妊娠しない場合には、1年という期間にとらわれず、早めに専門の医師（産婦人科医）に相談することが不可欠になります。

表13.2　第三者が関わる生殖補助医療の種類と内容

種　類		精　子	卵　子	妊娠の成立	出産	血縁関係	法的親子関係
精子提供	非配偶者間人工受精	第三者の男性	妻	妻の子宮	妻	母のみ	実父母
	非配偶者間体外受精	第三者の男性	妻	体外	妻	母のみ	実父母
卵子提供	非配偶者間体外受精	夫	第三者の女性	体外	妻	父のみ	実父母
受精卵提供	非配偶者間体外受精	第三者の男性	第三者の女性	体外	妻	なし	実父母
代理懐胎	代理出産	夫	妻	体外	第三者	父母	養子
	代理母	夫	第三者の女性	体外／第三者の子宮内	第三者	父のみ	養子

　しかし、第三者の精子提供による非配偶者間人工授精（Artificial Insemination with Donor：AID）は、世界で最も古くから行われており、日本においても1949年から実施されています。AID は、夫が無精子症等の場合が主な対象で、夫以外の第三者から提供された精子を用いて、人工授精を行います。精子提供によるAID は、日本産科婦人科学会からも追認され、不妊治療の一環として定着しています。

　一方で、卵子提供の場合は、第三者の女性から卵子を採取し、夫の精子と体外受精や顕微授精を行ったあと、受精卵（胚）を妻の子宮に移植します。日本では、限られた医療機関が独自のガイドラインにより実施していますが、対象は主として卵巣機能障害や、40歳未満で閉経する早発閉経の病気の女性に限られています。また、卵子提供者を自分で見つけなければならず、国内での第三者からの卵子提供は、ハードルが高い現状にあります。不妊治療を続けたものの妊娠にいたらなかった夫婦や、年齢のため自分の卵子での妊娠が難しいと判断した場合、海外に渡航し卵子の提供を受けるケースが近年目立っています。卵子の提供者は現地に住む人だけでなく、若い日本人女性が渡航して提供者になっている場合もあります。

　第三者が関わる生殖医療が発展したことで、代理懐胎（代理出産）をも可能にしました。代理出産は、妻の子宮に疾患があるなど正常な分娩が期待できない場合に、第三者の女性の子宮を借りて子どもを産んでもらうことを言います。代理懐胎として、子を望む夫婦の受精卵を妻以外の女性の子宮に移植する場合（ホストマザー）と夫婦の夫の精子を妻以外の女性に人工授精する場合（サロゲイトマザー）とがあります。

〈コラム〉がん治療と妊孕性温存

　妊孕性（にんようせい）とは、妊娠する力、子どもをつくる能力のことを言います。

　近年、小児がん患者、若年がん患者の増加、がんに対する診断・治療などの医療技術の進歩により、がんサバイバー（がん克服患者）が増加しています。それに伴い、がんサバイバーのクオリティ・オブ・ライフ（Quality of Life：QOL）向上が治療過程において重要視されるようになってきました。がん治療における抗がん剤治療や放射線治療は、若年がん患者の生殖能力や生殖機能に大きな影響を与え、性腺機能不全、妊孕性喪失にいたることもあります。したがって、若年がんサバイバーのQOLを考えるうえで重要なことが妊孕性温存です。

　若年がん患者における治療寛解後の凍結保存方法を用いた妊孕性温存法として、①配偶子（卵子、精子）凍結、②受精卵（胚）凍結、③性腺（卵巣および精巣）凍結があります。実際にどの妊孕性温存の方法を選択するかは、①がんの種類、②がんの進行の程度、③抗がん剤の種類、④化学療法の開始時期、⑤治療開始時の年齢、⑥配偶者の有無などによって決定されます。

　必ずしも希望どおりになるとは限りませんし、がん治療が最優先となる場合もありますが、主治医と相談し最良の方法を選択することが重要です。

日本では、2020年12月に生殖補助医療に関する法律が制定されましたが、それまでは日本産科婦人科学会の会告[16]によって自己規制されていたことから、代理出産を希望する夫婦の多くは米国、タイなどに渡航しているという現状があります[17]。代理出産の依頼数、代理出産により生まれた子どもの数などについて統計はなく、正確な出生数などは不明です。

（3）　第三者が関わる生殖補助医療をめぐる課題

　第三者が関わる生殖補助医療をめぐる主要な課題として、医学的危険性、倫理的、法的問題があげられます。

医学的危険性

　卵子提供による妊娠は、妊娠中の出血や妊娠高血圧症候群を起こし、母体の危険性が高まるとの報告[18]があります。海外に渡航して卵子提供を受けるのは、高齢出産にあたる女性が多く、複数の受精卵を移植すると多胎妊娠の可能性が高まることから、母体に負担をかける要因になります。また、代理懐胎（出産）では、出産による危険性を第三者に負わせることになります。実際、代理懐胎による流早産で生命の危機に陥ったというケースが報告されています。

不透明な法的親子関係

　親子関係を定めた現在の日本の法律（民法）では、夫婦以外の卵子提供や精子提供、代理出産で生まれた場合を想定していません。生殖補助医療によって生じる新たな親子関係の問題が生じています。

　父子関係は、「妻が婚姻中に懐胎した子は、夫の子と推定する」とされ、AIDで生まれた子については、この条文に則り、夫婦の夫を父親として認めてきました。

　一方で、母子関係では、分娩したものを母親とする判例があります。そのため、海外で代理出産で子どもを得た場合、裁判所の勧めにより特別養子縁組で法的親子関係を確定しているのが現状です。実際、ある有名人夫婦の妻ががんにより子宮摘出をした後、妻自身の卵子と夫の精子による受精卵を第三者である代理母に託したのち、無事出産し、子どもを迎えることができました。遺伝上の父母はこの夫婦です。しかし、司法の場では、夫婦の子どもとして出生届が受理されませんでした。この場合、戸籍上は、養子とせざるをえませんでした。

　また、代理出産による親子関係の問題として、代理母から生まれた子の引き渡しを拒否することもあります。1985年米国のベビーM事件では、代理母が出産後に心変わりをしたことにより、依頼人である夫婦に子どもを渡さなかったことがありました。最終的に、ニュージャージー州の最高裁では、契約そのものを無効としました。これとは逆に、2013年にタイで代理母から男女の双子が生まれたものの、男児に障害があったことから、依頼者であるオーストラリア人夫婦が子どもの受け取りを拒否したケースもありました。現在男児は、代理母であったタイ人女性によって養育されています。

　さらに、生殖補助技術の進歩に伴い、配偶子（精子と卵子のこと）や胚の凍結

が可能となったことにより、時間を超えた「死後生殖」が可能になっています。実際、日本においても 2001 年夫の死後に妻が凍結精子を用いて妊娠出産したケースがありました。現行の民法が想定していたのは、父親が生前に妊娠させたことが推定される場合です。このケースでは最高裁まで争われましたが、子どもは亡き夫との間に父子関係があるにもかかわらず、非嫡出子となりました。

このように、明確な親子関係がある場合においても法的親子関係に混乱が生じています。今後さらに、戸籍や遺産相続などで問題が生じる恐れもあります。

生まれた子どもの出自を知る権利と告知問題

これまで、生殖補助医療、特に非配偶者間人工授精（AID）により生まれてきた子どもについては、あまり注目されてきませんでした。

現在国内で行われている AID をはじめ、多くの場合は提供者が匿名なので、子どもは遺伝上の親を知ることができません。実際に、AID により生まれた子どもが成長し、親から自分が AID により生まれた子どもであり、父親は遺伝上の父ではないことを告知されて以降、親との関係や「自分が何者か」悩むケースも多く、問題になっています[19]。また、AID により生まれた子どもたち自らが、自助グループを結成し、自分たちの苦悩や葛藤を発信しています。さらには、国内外において遺伝上の父の情報開示を求めて訴訟にいたるケースも珍しくありません。

このような活動から、非配偶者間生殖補助医療において重要なことの一つとして、生まれてくる子どもの知る権利と告知問題があることがわかります。事実を子どもに伝えるべきか、伝える場合にはどう伝えるのか、家族を支援するカウンセリング体制の整備も必要となっています。

生殖の商品化

国内では、卵子や精子の売買が法律で明確に禁じられていないことから、今後商品化する可能性が十分に考えられます。国内にも海外での代理出産を紹介するエージェントが存在していると言われていますが、その実態は明らかではありません。

米国では、精子や卵子の売買が認められており、提供者の容姿や学歴などを明示し、それにより配偶子の値段が異なっています。実際に、日本人女性が海外に渡航し、卵子を提供したことで報酬を得ているという実態もあります。

また、代理出産の場合、経済的に恵まれない女性が代理母になることが多く、商業的代理母への不当勧誘など、搾取的な扱いを受ける可能性があることも問題視されています。

（4） 生殖補助医療と法

これまで見てきたように、生殖補助医療を用いるうえでさまざまな課題があることがわかります。わが国では生殖補助医療を適正に実施するための必要かつ有効な法律が制定されていませんでしたが、2020 年 12 月に「生殖補助医療の提供等及びこれにより出生した子の親子関係に関する民法の特例に関する法律[20]（生

表 13.3　先進諸国の生殖医療の法的状況 (2021 年 11 月末現在)

	生殖補助医療に関する主要な制定法	被施術者の条件	精子提供	卵子提供	胚提供	死後生殖	代理懐胎	子どもが出自を知る権利
イギリス	代理懐胎取決め法（1985 年制定）／ヒト受精・胚研究法（1990 年制定・2008 年改正）／ヒト受精・胚研究（死亡した父親）法（2003 年制定）／ヒト受精・胚研究認可庁（提供者情報開示）に関する規則（2004 年制定）／ヒト受精・胚研究（ミトコンドリア提供）規則（2015 年制定）	単身者を含む女性	○	○	○	条件付き○	非商業的な場合のみ○	○（一部）
アメリカ	統一親子関係法（2000 年制定・2002 年改正）	法律婚に限らない	○	州により○／規制あり	州により○／規制あり	条件付き○	州により条件付き○	○（一部の州法）
フランス	人体尊重法（1994 年制定）／移植・生殖法（1994 年制定）／生命倫理法（1994 年制定・2011 年改正・2021 年改正）／生殖補助医療は、公衆衛生法典、民法と刑法によって規制	単身者を含む女性	○	○	余剰胚のみ条件付き○	×	×	○（精子・卵子の提供で出生した子どもが成人に達した後）
ドイツ	養子斡旋および代理母斡旋禁止法（1989 年制定）／胚保護法（1990 年制定）／親子法（2002 年改正）生殖補助医療実施のための指針（2006 年）／精子提供者登録法（2018 年）	事実婚可	○	×	禁止規定なし	×	×	○（精子提供）
イタリア	生殖補助医療法（2004 年制定）	非配偶者間生殖補助医療はすべて禁止	×	×	×	×	×	非配偶者間生殖補助医療はすべて禁止のため、規定なし
スウェーデン	遺伝的な一体性等に関する法律（2006 年制定）／親法典（2002 年改正）	単身者を含む女性	○	○	○	×	×	○
フィンランド	不妊治療法（2006 年制定）	単身者を含む女性	○	○	○	×	×	○
日本	生殖補助医療の提供等及びこれにより出生した子の親子関係に関する民法の特例に関する法律（2020 年）	事実婚可	○規制あり	○規制あり	○規制あり	×（判例による）	×	×

注）　林かおり「海外における生殖補助医療法の現状」[21]および盛永審一郎・松島哲久編『医学生のための医療倫理』[22]、石井美智子『生殖補助医療規制法のあり方』[23]をもとに筆者がまとめた。

殖補助医療法）」が施行されました。これにより、生殖補助医療の定義、国や医療関係者の責務等が規定されましたが、具体的な法的対応については、今後の検討課題となっています。

では、海外ではどうでしょうか。先進諸国の生殖補助医療の法的状況を表 13.3 に示しました。第三者が関わる生殖医療は、先進国の多くが、法律で是非を定めています。卵子提供は、ドイツ、イタリア、スイスでは全面禁止ですが、多くの国は、卵子の売買の禁止など商業主義を排除したうえで容認しています。代理出産を禁止する国として、フランス、ドイツ、イタリア、スイス、全面的ないし部分的にイギリス、アメリカ（一部の州）、インド、タイなどが認めている状況です。また、生殖医療で生まれた子どもが出自（遺伝上の親）を知る権利についても先進諸国では法律で定めています。イギリスやスウェーデン、ニュージーランドな

どは以前から知る権利を認めていましたが、近年になりフランスやドイツでも一部認めるようになりました。このように海外の多くの国では、生殖補助医療に関する法律を整備し、改正されています。

わが国おいても生殖補助医療により生まれた子の「出自を知る権利」や「代理懐胎」を中心とした生殖医療の是非の検討が急務とされています。また、それらに向けて市民レベルでの活発な議論が今後ますます不可欠となっていくでしょう。

3. いのちを操作・選別するための遺伝子診断

（1） 遺伝子診断とは

私たち人間のからだは、成人では約60兆個もの細胞からできています。その細胞には、核と呼ばれる部分があり、そのうちの23対の染色体に遺伝情報が蓄えられています。遺伝情報は、遺伝現象によって親から子に伝わる情報であり、生涯変化せず、血縁者間で一部共有されていることなどから、遺伝情報は究極の個人情報と言われています。

遺伝子診断は、血液や体液、組織を用いて、遺伝子を構成するDNA塩基の順序を調べる検査で、疾患や遺伝子変異の有無を調べるものです。DNAを調べる際には、血液を使用することが一般的です。

遺伝子診断の種類として、①疾患の確定診断、②発症前診断（将来かかる可能性のある疾患を事前に調べる）、③出生前診断・着床前診断（胎児の遺伝子や受精卵の遺伝子を調べる）、④保因者診断（遺伝性疾患の保因者かどうか調べる）、⑤リスク診断（病気のかかりやすさや体質を調べる）、⑥親子鑑定があります。

従来の診断法と比較して、遺伝子診断は確定性や有用性といった点で期待されています。

（2） 遺伝子診断をめぐる倫理的問題

遺伝子診断の技術は、急速な進歩で開発されてきましたが、十分に深い議論がなされないまま実施されてきた経緯があります。特に遺伝子診断をめぐる倫理的課題については、今後議論が望まれます。

遺伝子診断における意思決定

遺伝子診断を実施するにあたり、遺伝性疾患の可能性が考えられたときから、患者、あるいは被検者は多くの場面で意思決定をすることになります。遺伝子診断を受けるかどうか、結果を知るかどうか、どんな治療を受けるか、疾患を含めた遺伝情報を家族に話すか、などです。さまざまな意思決定を支えるためにも、事前に遺伝子診断に関する十分なインフォームド・コンセント（説明と同意）が重要となります。

知る権利と知らないでいる権利

　遺伝子診断は、将来罹患する可能性のある疾患を事前に知ることができる点で疾患の早期発見や予防が可能となります。疾患にかかる可能性を知ることは、将来の人生設計を立てるうえで有意義であるとも考えられます。このように自分自身の将来にわたる疾患への罹患の可能性を知る権利もあります。

　その反面、知らないでいる権利も有しています。遺伝子診断の結果により診断ができたものの、確実な治療法がない疾患の場合、本人が知ることにより精神的苦痛や将来にわたる苦悩や葛藤をかかえる可能性もあります。

社会的差別

　遺伝子診断の結果、将来重篤な遺伝疾患に罹患する可能性が高い場合など、スティグマによるさまざまな社会的差別が生じる可能性があります。特に、就職や就労、結婚、さらには生命保険への加入拒否といった形で、遺伝的資質により差別されることも考えられます。日本では、遺伝情報の利用に伴う差別に対して法的整備はされていません。しかし、今後もさらなる遺伝子診断技術の発展に伴い、遺伝差別を禁止する法整備や遺伝に関する正しい知識の普及啓発、差別や偏見を生じさせない社会的ルールが求められます。

（3）　いのちの選択としての新型出生前診断

　2013年4月、妊婦の血液で胎児の遺伝的特性を診る検査として、無侵襲的出生前遺伝学的検査（Non-Invasive Prenatal genetic Testing：NIPT）が日本でも開始されました。これは、新型出生前診断とも呼ばれ、妊婦の血液中に浮遊する胎児のDNAの一部を調べることで、胎児の染色体を調べるものです。現在この検査で、21トリソミー、18トリソミー、13トリソミーの判定を行うことができます。

　この遺伝子診断により、胎児に遺伝子変異が指摘され、障害や疾患をかかえて生まれる可能性があるとわかった

〈コラム〉アンジェリーナ・ジョリーの予防的乳房切除手術

　2013年5月、ハリウッド女優のアンジェリーナ・ジョリーさんが遺伝子診断の結果、家族性乳がんを発症するリスクが高いことがわかったため、予防的乳房切除手術を受けたことが報道されました。

　アンジェリーナさんの母親や叔母ら3人が、卵巣がんや乳がんで40〜50歳代の若いうちに亡くなっています。母親も叔母もがん抑制遺伝子のBRCA1とBRCA2のどちらか、もしくは両方に病的な変異がある遺伝性乳がん・卵巣がん症候群（HBOC/Hereditary Breast and Ovarian Cancer）だったとのことです。

　アンジェリーナさん自身も遺伝子診断の結果、医師から「乳がんになる可能性は87％」と告げられたと言われています。つまり、乳がんになりやすい体質を受け継いでいたことになります。このような遺伝性（家族性）乳がんのリスク遺伝子の変異保因者の場合は、がんの発症リスクが6〜12倍になるとも言われています。乳房切除手術を受けたアンジェリーナさんが乳がんに罹患するリスクは87％から5％以下まで減少したと言われています。

　まだ発病していない、健康な状態の身体を手術することへの抵抗感もあると思います。もちろん、手術をせずに、定期的かつ厳密な疾患管理をすることで、予防することも不可能ではありません。しかし、アンジェリーナさんは、自分の家族のことを考え、子どもたちに母親を亡くすつらさを与えたくない思いから、予防的乳房切除手術に踏み切りました。

　なお、アンジェリーナさんの受けた遺伝子診断は、家族性乳がんとして遺伝性が明確な疾患に対して、医療機関で実施するHBOCに対する遺伝子診断です。医療機関ではない消費者向けのDTC遺伝子検査（Direct-to-Consumer Genetic Testing：直接消費者に提供される遺伝学的検査）とは根本的に異なります。DTC遺伝子検査は、治療方針に影響を与えない検査で、決して確定的な診断ではないことに注意が必要です。

　日本においても、遺伝性腫瘍が疑われる場合、遺伝子診断を受けるべきか否か、手遅れにならないためにどのように予防、あるいは治療すべきかなど、自ら意思決定を下すために、遺伝カウンセリングの専門家への相談が増えてきています。皆さんは、アンジェリーナさんの決断をどう考えますか？

場合、母親である妊婦とその家族は産むか産まないか、選択をすることになります。その選択によっては、胎児の人工妊娠中絶にいたることにもなり、苦悩が伴いかねません。こうした選択を前提とした遺伝子診断は、障害を持って生まれる者を排除する優生思想にもつながり、偏見や差別を助長していく可能性もあります。

このような問題に対して、新型出生前診断を実施するにあたっては、事前に適切な遺伝カウンセリングを実施することが不可欠とされています[24]。検査の内容や対象となる疾患、有用性と限界、検査結果が陽性・陰性にかかわらず妊婦とその家族の意思決定全体を支援してくためのカウンセリングとなることが期待されています。

（4） ゲノム編集の現状

「ゲノム編集」とは、異常な遺伝子を狙って、正常な遺伝子と入れ替えて修復する方法です。具体的には、特殊な酵素「クリスパー・キャス9（CRISPR/Cas9）」を用いて、遺伝子の塩基配列を壊したり置き換えたりする技術のことです。米英では白血病などの治療に応用され、臨床研究が行われています。また、エイズ患者に、ゲノム編集でウイルスの影響をなくした免疫細胞を投与して治療する臨床試験も進められています[25]。

ゲノム編集は急速に普及する一方で、ヒト受精卵を扱うことに懸念が持たれています。2015年4月中国で、人間の受精卵を使ったゲノム編集の臨床研究が行われたと報告されました。ヒトになることがない受精卵を使ったとのことです。日本では2016年4月、政府の生命倫理専門調査会が基礎研究のうち受精卵の成長に関わる遺伝子のはたらきを調べる研究や、遺伝病やがんなどの治療につながる研究を条件つきで認めるとしました。しかし、受精卵を女性の子宮に戻す臨床応用は認められていません。

ゲノム編集によるヒト受精卵を使った遺伝子改変を行うことで、命の改変にもなりかねません。ヒト受精卵をゲノム編集し、遺伝性の病気を防ぐこと

〈コラム〉デザイナー・ベビー誕生の可能性

「デザイナー・ベビー（Designer Baby）」あるいは、「デザイナー・チャイルド」とは、提供される精子と卵子の遺伝子情報を調べ、受精卵の段階で遺伝子操作を行うことによって、親が望む外見や体力、知力等の特性を持った子どもを誕生させることを言います。

これは1997年プリンストン大学のシルバー（Lee M. Silver）博士がその著書「Remaking EDEN」（邦題「複製されるヒト」）のなかで用いた言葉です。ゲノム解読が完了前でしたが、シルバー博士は「遺伝子診断」と「生殖医療」が、将来的には密接に結びついていくと指摘しています。そしてさらに生まれてくる子ども（胎児）の遺伝情報はすべて読み取ることができるようになり、そこに遺伝子操作技術が加わることになれば、将来人類は「好ましい遺伝子」を自由に組み込んだデザイナー・ベビーをつくることが可能になると述べています。

遺伝子診断は、子ども（胎児）から遺伝的な病気を予防するための治療手段として研究が進められていました。しかし、研究が進むにつれ、遺伝子の一部を修正することにより、外見や知力、身体的能力といった要素も操作可能になりつつあります。現時点では、細かい遺伝子上のデザインは困難、もしくは不可能とされています。しかし、男女の産み分けは可能であり、広義のデザイナー・ベビーと呼ぶこともできます。

デザイナー・ベビーは、理論的に実現可能と考えられており、実際2013年には米国で望み通りの子をつくる確率を計算する特許技術が開発されています。2015年には英国でミトコンドリアDNAに疾患のある女性の卵子を操作して、異常のない子どもをつくった実例もすでにあります。人の命を恣意的に操作することが倫理的に許されるのか、遺伝子操作の商品化につながる可能性を視野に入れて技術の使用を考える必要があります。

も理論的には可能ですが、次世代への影響が予想できず、多くの国でヒトの受精卵を用いた遺伝子改変は禁じています。また、ゲノム編集により親が望む能力や容姿を持つ「デザイナー・ベビー」の作製につながりかねません。エンハンスメント（Enhancement）の目的でゲノム編集を実施し、知性、体力、見た目、寿命を向上させることも不可能ではなくなっています。

このような生殖補助医療ならびに遺伝子診断の技術に関して、各国でルールを定めるだけでなく、世界的に統一したルールを設けることが必要なときにきているのです。

4. 生命倫理と優生思想

（1） 優生学の成り立ち

優生学（eugenics）とは、1883年にイギリスの遺伝学者フランシス・ゴルトン（Francis Golton）が提唱した学問[26]で、「ある人種の生得的質の改良に影響するすべてのもの、およびこれによってその質を最高位にまで発展させることを扱う学問である」と定義しました。なお、ゴルトンは自然科学者C. R. ダーウィンの従弟であり、ダーウィンの著書「種の起源」で発表された自然淘汰説に影響を受け、劣性な遺伝子を淘汰し、優良な遺伝子を保存することがよりよい社会の形成につながることを説きました。またゴルトンは、統計学者でもあることから、優生学を統計学的視点で考えていたと言われています。

（2） 優生思想と優生政策

ゴルトンの死後、優生学は遺伝的視点に立った考え方を強め、優れた子孫を増加させる「積極的優生学」と、劣った子孫を減少させる「消極的優生学」の両面から学問を確立していきました。具体的には、積極的優生学として、優生学的に優れた者の出生率を増加させ人種の優生を保つ反面、消極的優生学として、障害者や重い遺伝病患者らに出生制限、隔離、断種を行い、その遺伝を断ち切ることにより優生学的に優れた者を保存し、人種の優生を保つことを説きました。このうち、広く世界中で行われたのは消極的優生学であり、やがて政治的活動と連動し、日本を含めた多くの国でこの優生政策が行われてきました。

米国では、優生記録局などが「悪性の遺伝子を持つ者」と認定した人に不妊手術を強制する断種法が1907年のインディアナ州を皮切りに約30州で制定され、全米で5万人以上に実施されたと言われています。また、優生思想にもとづくナチスドイツの医学研究は非道徳かつ非人道的なものとして否定され、第二次世界大戦以降、優生政策は徐々に廃止されていきました。

日本では、1948年優生上の見地から不良な子孫の出生防止を謳っていた「優生

保護法」が制定され、それ以降延べ1万人以上の知的障害者が同意のない強制不妊手術を受けさせられました。戦前の国民優生法は遺伝性疾患を持つ女性に限って不妊手術が認められていましたが、優生保護法では優生手術の対象を遺伝性疾患だけでなく、らい病、精神病、精神薄弱の患者をも含め、本人の同意なしに不妊手術が実施されました。つまり、障害者は「不良な子孫」と見なされたのです。優生保護法は、1996年に優生思想に関する旧条文等をすべて削除した形で「母体保護法」に改正されました。

（3） 個人の自由・自己決定権と新優生学

　　近年、米国では「新優生学」あるいは「自発的優生学」が台頭してきています。これは親が子どもの遺伝子改変について、「個人の自由と自己責任において、子どもの遺伝子を改良することを容認し、その結果、特定の遺伝子が淘汰される結果になってもかまわない」という考え方です。言い換えれば、個人の選択にもとづく優生学的行為は道徳的に許容されるとされ、たとえば出生前診断や遺伝子操作を行うことも認めるというものです。過去の優生学や優生思想のように強制されたものではなく、遺伝学的に劣ったものを排除するものではなく改良することから、人権侵害にあたらないとされています。

　　たしかに、生命倫理の原則（〈コラム〉生命倫理と四つの原理を参照）と照らし合わせてみた場合、親自らが決めているため「自律性尊重」は問題がなく、だれにも危害を与えていないため「無危害」であり、遺伝子改変により子どもに「恩恵」を与えることができると考えられます。しかし、正義（配分の公正さ）についてはどうでしょうか。また、生まれてくる子どもの立場から見て「無危害」「恩恵」

〈コラム〉アシュリー事件[27]

　2004年、米国シアトル在住の6歳になる重度重複障害の少女アシュリーに、両親の希望で3種類の医療介入が行われました。それは、ホルモン大量投与により身長を抑制すること、子宮摘出により月経とそれに伴う不快症状を取り除くこと、乳房の発達を防ぐため乳房芽の摘出をすることでした。これら医療介入は、両親の同意と病院の倫理委員会承認のもとに実施されました。

　アシュリーは、医学的には3カ月児程度の認知・精神レベルと考えられており、話すことはもとより、寝返りを打つことも自力歩行もできませんでした。いわゆる寝たきり状態で、経管栄養療法を受けていました。家族が話しかけると笑顔を見せたりすることもありましたが、それが家族を意識してのことかどうかはわからない状態でした。

　このようなアシュリーに対して、両親はアシュリーを自宅介護することを望み、アシュリーの生活の質（QOL）の最大化を目的として、手術することを選択しました。

　一方で、両親はこれらの医療介入は、介護者の利便性を目的としたものではないと説明しています。実際、手術後にアシュリーは自宅で過ごしていますが、手術により寝たきりの患者によく見られる床ずれなどもなく、アシュリーの体が小さく軽いことによって、家族のイベントや行事にも参加させやすくなっていると父親は言います。

　しかし、一方でアシュリーがありのままに生存する権利の侵害になっているとも考えられます。はたして親が子どもに対する愛情から行った行為として許されるのでしょうか。あるいは、子どものQOL向上として黙認してもいいことでしょうか。もし、自分の意思を表現することができない障害児（者）に対して、このような医療介入を行うことができるとしたら、それはどのような根拠からでしょうか。

　アシュリーに実施された医療介入は、アシュリー療法としてアシュリー以降にも明らかになっているだけで12例に実施されています。今後も増えていくことが考えられます。

と言えるでしょうか。

　新優生学では、個人の自由と自己責任の考え方を基軸としていますが、親が子どもの遺伝子を改変し、コントロールするにすぎないと考えることもできます。つまり、親が子どもの遺伝子の特性、生命の質を選別しているのです。しかし、子どもは親の所有物ではなく、別人格を持った他者です。親の自己決定、選択が生まれてくる子どもの生命の質に介入することにもなりかねません。そうなると、単なる個人（親）の自由・権利とは言えないものになるのではないでしょうか。医学的必要性からでなく、自発的に子孫の遺伝子の改良を重ねていくことにより、将来的に人為的に改良された遺伝子を持った人が生まれ、それにより優生社会が形成されていくことにもなりかねないと考えられます。

　医療技術のめざましい発展は、私たちにとって大きな恩恵を与えています。しかし、その一方で倫理的、社会的問題も生じさせています。自由に選択できる反面、次世代への影響も慎重に考えていくことが必要でしょう。

〈考えてみよう〉

問1　自分の家族に肝臓移植が必要だと医師から説明があった場合、どのような選択肢があるのか整理してみましょう。もし家族からあなたに肝臓を提供してほしいと言われたら、どうしますか。もし断りたいと思ったときには、どうしたらよいと思いますか？
【脳死臓器移植と生体臓器移植の項を参照】

問2　第三者が関わる生殖医療技術の種類とその問題点を整理してみましょう。あなたが当事者の場合、それぞれの技術を利用しようと思いますか。それはなぜですか？
【第三者が関わる生殖医療を参照】

問3　デザイナー・ベビーの誕生が可能な場合、あなたはそれを望みますか。それはなぜですか。
【〈コラム〉デザイナー・ベビーの実現可能性を参照】

問4　本人の自己責任・自発的選択によるエンハンスメントや、親が生まれてくる子どものためを思って遺伝子改良をすることに対するあなたの意見をまとめてみましょう。
【ゲノム編集の現状、個人の自由・自己決定権と新優生学を参照】

第14章

健康、医療と福祉を支える
社会のしくみ

　人間は1人で生きて行くことはできません。実際に、社会のなかで生活しており、さまざまな人々の支援や社会制度等の影響を受けて生活しているのが現実です。本章では、健康に強く関わっている貧困や障害・健康との関係、そして各福祉政策、年金制度、医療保険制度、介護保険制度など、人々の生活の質（QOL）に直接影響する社会保障制度のしくみ、さらに患者や要介護者を支える専門職種等について理解を深め、社会と健康や医療、福祉との関係を考えます。

1. 健康と社会福祉の関係を考える

（1）　貧困と健康との強い関係

　ここでは、社会福祉がどのぐらい健康に大きな影響を与えるのか、を考えてみましょう。社会福祉の歴史は、貧困問題とその対策から始まっている[1]ので、社会福祉の問題のなかでも、特に、貧困と健康の関係を取り上げます。

　所得格差が健康に与える影響は、古くから言われていましたが、近年では、実証的データを用いた疫学的研究により、低所得、貧困が健康状態に悪影響を及ぼすことが示されています[2]。これらの研究では、低所得、貧困だけでなく、そこから派生する教育格差、社会階層の格差による健康への悪影響も示されています。所得格差、教育格差、社会階層差はすべて相互に関連し、社会福祉政策と関係が深いので、社会福祉の問題がいかに健康に影響を与えているのかを考えるうえで、重要な知見です。

　皆さんは、「ウォール街を占拠せよ」という運動[注1]を知っていますか。この運動の背景には、全米の所得上位者1％が、規制緩和、自由な競争の名のもとに、いかに爆発的に所得を向上させ、その反対に、99％の一般国民の所得があまり伸びていないことによる所得格差の増大への反発でした。規制緩和が強調された1995年から平均的なアメリカ人の所得はほぼ横ばいなのに対して、上位1％層の所得は、2倍程度に増加しています[注2]。このことは、自由な競争と規制緩和に基盤を置いた自由主義経済政策は結局、金持ちをより豊かにしたと言えます（第1章を参照）。そして、この格差が、国民の健康格差を生み出し、底辺層の健康を蝕んでいくとしたら、非常に大きな公衆衛生上の問題です。

　社会福祉学は、低所得、貧困者の救済を強調するけれども、低所得や貧困状態になるのは本人の責任ではないか、そうだとしたら、本人の自助努力も必要では

図14.1　労働者の生活サイクルと貧困

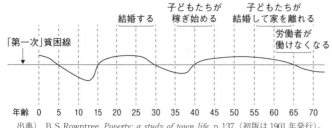

出典）　B. S. Rowntree, *Poverty: a study of town life*, p. 137（初版は1901年発行）。
日本語出典）　武川正吾『福祉社会——包摂の社会政策』有斐閣、2011年、311頁。

ないか、という世論の反発を受けることもよくあります。このことに関しては、貧困の連鎖を考えてみたいと思います。

　貧困の連鎖を世界で最初に実証したのは、19世紀末に英国ヨーク市で貧困調査を実施したロントリーです。彼は、1次貧困線として、低所得のため肉体的な能率維持に必要な最低限のもの（食事、生活必需品等）を得られない家族とし、ヨーク市の1割程度の家庭が1次貧困線の状態にあることを発見しました。さらに、ロントリーは、1次貧困線周辺の労働者のライフサイクルと貧困の関係を分析しました（図14.1）。この研究によると、第1次貧困線周辺の家庭で出生すると、15歳ぐらいまで、子どもの教育などで支出が増え、第1次貧困線を下まわり、結婚して、子どもが生まれると支出が増え、再び、第1次貧困線を下まわり、子どもが働き始めると第1次貧困線を上まわり、子どもが独立して家を離れると、再び、第1次貧困線を下まわることになります。つまり、第1次貧困線周辺の家庭は、世代を通して、この貧困線の周辺から抜け出せないことを示しています。このことは、貧困は連鎖をしており、貧困は自己責任で生じる以上に、生まれ育った家庭の社会階層、経済状況といった社会環境の産物であることを示しています。

　このような貧困の連鎖を断ち切り、生まれ育った環境にかかわらず、社会に参加し、活躍できる機会を保障するにはどうしたらよいのでしょうか。日本では、貧困者に対する施策として、長年、生活保護制度で対応してきました。ただし、生活保護制度は、資産調査や扶養状況に関する調査があり、申請者へのスティグマ感（屈辱感）を生み出す弊害があることが指摘されています。そのため、貧困状態であっても申し出ないで、事態を悪化させてしまう人も少なくありません。起きてしまった貧困への対応だけではなく、貧困状態になる前の予防はできないのかという観点から、生活困窮者自立支援法が2013年に制定されました。この法で生活困窮者とは、「現に経済的に困窮し、最低限度の生活を維持することができなくなるおそれのある者」としています。まさに、現代の第1次貧困線状態といえます。

　この制度では、市町村に自立相談支援事業を義務づけ、自立相談支援機関が生活困窮者の各種の相談にのります。さらに、任意事業として、就労準備支援、家計相談支援、学習支援事業などがあります。学習支援事業は、近年、

図14.2　両親の年収と高校卒業後の予定進路

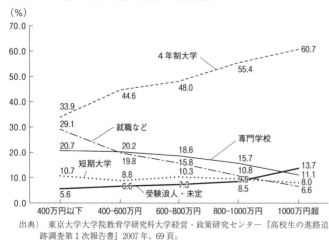

出典）　東京大学大学院教育学研究科大学経営・政策研究センター『高校生の進路追跡調査第1次報告書』2007年、69頁。

222　　V．市民として社会制度を使う、変える

子どもの貧困問題との関係で着目されています。貧困家庭の子どもは、家庭の経済状態や塾などの学習支援を受けにくく、高等学校以上の学歴を持つことが難しく、結果として、低所得になり、貧困の連鎖から抜け出せないと言われています（図14.2）。このことに対応するために、福祉事務所のケースワーカーが関わりながら、貧困世帯の子どもたちの学習・進路相談にのり、学習教室を開催して、学校進学を実現していく取り組みが注目されているのです[注3]。

（2）　障害と健康の関係

　ここでは、障害と健康の関係について考えてみます。現在、日本で要介護状態になる原因の疾患として、脳卒中は代表的なものです。この脳卒中が障害を生み出す過程を考えてみましょう。

　最初に、脳卒中という病気が生じます。次に、麻痺という機能障害が生じます。さらに、きき手が麻痺した場合、書くことの困難、という能力障害が生じます。さらに、書くことが困難になることで、仕事を辞めるといった社会的不利が生じます。このように、脳卒中という病気から、機能障害、能力障害、社会的不利といった、次元の異なる障害が次々と連鎖のように、あるいは、因果関係のように、生じてきます。このことは、病気が原因となり、その結果、さまざまな次元の障害が生じることを端的に示しています。

　これに対して別の見方を考えてみましょう。最初に、脳卒中という病気が生じます。次に、麻痺という機能障害が生じます。ここまでは、先の例と同じです。さらに、きき手が麻痺した場合、書くことの困難、という活動の制限が生じます。しかし、義手などの補装具、介助具、また、コンピュータなどによる文字入力と出力など、技術的な環境改善によって、書くことに支障のない状態が提供されれば、書くことの困難という活動の制限はなくなる場合があります。また、書くことが困難になることによって、仕事を辞めるといった、参加制約も、同様に、環境改善によって、その制約がなくなることがあります。

　このように、脳卒中という病気から、機能障害、能力障害、社会的不利といった、次元の異なる障害が次々と連鎖のように、あるいは、因果関係のように、生じてくるとの見方に対して、病気や機能障害が生じても、必ずしも、それが活動制限や参加制約につながらないし、病気の治療や機能障害へのリハビリテーションだけではなく、それ以上に環境改善を取り組めば、病気があっても日常生活に支障のない「健康な状態」になることができるのではないかという見方があります。

　この二つの障害に関する見方は、前者を「国際障害分類」（ICIDH：International Classification of Impairments, Disabilities and Handicaps）といい、後者を「国際生活機能分類」（ICF：International Classification of Functioning, Disability and Health）といいます。

　「国際障害分類」（1980年）は、世界保健機関（WHO）による初めての国際的な障害の概念として、よく知られています。ICIDHの目的は、障害に関する統計、

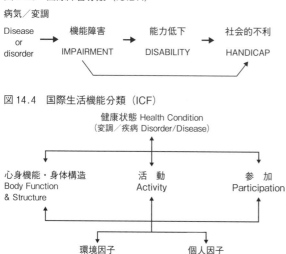

図 14.3　国際障害分類 (ICIDH)

病気／変調

Disease or disorder → 機能障害 IMPAIRMENT → 能力低下 DISABILITY → 社会的不利 HANDICAP

図 14.4　国際生活機能分類 (ICF)

健康状態 Health Condition
（変調／疾病 Disorder/Disease）

心身機能・身体構造
Body Function & Structure　　　活動 Activity　　　参加 Participation

環境因子 Environmental Factors　　個人因子 Personal Factors

研究、臨床実践、障害福祉政策の立案・評価、市民啓発、としての有効な手段の開発があげられています。それ以前にも障害分類の試みは存在しましたが、このICIDHが障害を3次元の構造としてとらえ、体系化した点は非常に重要です。ここで提案された障害の三つの次元は、機能障害、能力障害、社会的不利、です（図14.3）。

「国際生活機能分類」（2001年）は、WHOで国際障害分類第2版（ICIDH-2）が検討され、1999年に試案が公表され、2001年に各国でのフィールドテストを終えて、「国際生活機能分類」（ICF）として正式に公表されました。

「国際生活機能分類」の目的は、「健康状況と健康関連状況」（ICFは原則「障害」という用語を使用しませんが、この場合の健康状況は「障害」を意味していると考えられます）の研究のための科学的基盤の提供、「健康状況と健康関連状況」を表現するための共通言語の確立、国・専門分野・サービス・時期を超えたデータの比較、体系的な分類リストの提供、にあります。また、「国際生活機能分類」の特徴は、社会環境要因をより重視した形で、心身機能・構造、活動、参加、という三つの次元が提案されていることです（図14.4）。

（3）　社会福祉政策による「障害」を「障害」でなくするには

「国際生活機能分類」は社会環境要因によって、病気から派生する障害（活動制限、参加制約）に大きな影響を与えることを示しました。見方を変えると、社会環境に介入することによって、病気から派生する障害（活動制限、参加制約）を軽減すること（場合によってはなくすこと）ができることも示しています。具体的な例で考えてみましょう[注4]。

　Dさんが医科大学を卒業したのは1978年のことでした。Dさんは大学在学中に、進行性の病気で視力を失ってしまいました。当時は視力のない人の受験を認めていなかったので、医師国家試験を受験することができなくなり、医師になることは断念しました。そのため、鍼灸師の資格をとって働くことになりました。2001年に医師法の改正が行われ、視力のない人も医師国家試験の受験ができるようになりました。Dさんはボランティアに問題集を朗読してもらい、点字パソコンで心電図などの波形を触ってわかるようにするなどの工夫をしながら、猛勉強により合格しました。ところが、Dさんには国家試験合格後も試練がありました。それは、当時、視力のない人の研修を受け入れてくれる医療機関がなかったからです。臨床研修が受けられなければ、国家試験に合格しても、医師免許は交付されません。その後、多くの人の支援と働きかけによって、臨床研修の道が開かれ、

ようやく医師免許が交付されました。Dさんは精神科の医師として働いています。診察では患者さんの許可を得て録音し、カルテを作成しています。患者さんからは障害に対して共感性や思いやりのある医師という高い評価を得ています。

　Dさんの例から、Dさんが医師になるには視覚障害だけでなく、多くの社会的障壁があることがわかります。具体的には、「医師国家試験を受験できなかった」（制度の障壁）、「心電図の読解」（情報環境の障壁）、「臨床研修の場がない」（就労環境の障壁）、視力のない人が医師として働けるのかといった意識の障壁、などをあげることができます。逆に、これらの社会的障壁を克服すれば、Dさんのように、視力がなくても医師として働け、思いやり、共感性といった医師として職業的に最も必要とされる人間性を備えた専門職として活躍することも可能になります。

　社会的障壁の除去は、社会福祉政策の大きな役割の一つです。もちろん、このような取り組みによって、病気とそれから派生する機能障害そのものは除けないかもしれませんが、その人の生きがいや人生を充実するための基盤となる健康に貢献することはできます。

2.　生活支援と社会福祉制度を考える

（1）　障害のある人の生活と社会福祉的な支援

　ここでは、発達障害のある人の生活のしづらさを取り上げて、社会福祉的な支援について考えてみます。近年、発達障害という言葉をよく聞くようになりました。当初は、自閉症という狭い分野を中心とした概念でしたが、その後、自閉症を含めた幅広い発達障害という概念が一般化していったこと、児童期から思春期、大学生を含めた成人期の障害へと社会の関心が広まっていったことが背景にあります（第7章学校と健康も参照）。このことに加えて、2005年に発達障害者支援法が施行されて以降、それまで精神医学分野で着目されていた障害が社会福祉分野や教育分野の課題として受けとめられてきたことも大きかったと思います。

　発達障害者支援法では発達障害を「自閉症、アスペルガー症候群その他の広汎性発達障害、学習障害、注意欠陥多動性障害その他これに類する脳機能の障害であってその症状が通常低年齢で発現するものとして政令で定めるもの」と規定しています。この定義は医学的な診断が中心となっていますが、法律では、さらに、発達障害者は「発達障害がある者であって発達障害及び『社会的障壁』により日常生活・社会生活に制限を受けるもの」と社会的な要素も重視しています。なお、「社会的障壁」とは、日常生活・社会生活を営むうえで障壁となる社会における事物、制度、慣行、観念その他いっさいのものとしています。

　「発達障害」の特徴には、大きく、「認知」、「学習能力」、「言語能力」、「社会性」、「運動」、「手先の細やかな動き」、「注意や行動のコントロール」の7側面の発達

に障害があるとされています[3]。このような側面の障害に対して、さまざまな医学、心理学、教育学的なアプローチがなされてきましたが、社会福祉学的アプローチの重要性も理解されてきました。

　「発達障害」から派生する生活の支障に関して社会福祉学的支援には二つの方向性が考えられます。第一の方向性は、個人の主体性や自己管理能力に関する生活障害の克服に関するものです。これは、生活技能訓練（社会生活に必要な技能を身につける訓練プログラム）や自立生活プログラム（地域での自立生活に必要な技能を身につける訓練プログラム）などの取り組みです。第二の方向性は、環境によって生じる生活障害の克服に関するものです。環境は人的な環境と物的な環境との二つに分けることができます。人的な環境に関しては、ソーシャルサポート（支援的な人間関係）の形成、セルフヘルプグループ（障害者あるいは家族同士の共同による自助グループ）の形成が重要です。物的環境に関しては、住宅改造、グループホーム整備、所得保障などがあります。発達障害者の生活の支障を克服するには、この二つを別個に支援するのではなく、個人に対するアプローチと環境に対するアプローチを調整しながら並行して行っていくことが社会福祉学的支援になります。

　発達障害者支援法の中心的な施策としては、「障害の早期発見、早期支援」、「保育」、「教育」、「放課後対策」、「就労支援」、「地域での生活支援」、「権利擁護（アドボカシー）」、「家族への支援」、「専門的な相談支援拠点（発達障害者支援センター）の設置」をあげることができます。このうち社会福祉の支援では、成人期対策の「就労支援」、「地域での生活支援」、「専門的な相談」の3点が特に関わりの深い領域です。

　発達障害者支援法の最大の特徴は、「障害の早期発見」から「就労支援」にいたるまでの児童期から成人期を視野に入れたライフステージに対応している点です。これまでの障害者福祉に関連した法律は児童期に関する施策と成人期に関する施策とが明確に分かれているものが多く、児童期と成人期の一貫した施策を柱に据えた法律は重要です。この法律で定められている「発達障害者支援センター」は都道府県に設置され、その役割は、「早期発見」、「早期発達支援」、「家族への相談支援」、「就労支援」、「保健、医療、福祉、教育領域の専門機関、民間活動との連携」の五つの柱が規定されています。このセンターが発達障害者の相談および支援の拠点となることが、今後さらに期待されます。

（2）　障害と合理的配慮を考える

　皆さんは、合理的配慮という言葉を聞いたことがあるのではないでしょうか。合理的配慮とは、障害などによって、配慮しなければならないことがあるときに、配慮することです。たとえば、大学入試で視覚障害のある人に対して点字受験や時間延長を認めることなどは、合理的配慮の代表的なものと考えられます。2016年4月から施行された障害者差別解消法は、合理的配慮を怠ると差別と考える点で、画期的な法律と言えます（第11章〈コラム〉合理的配慮も参照）。

障害者差別解消法は、障害を理由とする差別等の権利侵害行為の禁止、社会的障壁の除去を怠ることによる権利侵害の防止、国による啓発・知識の普及を図るための取り組み、の3点を柱としています。国は、この取り組みを推進するための基本方針として、差別解消に関わる施策の基本的方向、行政と民間事業者がとる必要な措置の基本事項を定めることとしました。

差別解消の具体的な措置としては、「差別的取り扱いの禁止」と「合理的配慮不提供の禁止」があげられています。「差別的取り扱いの禁止」は、行政（国・地方自治体）および民間事業者が事務または事業を行うさいに、障害を理由として不当な差別的取り扱いをすることによる障害者の権利利益侵害の禁止です。「合理的配慮不提供の禁止」は、行政（国・地方自治体）および民間事業者が事務または事業を行うさいに、障害者から社会障壁除去の意思表明がある場合、その実施が過度の負担でないときに社会的障壁の除去の実施に合理的な配慮をしないことによる障害者の権利利益侵害の禁止です。

この法律における具体的な対応としては、国・自治体においては職員対応要領の策定、民間事業者においては対応指針の策定が必要とされています。差別解消のための取り組みでは、①国・地方自治体における相談および紛争の防止・解決のための体制の整備、②国・地方自治体による啓発活動、③国・地方自治体による差別解消に関わる方法の収集、整理と提供、④国・自治体における障害者差別解消支援地域協議会の設置が示されています。

不当な差別的取り扱いの禁止に関しては、国・地方自治体、民間事業者とも法的義務なのに対して、合理的配慮の提供に関しては、民間事業者は努力義務にとどまっていましたが、2021年の法改正により、国・地方自治体、民間事業者いずれも法的義務になりました。

相談および紛争の防止のための体制に関しては、新たな機関を設置せずに、既存の機関の活用・充実をはかることとしました。国・地方自治体においては相談窓口の明確化、相談・紛争解決に対応する職員の業務の明確化、専門性の充実により体制整備を行うこととしました。障害者差別解消支援地域協議会の役割としては、協議会を構成している関係機関から提供された相談事

〈コラム〉障害のある大学生に対する合理的配慮

障害のある大学生に対する合理的配慮に関しては、独立行政法人日本学生支援機構が、障害者差別解消法の施行に伴って、大学、短期大学、高等専門学校における障害のある学生への合理的配慮の事例を公開しています。これによると、視覚障害の事例、聴覚・言語障害の事例、肢体不自由の事例、病弱・虚弱の事例、発達障害の事例、精神障害の事例、が示されています。これらの事例は、大学等の高等教育機関の規模、設備、組織運営体制を含めて、実際の支援におけるさまざまな事例を示すことによって、大学等における各校の状況に対応した取り組みを具体的に考えていく参考になることを目的に選ばれています。

たとえば、発達障害のある大学生の事例では、保護者からADHD（注意欠陥多動性障害）への配慮の申し出のある例が公開されています。配慮の申し出の内容は、一度に多くの課題や作業工程を与えないで、全体の見通しを示してから、メモなどを通して段階的にやることを指示してほしいという内容でした。その後、個別の授業などで対応したが、学生本人、保護者、カウンセラーとくり返し面談し、特別な修学支援の必要性を確認しました。支援チームを結成し、全教科担当教員へ支援依頼文書を配布しました。支援方針、支援計画にそって、手帳を活用したスケジュール管理、睡眠記録による安定した生活習慣獲得支援、学生をチューターとしたレポート作成などの学習支援を行いました。その結果、学生本人は一時期よりは落ち込みが改善し、前向きな気持ちになってきています。

なお、独立行政法人日本学生支援機構は2016年より、毎年、「障害学生に関する紛争の防止・解決等事例集」を公開しており、そのURLは https://www.jasso.go.jp/statistics/gakusei_shogai_kaiketsu/index.html です。

例に対する適切な相談機関の紹介、具体的な対応例の共有・協議、協議会の構成機関における調停・斡旋などの紛争解決が求められます。さらに、これらの事例の蓄積によって関係機関の業務改善、事案の発生防止のための取り組み、周知・啓発に展開していくことも必要とされています。

3. 生活・保健・医療制度

（1） 社会保障に求められる基本的な考え方

　わが国の社会保障制度は、世界に誇れる皆保険制度を基本としており、国民の生活、健康の保持・増進、医療や介護に対したいへん重要な役割を果たしてきました。しかしながら、昨今の人口構成比にあらわれているように、高齢化が進行し、同時に少子化も問題となっています。社会保障を支える世代の人口が減少する一方で、医療や介護を必要とする高齢者が増えていることから、医療費などの増加の問題が深刻化し、社会保障制度そのものの見直しが求められてきているのが現状です。

　今後の社会保障制度のあり方について検討され、2013年に取りまとめられた『社会保障制度改革国民会議報告書』[4]によると、基本的には日本の社会保障制度は、自助・共助・公助の最適な組み合わせに留意して形成すべきであるとされています。すなわち、国民の生活は、自らが働いて自らの生活を支え、自らの健康は自ら維持するという「自助（セルフヘルプ：Self-Help）」を基本としながら、高齢や疾病・介護をはじめとする生活上のリスクに対しては、社会連帯の精神にもとづき、共同してリスクに備えるしくみである「共助（Cooperation）」が自助を支え、自助や共助では対応できない困窮などの状況については、受給要件を定めたうえで必要な生活保障を行う公的扶助や社会福祉などの「公助（Public Assistance）」が補完するしくみで構成されると考えられています。この考え方を具現化するために、2013年12月「持続可能な社会保障制度の確立をはかるための改革の推進に関する法律」が成立し、関連するさまざまな法律や制度改正が順次行われています。しかし、自助・共助・公助の組み合わせによる保障は、国によって異なっているのが現状です。

年金制度

　若者を含めた生産年齢人口（15歳〜64歳）に比べ、高齢人口（65歳以上）が増えるなか、おもに現役世代が支える生活保障である年金制度はどうなっているのでしょうか。

　私たちが生活するうえで基本となるさまざまな活動には、多くの場合お金が必要であり、経済的な保障は最も重要となります。その現金を給付する生活保障のしくみが公的年金制度です。わが国の公的年金制度は2階建て構造になっており、1階部分は日本に住んでいる20歳以上60歳未満のすべての人を対象とした「国

民年金（基礎年金）」で、2階部分は民間サラリーマン、公務員等が加入する「厚生年金」となっています。公的年金制度の目的は、加齢などによる稼得能力の減退・喪失に備えるための社会保険であり、貧困に陥るのを防ぐ防貧機能（実際にすでに貧困状態である人々を救う機能である「救貧」機能に対する機能）を備えています。

現役世代は、すべて国民年金の被保険者となり、高齢期となれば基礎年金の給付を受けることができます。国民年金の支給開始年齢は65歳で、納付した期間に応じて給付額が決定します。さらに民間サラリーマンや公務員等は、これに加え厚生年金保険に加入しているため、2階部分である基礎年金の上乗せとして報酬比例年金の給付を受け取ることができます。

年金を受け取る被保険者は全部で3種類あります。すなわち、厚生年金保険の被保険者と共済組合の組合員（第2号被保険者）、厚生年金保険被保険者または共済組合の組合員の被扶養配偶者であって20歳以上60歳未満の者（第3号被保険者）、そして第2号および第3号以外の者で日本国内に住所を有する20歳以上60歳未満の者（第1号被保険者）となっています。

現在のわが国の公的年金は、基本的に「賦課方式」で運用されており、現役世代が納めた保険料は、そのときの年金受給者への支払いにあてられています。表14.1は二つの方式のそれぞれの特徴をまとめたものです[5]。それぞれにメリット・デメリットがあり、少子高齢化で生産力が低下した影響をいずれの方式でも受けますが、積立方式は運用悪化など市場を通して、賦課方式は保険料収入の減少などを通して、影響を受けるのが特徴です（表14.1）。

年金の運用、保険料の徴収、年金の給付、年金記録の管理、年金相談などの一連の業務については、2010年1月より旧社会保険庁が廃止され、政府が管掌する日本年金機構により一元的に公的年金事業の運営が行われています。

今後も安定して制度が持続できるように、2012年に年金関連4法が成立しています。年金関連4法は、①公的年金制度の財政基盤及び最低保障機能の強化等のための国民年金法等の一部を改正する法律（年金機能強化法）、②被用者年金制度の一元化等を図るための厚生年金保険法の一部を改正する法律（被用者年金一元化法）、③国民年金法等の一部を改正する法律等の一部を改正する法律（国年法等一部改正法）、④年金生活者支援給付金の支給に関する法律（年金生活者支援給付金法）です。具体的には、短時間労働者に対する被用者保険の適用拡大、低所得者等への支援給付金の支給や、老齢基礎年金の受給資格期間を25年から10年に短縮するなど、少子・高齢化が急速に進むなか、人々の生活基盤である年

表14.1 積立方式と賦課方式の特徴

積立方式の特徴	賦課方式の特徴
○民間保険と同様に、現役時代に積み立てた積立金を原資とすることにより、運用収入を活用できる ○インフレによる価値の目減りや運用環境の悪化があると、積立金と運用収入の範囲内でしか給付できないため、年金の削減が必要となる	○社会的扶養のしくみであり、そのときの現役世代の（給与からの）保険料を原資とするため、インフレや給与水準の変化に対応しやすい（価値が目減りしにくい） ○現役世代と年金受給世代の比率が変わると、保険料負担の増加や年金の削減が必要となる

出典）厚生労働省ホームページより。

〈コラム〉アメリカの医療保険事情

　わが国のように社会保険により医療保険がすべての人々に適用されていない国は少なくなく、アメリカでもオバマケア（患者保護ならびに医療費負担適正化法：Patient Protection and Affordable care Act（PPACA））が成立し、2014年から施行されていますが、わが国のように十分な制度ではないと指摘されています。アメリカの医療保険は原則自己責任にもとづいており、雇用主をとおした医療保険に加入しているため、失業すると無保険者になり、高額の治療費を払わなければ医療を受けられない状況となっています。リーマンショック以降、アメリカでは自己破産の理由のトップは高額な医療費の問題であり、病気とお金の両方の問題に患者が直面する社会でありたいへん厳しい現状となっています。現在、バイデン政権下では、医療保険制度の拡充を掲げています。

金の安定化と財政健全化をはかることを目的に施行されており、今後も制度がしっかりと維持されていくことが期待されます[6]。

医療保険制度

　わが国の医療保険制度は、年金制度と同様に国民皆保険であり、すべての国民が一定の負担により医療給付を受けられるしくみとなっているのが大きな特徴です。医療保険は、疾病、負傷、死亡、分娩等に対して、保険者が保険給付を行う社会保険制度であり、疾病や負傷による医療費の負担等によって、国民が経済的困窮に陥るのを防止することが目的です。大正時代に制定された健康保険法は最初の医療保険制度であり、労働者を対象に給付され、一部の人々をカバーするものでした。次いで国民健康保険法が制定され、しだいに対象が拡大し、1961年にようやく年金と同時に国民皆保険体制が整ったのです。

　現在のわが国の医療保険制度は、①職域を基本とした各種被用者保険、②居住地（市町村）をもとにした国民健康保険、③75歳以上の高齢者等（65歳から74歳の一定の障害の状態にある旨を後期高齢者医療広域連合により認定された者を含む）を対象とした後期高齢者医療制度の三つに分けられ、すべての国民がいずれかの制度に強制加入する皆保険制度となっています。このうち高齢者に関する医療については、2008年4月から新たな高齢者医療制度として、75歳以上の高齢者等を対象とする「後期高齢者医療制度」が創設され、都道府県単位による後期高齢者医療広域連合を運営主体として実施されています。

　また、療養に要する費用が著しく高額になった場合、被保険者、被扶養者の支払う一部負担金も著しく高額にならないよう、自己負担限度額を超える部分を償還払いする「高額療養費制度」があります。さらに、同一世帯の同一医療保険制度加入者について、医療保険の患者負担と介護保険サービスの自己負担がある場合、これらの合計額の年間額について、「高額医療・高額介護合算療養費制度」により負担の上限額が設けられており、多面的に家計を医療関係費用で圧迫することをサポートする優れた制度となっているのも特徴です。

介護保険制度

　人間の一生に関し、生活の質（Quality of Life）の点から考えると、いかに自立した生活を送れるかが重要になります。私たちは毎日、自分が望む場所に移動し、自身で排泄を行い、食べたいものを調理し、入浴により1日の疲れを癒し、だれかの特別な援助なしに自然に毎日を過ごしています。しかし、疾病その他何らかの原因により自身で身のまわりのことができなくなると、自立した毎日が送れなくなり、介護が必要となります。

　高齢化の進展に伴う要介護高齢者の増加や介護期間の長期化など介護ニーズの増大や、核家族化の進行、介護する家族の高齢化など、要介護高齢者を支えてき

た家族をめぐる状況も変化を余儀なくされるなか、従来の老人福祉・老人保健医療制度による対応では限界となってきました。そこで、高齢者の介護を社会全体で支え合うしくみである介護保険法が 1997 年に成立し、2000 年から施行されました。わが国における介護保険制度の基本的な考え方は、①自立支援、②利用者本位、③社会保険方式の三つです。①自立支援は、介護保険制度が単に介護を要する高齢者の身のまわりの世話を超えて、高齢者ができるだけ自立した生活を送れるよう支援することを理念としています。②利用者本位は、これまでの措置制度のような受け身で介護してもらうとの考え方ではなく、利用者の選択により、多様な主体から保健医療サービス、福祉サービスを総合的に受けられる制度となっていることです。③社会保険方式とは、該当する者がすべて強制的に参加し制度を支える、給付と負担の関係が明確な社会保険方式であることです。

　介護保険制度のしくみとしては、保険者は、介護サービスの地域性などを考慮し、国民に最も身近な行政単位である市町村（特別区を含む）とされています。サービスを受ける被保険者は、65 歳以上の第 1 号被保険者と 40 歳以上 65 歳未満の医療保険加入者である第 2 号被保険者とに区分されています。給付については、第 1 号被保険者は、要介護状態（要介護 1〜要介護 5）また要支援（要支援 1、要支援 2）状態と判断された場合、第 2 号被保険者は表 14.2 に掲げる老化に起因する疾病（特定疾病）に罹患し、要介護状態または要支援状態にあると判断された場合に給付を受けられることになっています[7]。

表 14.2　介護保険法で
　　　　定める特定疾病

①がん（医師が一般に認められている医学的知見にもとづき、回復の見込みがない状態にいたったと判断したものに限る）／②関節リウマチ／③筋委縮性側索硬化症／④後縦靱帯骨化症／⑤骨折を伴う骨粗鬆症／⑥初老期における認知症／⑦進行性核上性麻痺、大脳皮質基底核変性症およびパーキンソン病／⑧脊髄小脳変性症／⑨脊柱管狭窄症／⑩早老症／⑪多系統萎縮症／⑫糖尿病性神経障害、糖尿病性腎症および糖尿病性網膜症／⑬脳血管疾患／⑭閉塞性動脈硬化症／⑮慢性閉塞性肺疾患／⑯両側の膝関節または股関節に著しい変形を伴う変形性関節症

出典）『国民の福祉と介護の動向』Vol. 68、No. 10、2020 年[7]。

　介護保険サービスの種類としては、①訪問系サービス（訪問介護・訪問看護・訪問入浴介護・居宅介護支援等）、②通所系サービス（通所介護・通所リハビリテーション等）、③短期滞在型サービス（短期入所生活介護等）、④居住系サービス（特定施設入居者生活介護・認知症共同生活介護等）、⑤入所系サービス（介護老人福祉施設、介護老人保健施設など）があります。最近では、2012 年度の制度改正により以下の二つの新たなサービスが創設されています。

　定期巡回・随時対応サービス：重度者をはじめとした要介護高齢者の在宅生活を支えるため、日中・夜間を通じて、訪問介護と訪問看護を一体的にまたはそれが密接に連携しながら、定期巡回訪問と随時の対応を行う「定期巡回・随時対応型訪問介護看護」が創設されました。

　複合型サービス：訪問看護と小規模多機能型居宅介護の複数のサービスを組み合わせた複合型サービス事業所を創設し、看護と介護サービスの一体的な提供により医療ニーズの高い要介護者への支援の充実をはかることを目的としています。

　さらに、昨今の医療と介護双方のニーズを持つ患者の増加に対応するため、

〈コラム〉各専門職によるチーム医療

　人間の生命に直接関わる分野である保健・医療・福祉の各研究は世界各国でたいへん熱心に行われており、臨床現場においても次々と新しい知見が積み重ねられてきています。それに伴い、各医療関係職種も増加し専門分化してきました。近年では、最善の治療やケア（ベスト・プラクティス）をめざし、さまざまなチームによるアプローチが行われてきています。各専門職によるチーム医療が一般的となった今日では、どのような専門職種があり、患者に対しどのようなアプローチを行っており、役割を果たしているかについても理解を深めることが、患者中心の医療や介護には重要となっています。医師や歯科医師をはじめとする医療従事者は、多くの場合、高い倫理性や専門性の高さから国家資格となっており、多くの職種にはそれぞれ根拠法があり、厚生労働大臣により免許が付与されています。

「地域における医療及び介護の総合的な確保を推進するための関係法律の整備等に関する法律」によって、医療法、介護保険法等の関係法律の改正や整備が行われています。具体的には、医療と介護の連携の強化、病床機能報告制度や地域医療構想（ビジョン）などによる地域における効率的かつ効果的な医療提供体制の確保、地域包括ケアシステムの構築のための法律の改定や整備等が 2014 年から順次施行されています[8]。

　さらに、高齢者の自立支援と要介護状態の重度化防止、地域共生社会の実現をはかるとともに、介護保険制度の持続可能性を確保するために、地域包括ケアシステムの強化のための介護保険法等の一部を改正する法律が 2018 年 4 月から施行されています。具体的には、自立支援・重度化防止に向けた保険者機能の強化等の取り組みの推進や、介護医療院の創設による医療・介護の連携のさらなる推進、地域共生社会の実現に向けた取り組みなどが進められています。

（2）　保健・医療・福祉各専門職

医師・歯科医師

　患者の病気に関して、最も知識と技術を兼ね備えている専門職が医師や歯科医師であり、患者の命に直接的に作用するさまざまな決断を下す最も重要な役目を担っています。昨今のチーム医療においてもリーダーとして、患者のアウトカム（治療成績）が最善になるよう日々臨床現場で活躍しています。

　医師については、2004 年より医師としての人格の涵養をはかり、プライマリ・ケアへの理解を深め、患者を全人的に診ることができる基本的診療能力を修得し、研修に専念できる環境を整備することを基本的考え方とした、新医師臨床研修制度が開始されています。この制度により、大学医学部を卒業後、医師国家試験に合格したのち、すべての医師は、臨床研修病院において、2 年以上の卒後臨床研修を受けることが義務づけられました。

　医師に関しては、医師法によりさまざまな規定がなされています。診療に従事する医師は、診察・治療の求めがあった場合には、正当な理由がなければこれを拒むことができない応招義務があります。また医師は、患者に対し治療上薬剤を調剤して投与する必要があると認めた場合には、患者または看護にあたっている者に対して原則として処方箋を交付しなければならない処方箋の交付義務があります。さらに医師は、診療をしたときには遅滞なく診療に関する事項を診療録（カルテ）に記載しなければならない義務等を負っています。

　歯科医師については、歯科医師法にさまざまなルールが定められています。歯

科医師についても、医師同様、卒後臨床研修が義務化されており、診療に従事しようとする歯科医師は、免許を受けた後も、1年以上の卒後臨床研修が求められています。このように診療の質を保つために臨床研修の充実がはかられています。

薬剤師および臨床工学技士

　薬剤の進歩はめざましく、多くの病気を克服する手助けをしてきました。世界中で新薬の研究がなされ、多種多様な薬剤が病院をはじめとする医療機関で使用されています。残念ながら医療現場においては、処方ミスや点滴ミスなど薬剤による医療事故も多く報告されており、安全で安心な薬物の使用が患者の命にとってたいへん重要となっています。薬の専門家である薬剤師の活躍が期待されており、2006年度より薬剤師法の改正が行われ、薬剤師国家試験受験のためには、それまでの4年生から6年の修業年数を必要とするようになりました。

　一方、臨床工学技士は、近年の医療機器のめざましい進歩により増加する医療機器を扱う専門家として、1987年に臨床工学技士法により誕生した専門職です。医師の指示のもとに、人工透析装置や人工心肺装置、人工呼吸装置などの、人の呼吸・循環または代謝の機能の一部を代替、または補助を目的とした装置である生命維持管理装置の操作や保守点検を業務としており、患者の命に直接関わるたいへん重要な医療機器の安全確保の重要な担い手となっています。

　近年の医療現場においては、医薬品や医療機器がたいへん多くなっており、増加する薬剤数や医療機器に対応するため、薬事法も2013年に大改正がなされ、名称が「医薬品、医療機器等の品質、有効性及び安全性の確保等に関する法律」に変更されました。医療機器は、医薬品と同様に人の疾病の予防、診断、治療に用いられ、その有効性、安全性の確保が国民の健康に大きく影響するため、それまで医薬品と同じ条文で医薬品に準ずる規制が行われてきましたが、医療機器の特性に沿った規制とすることが必要であることから、今後の発展が期待される再生医療等製品の製造販売等も含め新たに規制されることとなりました。

保健師・助産師・看護師等

　看護職員は、患者のケアにとっては最も重要な職種であり、資質の向上をめざし、保健師助産師看護師法が1948年に制定されました。各職種の定義は以下のとおりです。

　保健師：保健師とは、厚生労働大臣の免許を受けて、保健師の名称を用いて保健指導に従事することを業とする者をいう。

　助産師：助産師とは、厚生労働大臣の免許を受けて、助産または妊婦・褥婦もしくは新生児の保健指導を行うことを業とする女子をいう（現在、男性助産師は認められていない）。

　看護師：看護師とは、厚生労働大臣の免許を受けて、傷病者や褥婦に対する療養上の世話または診療の補助を行うことを業とする者をいう。療養上の世話とは、療養中の患者または褥婦に対して、その症状に応じて行う医学的知識および技術を必要とする世話をいい、診療の補助とは、医師または歯科医師が患者を診断治療するさいに行う補助行為をいう。

　准看護師：都道府県知事の免許を受けて、医師・歯科医師または看護師の指示

を受けて、傷病者もしくは褥婦に対する療養上の世話または診療の補助を行うことを業とする者をいう。

　また、近年では保健師や看護師が活躍する場面としては、病院などの施設のみではなく、在宅におけるケアの需要がたいへん高まってきています。訪問看護制度は、1983年に退院後の寝たきり老人に対する医療サービスとして評価され、1988年に診療報酬において対象が老人以外にも拡大され、退院患者以外の在宅療養者にも拡大されていきました。さらに、2000年の介護保険法の施行に伴い、訪問看護は居宅サービスの一つとして位置づけられ、在宅の要介護高齢者等に介護保険による給付が行われるようになりました。また、2012年には、地域包括ケアシステムの構築に伴い、訪問看護と他のサービスを組み合わせた定期巡回・随時対応型訪問介護看護などが創設されています。

理学療法士および作業療法士

　リハビリテーション医療は近年重要視されており、患者にとって術後や症状安定後など、一命をとりとめてからいかに日常生活に戻れるか、社会復帰できるかもたいへん大切になってきました。病気を発症したあと、残された人生の長さは個々の患者の病状や年齢、その他さまざまな要因によって異なりますが、QOL（クオリティ・オブ・ライフ）を重視した医療が求められています。身体または精神に障害のある人々に対し、理学療法、作業療法、視能訓練、言語訓練、聴能訓練などを行う専門職が、3次予防に対する大切な役割を果たしています。以下が理学療法および作業療法の定義です。

　理学療法（physical therapy）：身体に障害のある者に対し、主としてその基本的動作能力の回復をはかるため、治療体操その他の運動を行わせ、電気刺激・マッサージ・温熱その他の物理的手段を加えることをいう。

　作業療法（occupational therapy）：身体または精神に障害のある者に対し、主としてその応用的動作能力または社会的適応能力の回復をはかるため、手芸・工作その他の作業を行わせることをいう。

　1965年、理学療法士および作業療法士法が制定され、それぞれを理学療法士（PT：physical therapist）、作業療法士（OT：occupational therapist）が担っています。

社会福祉士、介護福祉士および精神保健福祉士

　急速に進む高齢化を視野に、老人や身体障害者等の福祉に関する相談や介護について、専門的能力を有する人材を養成・確保するために1987年、社会福祉士および介護福祉士法が制定されました。今日では、ますます高齢化が進むなか、支援を必要とする人々が増えています。また、精神障害者の社会復帰に関する相談および援助を行う専門職種の育成・確保をはかるため、1997年に新たに精神保健福祉士法が制定されました。以下が各職種の定義です。

　社会福祉士：社会福祉士とは、社会福祉士の名称を用いて、専門的知識および技術をもって、身体上または精神上の障害があること、または環境上の理由により、日常生活を営むのに支障がある者の福祉に関する相談に応じ、助言、指導、福祉サービスを提供する者または医師その他の保健医療サービスを提供する者や

その他の関係者との連絡および調整などの援助を行うことを業とする者をいう。

　介護福祉士：介護福祉士とは、介護福祉士の名称を用いて、専門的知識および技術をもって、身体上または精神上の障害があることにより日常生活を営むのに支障がある者につき、心身の状況に応じた介護を行い、ならびにその者およびその介護者に対して介護に関する指導を行うことを業とする者をいう。

　介護福祉士に認められている具体的な介護には、①口腔内の喀痰吸引、②鼻腔内の喀痰吸引、③気管カニューレ内部の喀痰吸引、④胃ろうまたは腸ろうによる経管栄養、⑤経鼻経管栄養も含まれています。

　精神保健福祉士：精神保健福祉士とは、精神保健福祉士の名称を用いて、精神障害者の保健および福祉に関する専門的知識および技術をもって、精神科病院その他の医療施設において精神障害者の医療を受け、または精神障害者の社会復帰の促進をはかることを目的とする施設を利用している者の社会復帰に関する相談に応じ、助言、指導、日常生活への適応のために必要な訓練その他の援助を行うこと（相談援助）を業とする者をいう。

　近年ではこのほかにも保健医療福祉にたずさわる専門職が、さまざまな場面で活躍しています。

4. 隠れたヘルスケアシステム

　これまでわが国の社会保障制度を中心に、ヘルスケアシステムについて学習してきましたが、医療を取り巻く歴史はたいへん古く、古代インド医学であるアーユルヴェーダや中国伝統医学などについても、一部今日まで継承されてきており、見直されつつあります。

（1）　統合医療

　生活習慣病や精神疾患等の増加により、個々人の健康的なライフスタイルやストレス対処能力などが疾患と深く関わっていることがしだいに明らかになってきています。化学的な薬物や外科的な処置のみではなかなか克服できない状況も見られるなか、自然との調和や意識と病気との関係など、人間をまるごとホリスティック（全体的）に考えることがより大切になってきました。統合医療の考え方はこのような考え方にもとづく医療です。

　日本統合医療学会によると、「統合医療とは、さまざまな医療を融合し患者中心の医療を行うもので、科学的な近代西洋医学のみならず、伝統医学と相補（補完）・代替医療、更に経験的な伝統・民族医学や民間療法なども広く検討している」とあります[9]。わが国よりも議論が進んでいる米国国立補完統合衛生センター（NCCIH）では、統合医療を「従来の医学と、安全性と有効性について質の高いエビデンスが得られている相補（補完）・代替療法とを統合した療法」と定義づけています[10]。このように若干ニュアンスは異なりますが、まとめると、従来の

〈コラム〉中国伝統医学

中国伝統医学は約5000年前の神話にさかのぼることができ、2人の偉大な皇帝（黄帝と炎帝）がおり、黄帝は人々に絹を織る方法や音律、武術を教えたと同時に、『黄帝内経素問（内経）』を著し、医学の知識を普及させたとされています。『内径』は、中国伝統医学の理論の基礎とされ、現在まで継承されており、また、炎帝は五つの穀物（キビ、ライ麦、ゴマ、2種類の小麦）を栽培し農業をもたらし、農業の神を意味する神農と称されました。神農は、中国で最初の薬草の解説書である『神農本草経』の著者でもあるとされています。『神農本草経』には365種類の生薬が掲載され、現代においてもさまざまな漢方薬に含まれています。中国伝統医学における生薬には、植物である薬草のほかに貝殻、昆虫、キノコ、鉱物、動物の体の一部なども含まれます。

中国伝統医学では、病気の要因は外的要因と内的要因に分けられており、外的要因には、「六淫（風、寒、熱、湿、燥、火）」があるとされています。これらの外因が身体の内的バランスを崩し、健康を阻害するとされています。また、病気の内的要因は、「七情（喜、怒、悲、思、恐、憂、驚）」による感情の乱れであるとされています。日常生活において感情は周囲のできごとに対する正常な反応ですが、これらの七つの情のいずれかが極度に強まった場合や全く失われた場合、病気を引き起こすと考えられています。病気の外的要因と内的要因に対する考え方は、現代でも十分にあてはまると思います。

さらに中国医学は、「陰陽五行説」という哲学理論を基本としています。古代中国人は、太陽と月をはじめ宇宙のあらゆるものと現象は「陰」と「陽」に分けられ、この「陰」と「陽」は相互に対立しつつ、また相互に依存する関係にあると考えていました。中国医学では、人体にも陰陽があり、両者がバランスを保っている限り、健康状態にあると考え、このバランスが崩れた状態が「未病」の状態、そして崩れたバランスを回復できなくなったときが「発病」と考えられています。また「五臓六腑にしみわたる」といった言葉は日常的に使用されていますが、もともと中国医学の言葉です。五行学説は、五臓（肝・心・脾・肺・腎）と五腑（胆・小腸・胃・大腸・膀胱）に三焦を足して五臓六腑としており、さらに心包を加えた十二臓腑が「経絡」によって結びついているとされています。「経絡」は残念ながら現代のテクノロジーでは証明できませんが、鍼灸などでは「経絡」に沿って治療が行われています。これらの中国の伝統的な諸理論のなかには現代では実証できないことも多くありますが、たいへん参考になる考え方がたくさん含まれています。健康を保持・増進するためには、心身におけるバランスを保つことが何よりも大切であり、自然との関わりのなかで、感情をコントロールし、自然界の恵みである食物を体内に適切に取り込むことが大切であることについては、現代においても異論はないと思われます。

医学に相補（補完）・代替療法、伝統医学等とを統合（integrate）させた医療を意味することになります。NCCIHでは、具体的に①天然物（Natural Products）：ハーブ、ビタミン、ミネラル、プロバイオティクス、サプリメント、健康食品、と②心身療法（Mind and Body Practices）：鍼灸、マッサージ療法、瞑想、運動療法、リラクゼーション、脊椎の徒手整復術、太極拳・気功、ヨガ、ヒーリングタッチ、睡眠療法等、に大別しています。

また、厚生労働省の検討会では、近代西洋医学と組み合わせる療法について、①食や経口摂取に関するもの、②身体への物理的刺激を伴うもの、③手技的行為を伴うもの、④感覚を通じて行うもの、⑤環境を利用するもの、⑥身体の動作を伴うもの、⑦動物や植物との関わりを利用するもの、⑧伝統医学、民間療法に分類しています[11]。具体的には、①には食事療法やサプリメント、②にははり・きゅうや温熱療法、③にはマッサージやカイロプラクティック、④にはアロマテラピーや音楽療法、⑤には温泉療法、森林セラピー、⑥にはヨガ、気功、⑦にはアニマルセラピー、園芸療法、⑧漢方医学、アーユルヴェーダなどが含まれるとしています。

（2） 自然療法とは

　先進医療に関する研究は日進月歩であり、めざましい一方で、生活習慣病など についてはいまだ完全には克服できておらず、さまざまな療法の見直しがなされ ているなか、自然療法に対する見直しもその一つと言えます。自然療法 （Naturopathy or Naturopathic Medicine）は、人体には生来から治癒する能力を 兼ね備えているという考え方に基づき、病気を予防しあるいは病気と闘う人体が 持つ能力を最大限に引き出すことをサポートするための療法を重視する方法です。 治療には、原則化学薬品などを使用しないため、治療費用も高額にならず、また、 診断法が現代主流医学と同様で、あくまで身体の持つ自己治癒力を高めるために、 一つの治療法だけにこだわらず、ハーブ、栄養療法、ホメオパシー、カウンセリ ング、物理療法など多くの自然療法を用います。アメリカ自然療法医協会 （American Association of Naturopathic Physicians）では、現代医学と伝統医学 的な自然的アプローチを組み合わせて治療および健康回復のためのサポートを行 うとしており、統合医療の一つの療法と言えます[12]。

〈考えてみよう〉

問 1　貧困が健康状態を悪化させる理由について、具体例をあげながら話し合っ てみましょう。

　　【貧困と健康との強い関係を参照】

問 2　さまざまな障害を想定しながら、大学生活において、どのような合理的配 慮が必要なのか話し合ってみましょう。

　　【コラム：障害のある大学生に対する合理的配慮を参照】

問 3　年金、医療保険、介護保険の各制度が存在しなかった場合、私たちの生活 にどのような影響があるか、話し合ってみましょう。

　　【年金制度の項を参照】

問 4　わが国の保健・医療・福祉の各従事者の役割を理解し、どのようなときに 身近な存在となるか考えてみましょう。

　　【保健・医療・福祉各専門職を参照】

問 5　私たちの身のまわりにあるさまざまな統合医療の具体例を探してみましょ う。

　　【統合医療を参照】

注 1 ）　2011 年 9 月にニューヨーク市マンハッタン区ウォール街で生じたアメリカの経済界、 政界に対する大規模な抗議行動である。背景には、政府の富裕層への優遇措置への批判が あった。

注 2 ）　アメリカ人の平均的な所得の推移と上位 1 ％の所得の推移は、以下の本の第 5 章に詳し い。Paul Krugman: *End this depression now*、（山形浩生訳）『さっさと不況を終わらせ ろ』早川書房、2012 年。

注 3 ）　埼玉県では、「生活保護受給者チャレンジ支援事業」（アスポート）を 2010 年から開始し、

生活保護家庭の子どもたちへの学習支援、職業訓練支援員事業による職業訓練、住宅ソーシャルワーカー事業による無料定額宿泊所からアパートへの移行支援の三つの柱で取り組んでいる。その内容は以下の本に詳しい。埼玉県アスポート編集委員会『生活保護200万人時代の処方箋　埼玉県の挑戦』ぎょうせい、2012年。

注4）　Dさんの事例は、障害者欠格条項をなくす会編『情報ブックレット「No から Yes へ」』障害者団体定期刊行物協会、2007年、5-7頁の内容をもとに改変し作成した。

〈コラム〉「with コロナ」の社会とは

　新型コロナウイルス感染症（COVID-19）は、国内最初の発生が報じられたのが2020年1月半ばでしたが、その後、私たちの生活に大きな影響を及ぼしています。しかし、この3年の間にmRNAワクチンが開発され、接種が進み、治療方法がだんだんと確立され、飲み薬もできつつありますが、変異を繰り返すこのウィルスとの共存はなかなか難しそうです。

　密集・密接・密室を避けると共に、ソーシャルディスタンシングができない場合や換気が悪い屋内などではマスクを着用すること、手指消毒と適切な換気が感染予防に効果的であることも科学的に明らかになってきました。人との接触を避けるために、在宅勤務でのオンライン会議や学校でのオンライン授業が一気に広がりました。今まで当たり前だったことがそうではなかったことがわかり、選択肢が広がった面もあります。しかし、外出自粛による運動不足「コロナ太り」や必要な検診などの受診控え、人と会うことが減ったり、仕事や生活への不安、生活リズムの乱れなどによる「コロナうつ」、子どもの発達や心の健康への懸念など、心身の健康にも様々な影響があらわれています。ライフスタイルの急激な変化と終わりの見えない不安に振り回され「コロナ疲れ」の状態になっていることも指摘されています。また、マスクをしなくても良い状況でも人目を気にしてはずせない、感染者への差別、医療者への誹謗中傷など、社会の不安があぶりだされているようです。海外でマスクをせずに楽しんでいる人々の様子を見て憧れを持ったり、何かに監視されている居心地の悪さを誰もが感じているのではないでしょうか。

　感染症についての知見が得られ、正確な医療情報伝達の努力などによって、ヒステリックな反応は少なくなってきているようにも思いますが、本書でも指摘されているように、新しい感染症はいつでも起こりうるもので、ポスト・コロナになったとしても、パンデミックの不安から解放されるものではありません。私たちは、これからもこれらの不安と共生していかざるを得ないでしょう。社会はどのように変わる必要があるのでしょうか。

　新型コロナを想定した「新しい生活様式」は、基本的な感染予防対策を実施しながら、コロナ前の活動に戻していこうとするものです。必要に応じた感染予防対策を必要な人が取れるように、社会全体の変容が求められます。ワクチン接種が出来ない人や、したくない人は、その選択が尊重される必要があり、そのために感染対策を必要十分に行うことが認められる必要があるでしょう。新型コロナは、発症前に感染力が強く、約8割の人は軽症または無症状であると言われています。抗原検査キットなどで簡単に検査ができるようになったとしても、感染していないことを証明することは不可能ですから、自分が感染しているかもしれないことを前提に生活することが求められます。また、体調に不安があったり、思わしくない時には誰もが非難されずに休める社会であることが必要でしょう。休みたいと感じた時には休める社会であることは、個々人の感じ方の違いが尊重される社会であるはずです。それは、ジェンダーや文化による差を認め合う、共生社会とも共通する社会ではないでしょうか。均一（実際は違いますが）で同調圧力が強いと言われる日本の社会が新型コロナ感染症によってどのような方向に変わっていくのかを注視しつつ、多様化する価値観のそれぞれが尊重されることを願わずにはいられません。

索 引

監修　山崎　喜比古（放送大学・客員教授）監修のことば
編集　朝倉　隆司（東京学芸大学・名誉教授）まえがき

執筆者一覧（初出順）氏名（所属）・分担箇所（担当者以外が執筆したコラムを明記した）
朝倉　隆司（東京学芸大学・名誉教授）第1章、第9章（伊藤担当のコラムを除く）
伊藤　美樹子（滋賀医科大学医学部看護学科・教授）第1章のコラム〈人獣共通感染症として
　　　　の結核〉、〈新興人獣共通感染症と新しい健康観 One Health〉（後者は朝倉と共著）、
　　　　第5章のコラム〈エイズによる差別不安からの自主規制行動〉、〈痘瘡の根絶〉、単
　　　　独のコラム〈感染症の基礎知識〉、第7章3、4
戸ヶ里　泰典（放送大学教養学部・教授）第2章1、2、第5章3、4
中山　和弘（聖路加国際大学大学院看護学研究科・教授）第2章3
阿部　桜子（TIS株式会社人事部・保健師）第3章1、2の（1）から（5）、3、4（片山
　　　　担当のコラムを除く）
片山　千栄（元農研機構農村工学研究部門・契約研究員）第3章2の（6）とコラム〈食中
　　　　毒とその予防〉、〈国境を越える食べ物〉
武田　文（筑波大学体育系・教授）第4章
門間　貴史（筑波大学体育系・助教）第4章
田口　良子（鎌倉女子大学家政学部・准教授）第5章1、2
八巻　知香子（国立がん研究センター　がん対策研究所・室長）第6章1
高山　智子（国立がん研究センター　がん対策研究所・部長）第6章1、第12章のコラム
　　　　〈死の準備〉、〈日常生活の中の死〉
高山（佐々木）智子（拓殖大学・講師）第6章2、第10章、第14章のコラム〈「with コロ
　　　　ナ」の社会とは〉
杉山　克己（元青森県立保健大学健康科学部・教授）第6章3
長谷川　万希子（高千穂大学人間科学部・教授）第7章1
富永　真己（摂南大学看護学部・教授）第7章2
坂野　純子（岡山県立大学保健福祉学部・教授）第7章5
平野　裕子（長崎大学生命医科学域保健学系・教授）第8章
瀬戸山　陽子（東京医科大学教育IRセンター・講師）第11章
横山　由香里（日本福祉大学社会福祉学部・准教授）第12章
清水　準一（東京医療保健大学千葉看護学部教授）第13章1
藤村　一美（愛媛大学大学院医学系研究科・教授）第13章2、3、4
小澤　温（筑波大学人間系・教授）第14章1、2
一戸　真子（埼玉学園大学大学院経営学研究科・教授）第14章3、4

新・生き方としての健康科学［第二版］

2017年4月20日　初　版　第1刷発行　　　　　　　　　　〔検印省略〕
2021年2月12日　第二版　第1刷発行
2023年3月30日　第二版　第3刷発行

監修者　山崎　喜比古
編　者 © 朝倉　隆司　／発行者　髙橋　明義　　　　印刷／製本　創栄図書印刷

東京都文京区本郷1-8-1　　振　替　00160-8-141750　　　　　　発　行　所
　　〒113-0033　　　　　TEL　03（3813）4511　　　株式　有信堂高文社
　　　　　　　　　　　　　FAX　03（3813）4514　　　会社
　　　　　　　　　　　　　http://www.yushindo.co.jp　　Printed in Japan
　　　　　　　　　　　　　ISBN978-4-8420-6596-0